在宅ケア学

［第1巻］
在宅ケア学の基本的考え方

日本在宅ケア学会　編

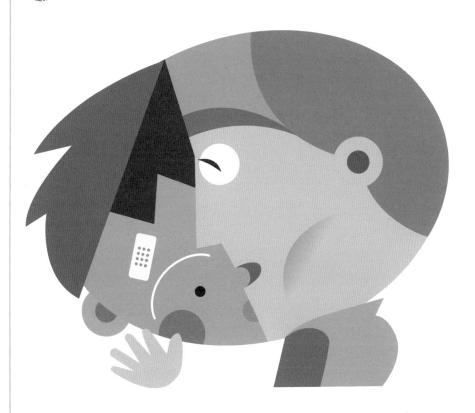

株式会社 ワールドプランニング

はじめに

　少子・超高齢社会のわが国において，慢性疾患をもち在宅療養する人，障害を抱えながら地域で暮らす人，生活機能に支障を抱えながらも住み慣れた自宅で暮らす人，人生の終末期を自宅で暮らす人など，在宅ケア対象者とそのニーズは拡大している．

　それに伴い，これら在宅ケアの対象者を支える専門職にとっては，多様なニーズをもつ人への対応が求められるようになっている．これらのニーズに応えていくためには，在宅ケアの理解が不可欠である．

　在宅ケアは対象者と家族を中心に据えた住み慣れた生活の場におけるケアであり，対象者の望む生き方や暮らしを支援していくことが重視される．また，多職種チームによる協働が不可欠であり，各専門職種が専門性を十分に発揮しながらも，相互に連携を図り，協働するプロセスが重要である．

　在宅ケア学は，実践の科学である．適切なアセスメント，計画の立案，実施，評価のプロセスを通じた保健・医療・福祉・介護を含む総合的なケアであり，ケアの理論と実践が融合した学際的な学問であるといえる．

　これらの考え方に基づいた在宅ケア学を普及するために，本書は保健・医療・福祉・介護・行政のどの専門職にとっても必要である在宅ケアのコアとなる基本的考え方，諸制度，多職種協働チームのあり方，対象別の具体的ケア，エンド・オブ・ライフ期のケアで構成し，体系的包括的に在宅ケア学を学ぶことができるテキストシリーズとして，日本在宅ケア学会が設立20周年を記念して編集にあたったものである．

　第1巻では，在宅ケア学の変遷と基本的原則を中心に，事例を提示して，アセスメントとケアの展開法について，具体的な視座を示している．また，各専門職の視点を大切にしながらも，現在では当たり前になった多職種連携の視点を強調している．最後の章には，各職種を代表して座談会を行い，それを収録し，今後の在宅ケアを展望している．

　本書では，わが国の在宅ケア実践で長らく培われてきた経験を集大成するとともに，今後の在宅ケア学の方向性を示した．本書が保健・医療・福祉・介護・行政など，在宅ケアに関連する専門職実践者，教育者，研究者，またこれからの時代を担う学生・大学院生の方々に資するよう，読者の皆様の在宅ケアの具体的展開にとって，少しでもお役に立つことができるように願っている．

2015年7月

編集責任者　亀　井　智　子

執筆者一覧 (五十音順)

第1巻　在宅ケア学の基本的考え方
編集責任者　亀井　智子　聖路加国際大学看護学部

大森　純子	東北大学大学院医学系研究科	
岡田　進一	大阪市立大学大学院生活科学研究科	
小野　充一	早稲田大学人間科学学術院	
小野若菜子	聖路加国際大学看護学部	
加瀬　裕子	早稲田大学人間科学学術院	
金川　克子	いしかわ在宅支援ねっと	
叶谷　由佳	横浜市立大学医学部	
亀井　智子	聖路加国際大学看護学部	
狩谷　明美	県立広島大学保健福祉学部	
萱間　真美	聖路加国際大学看護学部	
國安　眞理	社会福祉事務所とも	
河野あゆみ	大阪市立大学大学院看護学研究科	
小西かおる	大阪大学大学院医学系研究科	
佐々木明子	東京医科歯科大学大学院保健衛生学研究科	

島内　　節	人間環境大学看護学部
下田　信明	杏林大学保健学部
鷹田　佳典	早稲田大学人間総合研究センター
瀧澤　利行	茨城大学教育学部
田中　英樹	早稲田大学人間科学学術院
谷　　和久	社会福祉法人町田市福祉サービス協会特別養護老人ホームコモンズ
田沼　寮子	東京医科歯科大学医学部
辻　　彼南雄	ライフケアシステム，水道橋東口クリニック
中山　優季	公益財団法人東京都医学総合研究所
長谷川　幹	三軒茶屋リハビリテーションクリニック
福井小紀子	日本赤十字看護大学看護学部
増田　和高	鹿児島国際大学福祉社会学部

第2巻　在宅ケアと諸制度
編集責任者　山田　雅子　聖路加国際大学看護学部

赤羽根秀宜	中外合同法律事務所
綾部　貴子	梅花女子大学看護保健学部
石田　博嗣	桜美林大学大学院老年学研究科
岩本　大希	ケアプロ
宇都宮宏子	在宅ケア移行支援研究所
岡田　直人	北星学園大学社会福祉学部
小野　ミツ	九州大学大学院医学研究院
笠原　幸子	四天王寺大学短期大学部
川崎千鶴子	社会福祉法人うらら　みずべの苑
神田　美佳	聖路加国際病院医療社会事業科
神部　智司	大阪大谷大学人間社会学部
木戸　芳史	東京大学大学院医学系研究科
工藤　禎子	北海道医療大学看護福祉学部

河野　　眞	杏林大学保健学部
小西かおる	大阪大学大学院医学系研究科
坂本　史衣	聖路加国際病院 QI センター感染管理室
佐々木静枝	社会福祉法人世田谷区社会福祉事業団
清水　由香	大阪市立大学大学院生活科学研究科
蘇　　珍伊	中部大学現代教育学部
玉川　　淳	内閣官房社会保障改革担当室
寺岡　佐和	九州大学大学院医学研究院
成田すみれ	社会福祉法人試行会青葉台地域ケアプラザ
橋本　卓也	大阪保健医療大学保健医療学部
畑　智惠美	四天王寺大学人文社会学部
畑　　亮輔	北星学園大学社会福祉学部

第3巻　在宅ケアとチームアプローチ
編集責任者　加瀬　裕子　早稲田大学人間科学学術院

安部　　猛　前・早稲田大学人間科学学術院

大蔵　　暢　トラストクリニック等々力老年医学センター

岡田　進一　大阪市立大学大学院生活科学研究科

加瀬　裕子　早稲田大学人間科学学術院

北島　洋美　日本体育大学体育学部

佐々木明子　東京医科歯科大学大学院保健衛生学研究科

杉岡眞由美　姫路医療生活協同組合

杉澤　秀博　桜美林大学大学院老年学研究科

高橋　正彦　かわさき記念病院

多賀　聡子　社会福祉法人日野市社会福祉協議会

多賀　　努　早稲田大学人間科学学術院

竹内　太一　在宅総合ケアセンター成城 成城リハケ
　　　　　　アプランサービス

田沼　寮子　東京医科歯科大学医学部

塚本　友栄　自治医科大学看護学部

長江　弘子　千葉大学大学院看護学研究科

永田　智子　東京大学大学院医学系研究科

成瀬　　昂　東京大学大学院医学系研究科

長谷川　幹　三軒茶屋リハビリテーションクリニック

原　　礼子　慶應義塾大学看護医療学部

久松　信夫　桜美林大学健康福祉学群

平原佐斗司　東京ふれあい医療生協梶原診療所

福島　道子　徳島文理大学大学院看護学研究科

増田　和高　鹿児島国際大学福祉社会学部

山路　　学　早稲田大学人間総合研究センター

横山　順一　日本体育大学社会福祉学研究室

Helli Kitinoja　Seinäjoki University of Applied Sciences

Jaakko Kontturi　City of Seinäjoki

第4巻　子どもを支える在宅ケア
編集責任者　小西かおる　大阪大学大学院医学系研究科

安道　照子　特定非営利活動法人エスビューロー

海老原宏美　呼ネット～人工呼吸器ユーザー自らの声
　　　　　　で～

及川　郁子　聖路加国際大学看護学部

大塚　義顕　独立行政法人国立病院機構千葉東病院

木原　秀樹　地方独立行政法人長野県立病院機構長野
　　　　　　県立こども病院

倉田　慶子　東京小児療育病院

河野　　眞　杏林大学保健学部

島田　珠美　川崎大師訪問看護ステーション

鈴木みちる　京都府立盲学校

田中　栄一　独立行政法人国立病院機構八雲病院

中山　優季　公益財団法人東京都医学総合研究所

南條　浩輝　かがやきクリニック

新家　一輝　大阪大学大学院医学系研究科

古川　恵美　畿央大学教育学部

牧内　明子　地方独立行政法人長野県立病院機構長野
　　　　　　県立こども病院

第5巻　成人・高齢者を支える在宅ケア
編集責任者　黒田　研二　関西大学人間健康学部

内田恵美子　日本在宅ケア教育研究所

梶井　文子　東京慈恵会医科大学医学部

亀井　智子　聖路加国際大学看護学部

萱間　真美　聖路加国際大学看護学部

北川　公子　共立女子大学看護学部

北野　誠一　特定非営利活動法人おおさか地域生活支
　　　　　　援ネットワーク

黒田　研二　関西大学人間健康学部

小西かおる	大阪大学大学院医学系研究科	角田　秋	聖路加国際大学看護学部
佐藤美穂子	公益財団法人日本訪問看護財団	服部万里子	服部メディカル研究所
島内　節	人間環境大学看護学部	水上　然	神戸学院大学総合リハビリテーション学部
白澤　政和	桜美林大学大学院老年学研究科	村田　伸	京都橘大学健康科学部
髙砂　裕子	南区医師会訪問看護ステーション	安彦　鉄平	京都橘大学健康科学部
辻　彼南雄	ライフケアシステム，水道橋東口クリニック	山﨑　恭子	帝京大学医療技術学部
		湯澤　八江	松蔭大学看護学部

第6巻　エンド・オブ・ライフと在宅ケア

編集責任者　長江　弘子　千葉大学大学院看護学研究科

岩城　典子	千葉大学大学院看護学研究科	諏訪さゆり	千葉大学大学院看護学研究科
上野　まり	公益財団法人日本訪問看護財団	関本　仁	中央大学文学部
内田　陽子	群馬大学大学院保健学研究科	谷垣　靜子	岡山大学大学院保健学研究科
大竹しのぶ	練馬区医師会訪問看護ステーション	谷本真理子	東京医療保健大学医療保健学部
岡部　明子	東海大学健康科学部	辻村真由子	千葉大学大学院看護学研究科
梶井　文子	東京慈恵会医科大学医学部	長江　弘子	千葉大学大学院看護学研究科
片山　陽子	香川県立保健医療大学保健医療学部	福井小紀子	日本赤十字看護大学看護学部
河原加代子	首都大学東京健康福祉学部	福田　裕子	まちのナースステーション八千代
佐藤美穂子	公益財団法人日本訪問看護財団	本田　彰子	東京医科歯科大学大学院保健衛生学研究科
島内　節	人間環境大学看護学部	吉田　千文	聖路加国際大学看護学部
島村　敦子	千葉大学大学院看護学研究科	吉本　照子	千葉大学大学院看護学研究科

目次

はじめに ………………………………………………………………… 亀井智子　iii

執筆者一覧 ………………………………………………………………………… v

第1章

在宅ケアの役割と特徴

Ⅰ. 人の生活と生涯を支える在宅ケア ………………………… 亀井智子　3

   1. わが国の人口の動向　*3*

   2. 在宅ケア対象者の特性　*4*

   3. 在宅ケアの理念，定義と特徴　*5*

   4. 在宅ケアに関連する制度の変遷と今後の方向　*8*

   5. 診療報酬・介護報酬制度と在宅ケア　*18*

Ⅱ. 在宅ケア提供者の姿勢 ……………………………………… 亀井智子　20

   1. ピープル・センタード・ケア　*20*

   2. 利用者の主体性と社会参加・残存能力を引き出す支援　*20*

   3. 人としての尊厳の尊重　*21*

   4. 生活の質の向上の重視　*21*

   5. シェアードディシジョンメイキング　*21*

   6. 対象者と家族のエンパワメント　*22*

Ⅲ. 多職種連携とチームアプローチ ……………………………… 亀井智子　22

Ⅳ. 地域連携パスと展開方法 ……………………………………… 亀井智子　24

Ⅴ. 在宅ケア利用者の権利擁護とシェアードディシジョンメイキング …… 亀井智子　24

第2章

在宅ケアの対象者

Ⅰ. 生活者とは——在宅ケアの対象者は生活者としてとらえることが

   必要—— …………………………………………………………… 金川克子　31

Ⅱ．在宅ケアの対象者と健康の状態 ─────────────────金川克子　35

　　1．医療依存度の高い場合　*35*

　　2．医療依存度は低いがリスクが高く，予防の観点が必要な対象　*40*

第3章
在宅ケアの基本原則

Ⅰ．ピープル・センタード・ケア ────────────────河野あゆみ　43

　　1．定義と在宅ケアでの意義　*43*

　　2．ピープル・センタード・ケアの概念モデル　*43*

　　3．在宅ケアにおけるピープル・センタード・ケアのアプローチ　*44*

Ⅱ．本人・家族の主体的意思決定 ────────────────河野あゆみ　47

　　1．定義と理念　*47*

　　2．在宅ケアにおける主体的意思決定の特徴　*48*

　　3．主体的意思決定のプロセス　*49*

　　4．在宅ケアにおける主体的意思決定の支援　*51*

Ⅲ．生活の安全と事故予防 ──────────────────河野あゆみ　53

　　1．在宅ケアにおける生活の安全　*53*

　　2．インシデントと事故（アクシデント）　*54*

　　3．在宅ケアで起こる事故　*54*

　　4．在宅ケアで起こる事故の特徴　*54*

　　5．在宅ケアにおける事故対策　*56*

Ⅳ．感染管理 ──────────────────────河野あゆみ　58

　　1．在宅ケアにおける感染の特徴　*58*

　　2．在宅ケアにおける主な感染の種類　*59*

　　3．感染管理　*60*

　　4．在宅ケアにおける感染管理　*62*

Ⅴ．記録の方法 ─────────────────────河野あゆみ　63

　　1．記録を書くことの意義　*63*

　　2．在宅ケアにおける記録の種類　*64*

　　3．ケアの過程と記録　*64*

　　4．記録の実際　*65*

Ⅵ．ストレングスモデル ─────────────────岡田進一　69

　　1．ストレングスモデルの歴史　*69*

　　2．ストレングスモデルの考え方　*69*

　　3．ストレングスモデルにおける原則　*70*

　　4．ストレングスモデルとパーソン・センタード・アプローチとの統合　*72*

Ⅶ. 社会資源の利用··岡田進一　74

   1. 社会資源の構造　*74*

   2. 既存の社会資源の利用　*74*

   3. 社会資源の開発　*76*

   4. 地域における社会資源のネットワーク化　*77*

   5. 社会資源の利用における今後の方向性　*78*

第4章

在宅ケアの展開方法

Ⅰ. 対象者の発掘・発見期··大森純子　83

   1. 在宅ケアの成立要件　*83*

   2. 在宅ケアの対象者の所在　*84*

   3. 在宅ケア・ニーズの包括的アセスメント　*85*

Ⅱ. サービスや社会資源の開発構築期··························大森純子　86

   1. 在宅ケアの社会資源　*86*

   2. 社会資源の根幹と社会保障制度の体系　*87*

   3. 社会資源の機能と担い手　*89*

   4. ケアマネジメント　*91*

   5. 多職種間の連携と協働　*93*

Ⅲ. 在宅生活の安定期··小野若菜子　94

   1. ケア目標　*94*

   2. 在宅生活の安定期の支援のポイント　*94*

Ⅳ. 急性憎悪期···小野若菜子　98

   1. ケア目標　*99*

   2. 急性憎悪期の支援のポイント　*99*

Ⅴ. 終末（エンド・オブ・ライフ）期····················小野若菜子 100

   1. ケア目標　*101*

   2. 終末期の支援のポイント　*101*

Ⅵ. 死別後のグリーフケア··小野若菜子 104

第5章

在宅ケアのアプローチの次元

Ⅰ. ミクロ・メゾ・マクロに関する考え方の理論的根拠················岡田進一 111

Ⅱ．ミクロ・メゾ・マクロレベルにおける働きかけ────────────岡田進一 112

   1．ミクロレベルにおける働きかけ　*112*

   2．メゾレベルにおける働きかけ　*113*

   3．マクロレベルにおける働きかけ　*114*

第6章

在宅ケアに必要な共通の視点
──ICF の考え方──

Ⅰ．疾病及び関連保健問題の国際統計分類（ICD）と国際障害分類

  （ICIDH）────────────────────────────狩谷明美 119

Ⅱ．国際障害分類（ICIDH）から国際生活機能分類（ICF）へ──────狩谷明美 120

   1．改訂の背景　*120*

   2．健康状態　*121*

   3．生活機能　*121*

   4．背景因子　*122*

Ⅲ．ICF モデルの活用により在宅ケアに期待される効果────────狩谷明美 123

Ⅳ．在宅ケアにおける ICF の活用──────────────────狩谷明美 124

第7章

在宅ケアの事例展開と多職種連携ケア

Ⅰ．子どもを囲む在宅ケア──────────────────────────── 129

   1．看護職の視点からみた子どもの「在宅ケア」　中山優季　*129*

   2．地域一般急性期病院における緩和ケア医の視点から

                            小野充一・鷹田佳典　*132*

Ⅱ．がん療養者への在宅ケア───────────────────────── 137

   1．終末期のがん療養者支援に関する政策と実査　福井小紀子　*137*

   2．治療と並行して行うシームレスな在宅ケア支援の実査を通して

                            小野充一・鷹田佳典　*141*

Ⅲ．医療的処置を伴う療養者への在宅ケア───────────────── 146

   1．医療処置を伴う療養者の入院から，在宅療養を支援する連携　叶谷由佳　*146*

   2．在宅医療と医療安全　辻彼南雄　*149*

Ⅳ．在宅リハビリテーションを行う療養者への在宅ケア────────── 153

   1．中途障害者，高齢者への視点と訪問診療の実際　長谷川幹　*153*

2. 作業療法士による在宅リハビリテーションの実践　　下田信明　*157*

Ⅴ. 虐待など権利擁護を必要とする人への在宅ケア─────────── 161

　　1. 看護職からみた高齢者虐待とその対応　　佐々木明子・田沼寮子　*161*

　　2. 虐待の「発見」「予防」「脱却」のカギを握る在宅スタッフ　　國安眞理　*165*

Ⅵ. 精神障害のある人への在宅ケア───────────────── 168

　　1. 社会福祉の視点から　　田中英樹　*168*

　　2. 精神看護の立場から　　萱間真美　*172*

Ⅶ. 在宅ケア連携ノート活用と多職種連携──────────────── 176

　　1. チームアプローチと在宅ケア連携ノート　　辻彼南雄　*176*

　　2. 在宅ケア連携ノートの活用例　　亀井智子　*180*

━━━━━━━━━━ 第 8 章 ━━━━━━━━━━

在宅ケアと災害支援

Ⅰ. わが国の災害対策の動向────────────────── 小西かおる　187

Ⅱ. 在宅ケアにおける緊急・災害時に備えた支援体制の整備──── 小西かおる　187

　　1. ステージⅠ：災害発生 0～2 分　　*188*

　　2. ステージⅡ：災害発生 2～5 分　　*189*

　　3. ステージⅢ：災害発生 5～10 分　　*190*

　　4. ステージⅣ：災害発生 10 分～半日　　*190*

　　5. ステージⅤ：災害発生半日～3 日間　　*191*

　　6. ステージⅥ：災害発生 3 日以降　　*192*

Ⅲ. まとめ───────────────────────── 小西かおる　192

━━━━━━━━━━ 第 9 章 ━━━━━━━━━━

在宅ケアの評価・ケアの質保証と質管理

Ⅰ. 在宅ケアの評価・ケアの質評価・ケアの質改善とは────── 島内　節　197

Ⅱ. 在宅ケア事業所および利用者の評価とケアの質改善の視点──── 島内　節　197

Ⅲ. 在宅において利用者アウトカム測定を基盤にしたケアの質保証と
　　質改善のプロセス───────────────────── 島内　節　198

Ⅳ. 在宅ケア利用者のアセスメントデータ収集によるアウトカム測定
　　と表示方法───────────────────────── 島内　節　200

Ⅴ. 在宅ケア利用者のアウトカム測定に使用できるアセスメント項目
───────────────────────────────── 島内　節　201

第 10 章

在宅ケアの倫理

Ⅰ. ケアと倫理 ―――――――――――――――――――――――――――――――― 瀧澤利行 207

Ⅱ. ケアに関わる倫理学の構成 ――――――――――――――――――――――― 瀧澤利行 209

    1. 帰結主義・功利主義　*209*

    2. 義務論　*210*

    3. 徳倫理（virtue ethics）　*210*

    4. 自由意思論（正義論）　*211*

Ⅲ. ケア倫理学 ―――――――――――――――――――――――――――――― 瀧澤利行 211

    1. Roach のケア論が指し示すもの　*212*

    2. Myaroff, Noddings のケア論　*212*

Ⅳ. 在宅ケアにおける倫理的基準 ―――――――――――――――――――――― 瀧澤利行 213

    1. 古典的医療倫理　*214*

    2. 医療倫理の 4 原則　*215*

    3. 4 原則への批判的展開と在宅ケアの倫理性　*216*

第 11 章

在宅ケアとは

在宅ケアの過去・現在・未来 ――――――――――――――――――――――――――――――― 221

    1. はじめに　*221*

    2. 日本在宅ケア学会設立の背景　*222*

    3. 看護の立場から　*222*

    4. 社会福祉の立場から　*223*

    5. 介護の立場から　*224*

    6. リハビリテーションの立場から　*226*

    7. 医療の立場から　*227*

    8. 最後の場所の選択　*229*

    9. 在宅ケアの定義　*232*

   10. ICT の活用　*233*

   11. 介護保険制度の課題　*235*

   12. 在宅ケアの未来　*236*

   13. おわりに　*237*

巻末付録

在宅ケアサービスを提供する専門職種，専門用語
——各専門職の役割，ケアサービスの場と内容——

増田和高　241

1. 専門職種の役割　*241*

2. ケアサービスの種類　*246*

3. ケア施設　*250*

索引 251

第1章

在宅ケアの役割と特徴

I. 人の生活と生涯を支える在宅ケア

1. わが国の人口の動向

わが国の平均寿命は女性86.6歳で世界第1位，男性80.2歳で世界第5位（2013年簡易生命表）と長寿国に位置づいている．この背景には世界でも類をみない高水準の医療制度（国民皆保険），および介護制度（公的介護保険制度）の存在があるといえる．この約70年で疾病構造は伝染性疾患からがん，生活習慣病へと変化し，予防医療，および医療技術の進展により3大死因（がん，心疾患，脳血管疾患）による死亡率は減少傾向を示し，今後も平均寿命の延伸が見込まれ，わが国では人生90年の時代が目前となっている．

2014年人口推計（2014年6月公表）によれば，わが国の人口は1億2711万人[1]であるが，少子・超高齢社会により今後約50年間でその3分の2の8674万人に減少[2]すると予想されている．2010年の人口ピラミッド（図1-1-1（a））に対し，2055年の予想人口ピラミッド（図1-1-1（b））では人口構造は少子・超高齢化がさらに進展することが予想される．2055年の人口構成割合の予測では，65歳以上の高齢人口割合39.9％，15～65歳未満の生産年齢人口割合50.9％，15歳未満の年少人口割合9.1％との見込みで，2055年には日本人の2.5人に1人が高齢者となり，現役世代約1人で高齢者1人を支える「肩車型」の人口構造となると見込まれている．

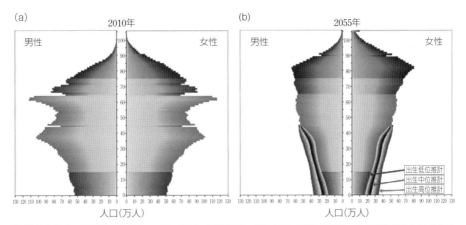

〔国立社会保障・人口問題研究所：1920～2010：国勢調査，推計人口，2011年以降：日本将来推計人口（平成24年1月推計）〕

図1-1-1　2010年と2055年の人口ピラミッドの比較

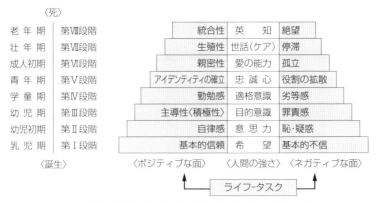

図1-1-2 ライフサイクルにおける発達課題と危機（エリクソン）

また，核家族化の進行と高齢者世帯の増加，特に都心部を中心とした75歳以上の後期高齢者人口の急増なども見込まれ，都市部の超高齢社会化が課題となっている．また，中山間地域，山村地域，離島などでも過疎化と高齢化が進み，経済的・社会的な生活の維持が困難となっている地域も存在しており，地域特性に応じた在宅ケアのあり方を検討する必要がある．

2．在宅ケア対象者の特性

在宅ケアの対象者となるのは，あらゆる発達段階にある人である．人が健全な発達を遂げるうえで達成すべき課題として，Erikson E. H.[3]は発達課題を挙げ，人が各発達段階で達成・習得しておかなければならない課題と危機（図1-1-2）を示している．発達課題では，健全な状態と相反する発達上の危機が存在するとしている．

乳児期は母親からの授乳や世話を通じた安心感を感じ，自分のことを大切に扱ってくれる人がいることで基本的信頼を獲得する時期であるが，これがなければ基本的信頼が確立できず，他者や自分への不信をもつことにつながる（基本的信頼 vs 基本的不信）．幼児初期では，トイレットトレーニングや生活の自立を通じた自立性の獲得が発達上の課題である（自律感 vs 恥・疑惑）．幼児期では，世界に侵入して攻撃を仕かけ，自分を主張する主導性〈積極性〉vs そのようなことを行うと罰せられるのではないかという罪責感，学童期では学校など他者集団との関わりや他者との世界のなかで集団関係をつくり，物事を完成させる力と喜び，周囲からの承認などで勤勉性が獲得され，うまくいかなければ劣等感を経験する（勤勉感 vs 劣等感）．青年期では社会的関係性のなかで自分は何者かを問うアイデンティティの確立 vs 役割の拡散，成人初期では恋愛関係のなかから生まれる親密性 vs 孤立である．壮年期では次の世代を育てていくことに関心をもつ生殖性 vs 次世代を育てることに関心がもてず，自分自身にしか関心がもてないという停滞，老年期では生涯を完結する時期に，いままでの自分を統合的に評価することを通して，自分の人生を受け入れ，肯定的に統合するという統合性 vs 絶望である．

在宅ケアでは，ライフサイクルのあらゆる段階にあり，かつ何らかの身体的・心理的・社会

的・生活的・経済的，就学・就労支援などのニーズをもつ人に対応する．また，ニーズが顕在化する以前の予防的な対応も支援に含まれる．

　乳児から青年期までは心身の成長，発達を促す働きかけ，成人期には疾患や障害をもっていても，社会的役割を確立するための支援が必要である．成長発達を遂げた成人期以降，一般に基礎体力や身体各器官の機能低下が現れる老年期では，社会的役割からの引退やそれに伴う経済・生活基盤の脆弱化，配偶者や家族・友人との死別などのライフイベントを経験することが多くなるため，これらへの長期的な支援も求められる．また，慢性疾患や複数の疾患を抱え，身体の障害，認知症や認知機能低下等に伴う生活機能の低下や日常生活自立度の低下，うつ，口腔機能や咀嚼・嚥下機能の低下，終末期を迎える者など，老年期には日常生活に援助を要する者が増えていく．

　在宅ケアの対象者は多様であり，自立度の高い者から低い者，抱えている疾患や健康状態が安定している者・不安定な者，複雑な課題をもつ者，介護者がいる者・いない者，経済状態のよい者・悪い者などさまざまである．これらのすべての年代の人々が対象となる．乳幼児期，学童期，青年期，成人期，壮年期，老年期のおのおのの対象の発達課題や心身社会的状況を見据え，療育と教育，また就労支援や自立支援，住まいの支援，社会復帰のための支援，医療的ケア，福祉的支援，社会資源の利用支援，多職種・多機関との連携などについての支援を考える．

　「自宅で最後まで療養したい」と希望する国民は60%[4]以上といわれるが，一方では，家族介護の限界，本人に病状の説明がなされていないことがあること，家庭の環境的な問題，保健医療福祉サービスや制度間の連携の問題などもある．希望するすべての人に在宅ケアを提供するうえでの課題もさまざま存在している．

3．在宅ケアの理念，定義と特徴

1）在宅ケアの理念

　在宅ケアは，自宅や地域で暮らす人がその人の能力を最大限に生かし，自立した生活を送ることができるように支援することを目指している．国連は1948年に世界人権宣言[5]を採択し，すべての人が人権および自由を尊重し，それを確保するために達成すべき共通の基準を定めている．障害児，障害者，虚弱な者，特定高齢者，要支援者，要介護者，寝たきりの者，終末期にある人など，地域には多様な人々が暮らす．あらゆる人の人権を尊重し，地域で共に暮らすというノーマライゼーションの考え方により，生活，医療，福祉，教育，療育，就労，住まい等，あらゆる側面において人としての尊厳と権利をもち，すべての人の生活の質が確保されるようにしていかなければならない．

2）在宅ケアの定義

　在宅ケアとは，疾病や生活機能障害などをもつ人と家族の「暮らしの場」，すなわち地域にお

いて保健・医療・福祉・介護・予防・就労・教育・住まい等に関連する専門職や非専門職の連携による複合的なケア，およびケアサービスを提供することにより，質の高い自立した生活を維持することや改善を図ることを指す.

　ケアやサービスの提供方法は，専門職や地域の非専門職が利用者宅や入所中の施設等を訪れて，保健・医療・福祉・介護等の制度や資源の活用を検討したり，心身の健康状態の維持のための医療的な支援，自立を目指した生活・経済・就労支援，日常生活上の自立のための生活用具の導入や住宅改修の支援，就労や社会復帰のための支援，療養・治療・服薬・栄養などに関する保健指導，リハビリテーション，医療的な処置，緩和ケア，エンド・オブ・ライフケア等を提供すること，またこれらのためのケアシステムの開発や構築をすることである.

　「在宅」とは，一般に自分の家，もしくは入居中のケア施設を指す．すなわち，医療機関の入院を除く人の生活の場を在宅という．ここでは特別養護老人ホームなど高齢者の入所施設，認知症対応型共同生活介護（グループホーム）なども在宅に含まれる．これらのホームは一見施設ととらえがちであるが，利用者の「生活」の場であり，終の棲家でもある．これに対し，医療機関は一時的な「治療」の場である．特別養護老人ホームやグループホームなどへの入所を機に現住所をホームに移す者もあり，その意味からも，入居施設はその人の暮らしの場，すなわち自宅といえる.

3）在宅ケアを提供する専門職とチームアプローチ

　在宅ケアサービスを提供する専門職は巻末に資料として示しているように，資格や教育背景，業務の内容が非常に多様である．在宅ケア利用者のニーズは多様で個別性が高いため，各利用者のニーズに応じて，複数の支援やサービスを組み合わせる必要がある．在宅ケアを担う専門職は各専門性が重視されるとともに，専門分野を超えた連携・協働によりチームケアを提供することが求められる．また，介護保険制度利用者では，要支援・要介護認定を受けた高齢者などからの相談を受け，アセスメント（課題分析）に基づく居宅サービス計画（ケアプラン）を作成する介護支援専門員（ケアマネジャー）が位置づけられている．ケアマネジャーは本人と家族の希望を聞きながら，必要な介護サービスを示しサービス計画を作成するとともに，サービス担当者会議を開催して，参与する各職種のケア内容を調整する．サービスの利用開始後も，各サービスが適切かをモニタリングし，利用者の状況と合わせて，アセスメントとサービス計画の修正を行う.

4）在宅ケアサービスの特徴
（1）利用者ニーズの特徴

　在宅ケアの利用者は，比較的解決が容易で単一ニーズである場合，解決困難で多様，かつ複雑なニーズである場合などさまざまである．また，在宅ケアサービスは，各対象者と家族の個別の生活のあり方やニーズに応じた非画一的で柔軟な対応が求められる．また，生活者のニーズは固定的でなく，常に変化し，優先性も異なってくる．利用者のニーズの変化を速やかにと

らえ，多職種間で情報の共有を図り，必要な対応をとることが求められる．その際に利用者は，地域に暮らす人としての権利や価値観，社会的役割，社会的関係性などの特性を尊重されなければならない．

(2) 在宅ケアを担う機関

在宅ケアを担う機関には，病院，診療所，訪問看護ステーション，訪問介護ステーション，心身障害児・者施設，介護サービス事業所，居宅介護支援事業所，介護予防支援事業所，介護保険施設，グループホーム，小規模多機能型居宅介護事業所，市町村，福祉事務所，社会福祉協議会，NPO 法人などがある．就労支援には，ハローワーク（公共職業安定所），地域障害者職業センター，障害者就労・生活支援センターなどがある．医療法や介護保険法などに基づく機関では，施設開設基準，専門職の人員配置基準が定められている．

医療保険制度による在宅ケアサービスには，訪問診療，訪問看護，訪問リハビリテーション，訪問薬剤管理指導，訪問栄養食事指導などがある．介護保険制度では，訪問介護，訪問入浴介護，訪問看護，訪問リハビリテーション，居宅療養管理指導，通所介護（デイサービス），通所リハビリテーション，短期入所生活介護（ショートステイ），短期入所療養介護（医療ショート），特定施設入居者生活介護，福祉用具貸与・特定福祉用具販売，住宅改修などがある．在宅障害児・者支援制度では，身体障害者，知的障害者，障害児，精神障害者などへの同行援護，機能訓練としての自立訓練，生活訓練としての自立訓練，宿泊型自立訓練などのための機関がある．

自治体や社会福祉協議会の在宅福祉支援事業によるものでは，寝たきり，障害者へのホームヘルプサービス，福祉用具の貸与，支給，介護手当の支給，高齢者世帯への配食サービスと安否確認や見守り支援，ボランティアによる訪問など，各自治体による事業が行われている．

これらの利用による費用負担は，国民医療制度や介護保険制度に基づくものは，保険料を国，自治体，国民がそれぞれ拠出し，さらにサービス利用者は一定の割合による診療報酬や介護報酬を自己負担する．

心身障害者の福祉に関する制度では，所得に応じた応能負担であるが，上限が設けられているもの，減免措置や助成策が講じられているものもある．

(3) 専門職の姿勢と倫理観，守秘義務

サービス提供を担う専門職には，免許・資格を要するものが多い．各専門職種が的確なアセスメントや判断を行い，正確な実践を行うことが求められる．在宅ケアの場である対象者の自宅や家庭への専門職による家庭訪問は，ほとんどの場合単独で行われる．そのため，職業的な高い倫理観をもち，常に利用者と家族をケアの中心において，利用者が主体性と自立性をもって，シェアードディシジョンメイキングできるよう，利用者と家族の課題やニーズにアプローチする姿勢をもつことが重要である．

また，専門職は利用者と家族の生活に関わる個人的な情報を扱うことが多い．各資格法や個人情報の保護に関する法律を遵守し，利用者のプライバシー保護，および個人情報の管理に留意し，守秘義務を遵守する．

4．在宅ケアに関連する制度の変遷と今後の方向

1）在宅ケアの黎明期〔明治中期（1890年ごろ）〜昭和初期（1930年ごろ）〕

在宅ケアは地域の人々の暮らしのなかに始まった．わが国の在宅ケアは保健・医療・福祉等の制度により支えられている．ここではそれらの変遷を振り返り（表1-1-1），今後の方向性を示す．

貧困者に対するわが国初の救済法は1874年に制定された「恤救規則」で，幕藩体制的な救済理念に基づいたものであった．この規則では，貧困者は血縁，地縁関係などによる相互扶助によって救済されることが基本原則であった．

訪問看護も明治維新後の社会の変動のなかで生じた大都市に暮らす貧困者への救護として始まったといわれ，1891年ごろ，派出看護婦（現在の訪問看護師にあたる）会による派出看護婦業務として開始されている．1892年に同志社病院がキリスト教会を中心とした看護師（当時看護婦）と婦人伝道師による地区の病者への巡回看護（現在の訪問看護にあたる）を開始した．1918年，大阪府で方面委員制度が誕生し，現在の民生委員制度の前身となっている．1919年，東京賛育会は巡回産婆業務（現在の助産師業務にあたる）を開始し，1923年，済生会は関東大震災の被災者への訪問看護により患者の看護や助産，母子保健指導を行った．1924年，聖路加国際病院では，乳幼児健康相談所を開設し，1927年，公衆衛生看護部を発足して乳幼児の家庭訪問，健康相談，保健指導を開始した．1929年，近代的公的扶助に近い「救護法」が制定された．「恤救規則」と「救護法」の違いは，「救護法」は公的扶助義務主義に立つこと（第1条），医療・助産・生業扶助など扶助内容を拡大したこと（第10条），実施主体が市町村となったことであるが，救護の対象者の差別的な扱いは強く残していた．

1930年，大阪朝日新聞事業団が公衆衛生訪問婦協会の事業を開始した．1935年には，東京に東京市特別衛生地区京橋保健館（現在の保健所にあたる）が，聖路加国際病院の医師と保健師を迎えて開設されている．聖路加国際病院が公衆衛生看護活動として行っていた母子，結核を対象とした予防と健康増進活動が，この保健館で行われることになり，京橋保健館は都市型保健所や保健師活動のモデルとなった．

2）在宅ケアを支える諸制度の黎明期〔昭和10（1935）年〜昭和20（1945）年ごろ〕

1937年に「保健所法」制定．これにより全国39か所に保健所が設置された．乳幼児，妊産婦，結核患者，感染症患者，精神疾患患者などが保健師による訪問指導の対象となった．1937年に「母子保護法」，1938年に「社会事業法」が制定され，公営私営の社会事業の規則や助成が開始された．1938年には「国民健康保険法」が成立したが，医師不足の現状があった．

1945年の終戦で外地からの引き上げ者や軍隊の帰国などで外来伝染病が国内で大流行し，環境衛生，公共医療なども含めた保健所の業務が充実していった．1947年には「日本国憲法」が制定された．

第1章　在宅ケアの役割と特徴　　9

表 1-1-1　在宅ケアに関連する出来事・諸制度の変遷

1874 年	恤救規則制定
1891 年ごろ	派出看護（訓練を受けた看護婦が患家と契約を結んで病院や患者の自宅において看護を提供する） 有志共立東京病院（現在の東京慈恵会医科大学）が上流階級家庭を対象に派出看護を始めた
1891 年	慈善看護婦会（後の東京看護婦会）を創設，困窮者へ無料で派出看護を行った
1892 年	同志社病院が派出看護婦業務開始
1894 年	日清戦争後，戦争により急性伝染病が蔓延したことや，戦時の活動により看護婦の存在が世間に 認知されたことにより，派出看護婦の需要が高まった
1919 年	東京賛育会が巡回産婆業務開始
1923 年	済生会が関東大震災の被災者への訪問看護，母子保健指導を行う
1927 年	聖路加国際病院に公衆衛生看護部発足．訪問看護活動を始める
1929 年	救護法制定
1930 年	大阪朝日新聞事業団が公衆衛生訪問婦協会の事業開始
1935 年	東京市特別衛生地区京橋保健館開設
1937 年	保健所法制定 母子保護法制定
1938 年	社会事業法制定 国民健康保険法成立
1946 年	生活保護法制定
1947 年	児童福祉法制定 保健所法全面改正
1948 年	医療法 民生委員法 国連世界人権宣言採択
1949 年	身体障害者福祉法制定
1950 年	生活保護法全文改正 精神衛生法制定
1951 年	社会福祉事業法制定．都道府県，市が福祉事務所を設置．社会福祉主事をおく．市町村等に社会 福祉協議会が設置される 国連児童憲章
1959 年	国連児童の権利に関する宣言批准 国民年金法制定
1960 年	精神薄弱者福祉法施行
1961 年	国民皆保険・皆年金実施
1963 年	老人福祉法制定
1964 年	母子福祉法（現・母子及び寡婦福祉法）施行
1966 年	母子保健法施行
1969 年	養護老人ホームと特別養護老人ホームに関する基準が制定
1970 年	心身障害者対策基本法（現・障害者基本法）制定 病院・診療所，自治体からの訪問看護が行われるようになる
1975 年	国連障害者の権利に関する決議採択
1979 年	WHO アルマ・アタ宣言 在宅要介護高齢者等に対して日帰り介護施設（デイサービスセンター）等に通所し，入浴や食事， 日常動作訓練等を行うデイサービス事業創設
1980 年	在宅医療における指導管理料が診療報酬で新設
1982 年	老人保健法制定．予防から治療，リハビリテーションまで総合的な保健医療サービスの提供を目 指す 医療機関が行う訪問看護に老人診療報酬として「退院患者継続看護・指導料」新設．その後対象 を精神，一般へと拡大 在宅寝たきり老人等に，居宅訪問入浴・給食等のサービスを提供する訪問サービス開始

（表 1-1-1　つづき）

1983 年	老人保健法施行．老人の医療，保健事業を開始．寝たきり高齢者への訪問看護は「訪問指導」に位置づけられる
	医療機関が行う退院患者への訪問看護に診療報酬算定
	機能訓練事業および訪問指導事業に理学療法士が参与
1986 年	老人保健施設創設．医療と福祉とが連携した総合的なサービスを提供する中間施設として整備
	在宅医療の推進が始まる．訪問診療，各種指導管理料新設
1987 年	社会福祉士及び介護福祉士法制定
1988 年	在宅患者訪問看護指導料新設
	在宅経管栄養指導管理料新設
	自己導尿指導管理料新設
	寝たきり老人訪問理学療法指導管理料新設
	痴呆患者指導管理料新設
1989 年	国連子どもの権利条約採択
	ゴールドプラン制定
1990 年	在宅介護支援センター新設
	社会福祉 8 法改正．在宅福祉サービスの積極的推進，社会福祉事業法改正による社会福祉事業への追加，在宅福祉サービスを施設福祉サービスの市町村への一元化，市町村および都道府県老人保健福祉計画の策定の義務化
1991 年	老人保健法改正
	在宅人工呼吸指導管理料新設
	高齢者のための国連原則採択
1992 年	老人訪問看護制度創設．老人訪問看護ステーションからの訪問看護開始．PT，OT によるリハサービス開始
	濃密なリハへの誘導．老人早期理学療法新設．老人保健施設のデイケア義務化
1993 年	心身障害者対策基本法の改定により障害者基本法に名称改正・施行
1994 年	健康保険法改正．在宅医療の位置づけが明文化．高齢者が対象であった訪問看護は，在宅で医療・療養を受けるすべての人を対象とするものへ拡大
	新ゴールドプラン
	在宅末期総合診療料新設
	看取り加算新設
	訪問栄養指導新設
	訪問薬剤管理指導新設
	保健所法を地域保健法に改正，施行
	国連児童の権利に関する条約へ批准
1996 年	“日本在宅ケア学会”設立．東京医科歯科大学で発会式
	看護教育に「在宅看護論」必須化
	在宅終末期医療が診療報酬評価で充実
1997 年	介護保険法成立
	児童福祉法改正
	言語聴覚士法制定
1999 年	国連国際高齢者年
2000 年	介護保険法施行
	ゴールドプラン 21
	社会福祉事業法が「社会福祉法」に改正・改称
2001 年	高齢者の居住の安定確保に関する法律（高齢者住まい法）施行
2003 年	障害者支援費制度導入
2004 年	障害者基本法改正
	訪問リハビリテーションに言語聴覚士ST 追加
	発達障害者支援法制定
2006 年	介護保険法改正
	地域包括支援センター新設

2006 年	障害者自立支援法（現・障害者総合支援法）施行
	在宅療養支援診療所（在宅医療 20 年目）老人点数と一般点数が一本化，看取り数の報告が義務化
	リハビリテーションマネジメント加算と短期集中リハビリテーション実施加算が導入され，ST の介護保険からの訪問も認められる
2007 年	国連障害者権利条約（障害者の権利に関する条約）に署名
2008 年	老人ホームなどを退院後の施設と位置づける
	後期高齢者医療制度
2010 年	障害者自立支援法改正
	児童福祉法改正
2011 年	障害者基本法改正
	障害者虐待防止法施行
2012 年	介護保険法改正
	障害者総合支援法成立
	障害者優先調達推進法制定
	機能強化型在宅療養支援診療所・病院創設
2013 年	障害者総合支援法施行
	障害者差別解消法成立
	認知症施策推進 5 か年計画（オレンジプラン）
2014 年	障害支援区分創設予定

3）戦後の社会福祉制度の改革期〔昭和 21（1946）年～昭和 35（1960）年ごろ〕

1946 年に「生活保護法」が制定され，生活が困窮する国民への最低限度の生活保障と自立の助長が掲げられた．

1947 年には戦後，困窮する子どもの保護，救済とともに，次代を担う子どもの健全な育成を図るため，「児童福祉法」制定．「児童福祉法」では「すべて国民は，児童が心身ともに健やかに生まれ，且つ，育成されるよう努めなければならない」（第 1 条第 1 項），「すべて児童は，ひとしくその生活を保障され，愛護されなければならない」（第 1 条第 2 項）とされ，その後改正を繰り返しながら，現在まで児童福祉の基盤として位置づけられている．

同 1947 年に「保健所法」が全面改正され，保健所が全国に整備されていき，その後の医学の進展や公衆衛生活動により，結核などの伝染病の発生や乳幼児死亡率が低下するなど，わが国の公衆衛生水準は向上していった．「児童福祉法」制定により，児童委員の配置と職務が規程され，1948 年の「民生委員法」により民生委員を「社会奉仕の精神をもつて，常に住民の立場に立つて相談に応じ，及び必要な援助を行い，もつて社会福祉の増進に努めるものとする」（第 1 条）と規定し，民生委員は児童委員を兼ねることとしている．

1950 年に「生活保護法」（新法）を制定し，生活困窮者に対する施策である生活保護制度を拡充強化した．

1951 年に制定の「国連児童憲章」，1959 年の国連児童の権利に関する宣言の批准により，児童福祉の諸制度は広く子どもの最善の利益を保障する観点から充実が図られていった．

1949 年に「身体障害者福祉法」制定，1960 年に「精神薄弱者（現・知的障害者）福祉法」が施行，1950 年に「精神衛生法」（1987 年精神保健法，現・精神保健福祉法）が制定され，障害

の種類別に制度の拡充が図られていった。1956年には長野県で家庭養護婦派遣事業としてホームヘルプサービスが誕生している。1958年，大阪市で臨時家政婦派遣事業（翌年に「家庭奉仕員派遣制度」に改称）が開始され，家政業務，看護，実質的相談業務が始められ，この取り組みが東大阪市，神戸市，名古屋市へと広がり，1961年に東京でも開始された。1959年に「国民年金法」が制定され，1961年に英国をモデルに国民皆保険・皆年金の施策が開始された。同年，「ホームヘルパー制度」が発足。1962年に「家庭奉仕員制度設置要綱」が策定され，国庫補助対象の福祉事業となった。

1970年には障害の種別を超えた「心身障害者対策基本法（現・障害者基本法）」が制定された。1982年に障害者対策に関する長期計画が策定され，その後のノーマライゼーションの理念の普及により1993年の改正で障害者施策の基本となる「障害者基本法」に改正された。精神障害を明確に定め，2002年に障害者基本計画の策定をもたらした。2004年の障害者基本法の改正では，障害者への差別をしてはならない旨が基本理念とされ，都道府県・市町村の障害者基本計画の策定が義務化された。2011年には障害者の定義の見直し，差別禁止規定の新設などの改正が行われている。

４）高度経済成長期の在宅ケアの展開（1960年代）

1960年代，わが国は高度経済成長を遂げ，それとともに環境汚染，薬害，難病，身体障害，寝たきり高齢者などが問題視されるようになっていった。

1961年に「国民皆保険制度」が実施となった。1963年に「老人福祉法」が制定され，老人の福祉に関する原理を明らかにするとともに，老人に対し，その心身の健康の保持および生活の安定のために必要な措置を講じ，老人の福祉を図ることとされた。「老人は，多年にわたり社会の進展に寄与してきた者として，生きがいをもてる健全で安らかな生活を保障されるものとする」と明記され，老人福祉を増進する国と地方公共団体の責務を明示している。養護老人ホーム，特別養護老人ホーム，軽費老人ホーム，老人福祉センターおよび老人介護支援センターを「老人福祉施設」と定義し，65歳以上の者への福祉の措置は市町村が行い，福祉に関する事務は市町村に設置された福祉事務所が行うとしている。また，都道府県は市町村に必要な助言を行うことができるとしている。「老人福祉法」第12条では，家庭奉仕員（現・ホームヘルパー）制度が明文化され，在宅福祉事業が施策化された。

1964年に「母子福祉法」（現・「母子及び寡婦福祉法」）が施行。1966年には「母子保健法」が施行され，乳幼児の健康診査，母子手帳などについて規定された。

1960年代後半からは，わが国の疾病構造が感染症から成人病・慢性疾患へと変化していった。

５）疾病構造の変化と在宅福祉サービスの発展に対応した在宅ケアの展開期（1970年代～1999年）

1970年に「心身障害者対策基本法」（現・障害者基本法）が制定され，障害者福祉施策の基本となる事項と国および地方公共団体の責務が規定された。社会福祉施設の需要が増加し，施

設が不足するとの見込みにより、1970年に社会福祉施設緊急整備5か年計画を策定し、緊急に収容保護する必要がある高齢者・重度心身障害者の収容施設を整備すること、保育所およびこれに関連する児童館などの施設の整備を行うこと、老朽化した施設の建て替えによる不燃化、近代化を図ることが重点目標となり、社会福祉施設の重点的・計画的整備を図っていった。

国民の疾病構造は感染症から慢性疾患・成人病（現・生活習慣病）へと変化し、1970年ごろから、一部の病院、診療所、自治体では、脳卒中などで退院した患者の継続看護として訪問看護が行われるようになった。1973年に、政府は「活力ある福祉社会の実現」をめざし経済社会基本計画を策定。同理念を福祉元年にすると宣言している。同年、老人医療費支給制度が開始され、高齢者の医療費負担が無料化された。

1979年、WHO（World Health Organization；世界保健機関）総会においてアルマ・アタ宣言を採択し、「すべての人々に健康を」が提唱されることとなった。

1980年、東京都武蔵野市では、福祉公社が設立され、市民参加型のホームヘルパー派遣制度を開始。市民による有償ホームヘルパーを登録・派遣する制度が市町村・農協・生活協同組合に広がっていった。

1980年、診療報酬に「在宅医療における指導管理料」が新設され、1981年にインスリンの在宅自己注射指導管理料が導入され、以後在宅酸素療法指導管理料、在宅自己導尿などの在宅医療での診療報酬による評価が行われるようになり、医療依存度の高い療養者の在宅療養が可能となっていった。

1982年、「老人保健法」が制定され、70歳以上の医療費無料制度を廃止。退院した在宅療養者に対し、市町村は保健師による訪問指導を開始。1983年には、医療機関からの訪問看護に診療報酬化が図られた。1986年、「老人保健法」一部改正により、老人保健施設が設置された。診療報酬では、「寝たきり老人訪問診察料、寝たきり老人訪問指導管理料」が新設された。

1987年、「社会福祉士及び介護福祉士法」が制定され、社会福祉を担う職種が誕生した。

1988年には、老人以外の訪問看護にも、在宅患者訪問看護指導料が診療報酬で新設されている。

1989年には高齢者保健福祉推進10ヵ年戦略（ゴールドプラン）が開始され、市町村による在宅福祉対策の緊急実施、および施設の緊急整備が行われ、特別養護老人ホーム、デイサービス、ショートステイなどの整備、ホームヘルパー（新名称となる）の養成が掲げられた。また1990年に地域の高齢者やその家族からの相談に応じ、必要な保健・福祉サービスが受けられるように行政機関・サービス提供機関・居宅介護支援事業所等との連絡調整を行う機関として、在宅介護支援センターが設置され、社会福祉士・看護師などの専門職員が在宅介護などに関する総合的な相談に応じることとなった。

1990年、在宅福祉サービスの位置づけを明確化し、在宅福祉サービスを行う事業または施設の規定の整備を目的に「老人福祉法」が改正された。ホームヘルプサービス、ショートステイ、デイサービス、福祉用具貸与が老人居宅生活支援事業として「老人福祉法」に法定化され、この改正に整合させるため、「身体障害者福祉法」「精神薄弱者福祉法」「児童福祉法」「高齢者の

医療の確保に関する法律」（老人保健法），「母子及び寡婦福祉法」「社会福祉事業法」「社会福祉・医療事業団法」が改正された（社会福祉8法の改正）．社会福祉事業法改正により，在宅福祉サービスは施設福祉サービスとともに市町村に一元化されることとなった．また，市町村および都道府県には老人保健福祉計画の策定が義務づけられた．

1991年の「老人保健法」の改正により，1992年に「老人訪問看護制度」が創設され，看護師2.5人により老人訪問看護ステーションを設置できるようになった．同年，ホームヘルパー1級，2級，3級の養成が開始され，体系的にホームヘルパーの養成と確保が図られた．

1994年の「健康保険法」改正により，それまで訪問看護の対象者は高齢者のみとされていたが，すべての在宅医療・療養者を対象とすることができるようになった．

一方，当初の予想よりも高齢化が早く進んだため，1994年にゴールドプランは全面的に改正されることになり，新ゴールドプラン（高齢者保健福祉計画）が策定された．これにより，全国でヘルパー数17万人確保，訪問看護ステーション5,000か所設置などの数値目標が掲げられた．

1999年度をもって新ゴールドプランは終了し，2000年に新たに高齢者保健福祉計画の名称でゴールドプラン21が策定された．ゴールドプラン21では，Ⅰ．活力ある高齢者像の構築，Ⅱ．高齢者の尊厳の確保と自立支援，Ⅲ．支え合う地域社会の形成，Ⅳ．利用者から信頼される介護サービスの確立を基本方向とした．「いつでもどこでも介護サービス」として介護サービスの人材確保と研修の強化，認知症対応型グループホームの整備，認知症高齢者の権利擁護体制の整備，高齢者の生きがいづくり，介護予防などが具体的プランに盛り込まれ，2004年度までにホームヘルパー350,000人，訪問看護ステーション9,900か所など，数値目標が見直された[6]．

1996年には，多職種による会員で構成される学際的な学会として，日本在宅ケア学会が発会し，在宅ケアに関する学術活動と交流の場がつくられた．これ以後，在宅医学会など，在宅ケアを支える多様な学会などが設置された．診療報酬では，「在宅終末期医療」の評価が充実していった．

1997年には「児童福祉法」が改正され，保育所への入所について，措置から保護者の希望により選択する仕組みへと改められ，利用者の「主体化」を図られる改正となった．また，教護院が児童自立支援施設に，母子寮が母子生活支援施設に改称され，自立の促進へと機能が見直された．

6）在宅ケア・在宅サービス利用者による主体的選択を重視したケアへの転換期（2000～2005年）

1997年に「介護保険法」が成立し，2000年施行．加齢に伴って生じる心身の変化に起因する疾病等により要介護状態となり，入浴，排せつ等に介護が必要となった者，機能訓練，看護および療養上の管理，その他の医療管理を必要とする者が尊厳をもって自立した日常生活を営むことができるよう，介護保険制度が設けられた．これを機に，保険制度による訪問診療，訪問看護，訪問リハビリテーション等は，介護保険と医療保険（後期高齢者医療制度，健康保険・国民健康保険）の各制度に分かれることになった．「介護保険法」による訪問看護は，指定居宅

サービス事業者の指定を受けた者が行うことができ，訪問の対象者は要支援・要介護の認定を受けた者である．訪問診療，訪問看護，訪問介護，訪問リハビリテーション等はケアマネジャーなどが作成するケアプランに組み込まれ，要介護度に応じた支給限度額の範囲でサービスが計画される．ただし，厚生労働大臣が定めた疾患や，病状悪化により医師の特別指示書が出された場合は医療保険からの給付となる．また，「健康保険法」による訪問看護の対象者は，医師が治療の程度により訪問看護が必要と認めた者となっている．健康保険制度では，訪問看護療養費という名称で支払いが行われている．65 歳以上の難病やがん末期，特別指示書が交付された者など介護保険の対象外の者，あるいは 40〜64 歳の介護保険で定められている特定疾患以外の者，40 歳未満で医師の指示書が交付された者がこの対象となっている．表 1-1-2 に現在の介護保険制度と医療保険制度による訪問看護の場合の制度の違いを比較した．適用される制度によって利用者の要件や保険料，自己負担額などが異なるが，基本的には，加齢に伴う疾患により介護が必要な状態となっている場合には介護保険制度，その他の疾患や急性増悪期，末期の悪性腫瘍などの場合には健康保険制度により訪問看護を行うことになっている．

　また，2000 年に「社会福祉事業法」が「社会福祉法」に改正・改称され，自立支援，利用者による選択の尊重，サービスの効率化などを柱とした新しい社会福祉の方向性が示された．同年に「児童虐待防止法」が施行され，「児童福祉法」に基づく児童相談所の機能強化，児童家庭支援センター・児童養護施設の拡充，児童虐待防止ネットワークの確立などにより，虐待防止，早期発見，早期対応に向けた総合的な対策が講じられるようになった．

　2003 年に施行された障害者支援費制度は，サービスを利用者が自ら選択し，事業者との契約に基づき利用することによって利用者本位のサービスを目指し，ホームヘルプやデイサービスなどの居宅支援サービスの充実も図っている．

　2004 年，「発達障害者支援法」により，発達障害の明確な定義と理解の促進，地域においての一貫した支援の確立を図ることとなった．

7）地域包括支援・在宅看取り，地域共生への転換（2006 年〜現在）

　2006 年 4 月，介護保険制度の改正により，予防重視型システムの確立，施設給付の見直し，新たなサービス体系の確立，サービスの質の確保・向上，負担のあり方などが見直された．また，高齢者への総合的な生活支援の窓口となる地域包括支援センターが設置された．これは1990 年に設置された在宅介護支援センターの機能を充実させるために改正介護保険法に基づいて創設されたものである．設置主体は市町村（特別区を含む）で，市町村または市町村から委託された法人が運営し，主任介護支援専門員・保健師・社会福祉士が配置されている．介護予防ケアマネジメント，総合相談・支援事業，権利擁護事業，包括的・継続的マネジメント事業が行われ，介護予防の拠点として，高齢者本人や家族からの相談に対応し，介護・福祉・医療・虐待予防など高齢者に必要な支援が継続的に提供されるように調整する機関となっている．

　同 2006 年，「障害者自立支援法」（現・「障害者総合支援法」）の施行により，障害の種類にかかわらず（身体障害・知的障害・精神障害/児），共通した福祉サービスを共通の制度で提供す

表 1-1-2　介護保険制度と医療保険制度による訪問看護の場合の比較（2013 年 12 月現在）

	介護保険制度による訪問看護	医療保険制度による訪問看護
利用者の要件	主治医が訪問看護が必要と判断した者で①65 歳以上で要支援・要介護と認定されている者②40 歳以上 65 歳未満で特定疾患*（加齢に伴う心身の変化に起因し，要介護状態の原因となる心身の障害を生じさせると認められる疾患）により要支援・要介護と認定されている者	主治医が訪問看護が必要と判断した患者で，介護保険の対象外の者，末期の悪性腫瘍，難病，人工呼吸器，または病状悪化により医師の特別指示書が出された場合
保険料，利用料	40 歳以上の国民が，収入に応じた保険料を給与から天引きで納付．65 歳以上では，年金天引き，または口座振替	世帯主が収入に応じた保険料を給与から天引きで納付．国民健康保険では，口座振替で納付
保険からの支給限度額	要介護度によって，支給限度額を設定．およその目安要介護 5　358,300 円要介護 4　306,000 円要介護 3　267,500 円要介護 2　194,800 円要介護 1　165,800 円要支援 2　100,400 円要支援 1　 49,700 円	なし
利用者の自己負担	原則 1 割負担上記の支給限度額を超える分は自己負担	年齢によって，1〜3 割
利用時間，回数	支給限度額の範囲内で，利用時間や回数を検討する．1 回 30 分未満，60 分，90 分の時間単位．原則制限はなし	週 3 回まで．1 回 30〜90 分．厚生労働大臣が定める疾病などでは，週 4 回以上も可能特別訪問看護指示書が発行の場合は，最長 14 日間の連続利用も可能特別訪問看護指示書が交付された者のうち，気管カニューレを使用している場合，真皮を超える褥瘡がある者では，28 日まで連続で利用できる
利用の手続き	①要介護認定を受けていない場合は，市町村介護保険課等に要介護認定を申請②要介護認定を受けている場合は，ケアマネジャーにケアプランの作成を依頼③医師の訪問看護指示書の交付を受ける④訪問看護事業者と契約	①医師による訪問看護指示書の交付を受ける②訪問看護事業者と契約

*がん末期，関節リウマチ，筋萎縮性側索硬化症，後縦靱帯骨化症，骨折を伴う骨粗鬆症，初老期における認知症，進行性核上性麻痺，大脳皮質基底核変性症およびパーキンソン病，脊髄小脳変性症，脊柱管狭窄症，早老症，多系統萎縮症，糖尿病性神経障害，糖尿病性腎症および糖尿病性網膜症，脳血管疾患，閉塞性動脈硬化症，慢性閉塞性肺疾患，両側の膝関節又は股関節に著しい変形を伴う変形性関節症

ることで，障害者の自立支援を目指すこととなった．実施主体は市町村となり，利用者負担が見直され，支給決定のための「障害程度区分」の導入などが行われた．ホームヘルプサービス，ショートステイ，入所施設等の介護給付費，およびリハビリテーションなどの自立訓練，就労移行支援などの訓練等給付費（障害福祉サービス），心身の障害の状態の軽減を図る等のための自立支援医療（公費負担医療）等の給付を国，都道府県，市町村が負担することとなった．

高齢者ができるだけ住み慣れた地域や自宅において生活を送ることができるよう，また，自宅での看取りを選択できるよう，2006 年に在宅療養支援診療所が診療報酬上の制度として設けられ，現在では届け出数 13,506 件（医療施設調査，2011 年 10 月 1 日現在）となり，全診療所の約 13％を占めている．在宅療養支援診療所は，必要に応じて他の病院，診療所，訪問看護ステーション，薬局等と連携し，24 時間往診が行える体制をとる診療所をいう．約半数の診療所は月に 1〜5 回未満の時間外往診を行い，45％は半年間で 1〜4 人の看取りを行っており[7]，在宅での看取りが推進されている．

最近では，24 時間地域巡回型訪問サービスが導入されるなど，看護と介護の連携と一体的なサービス提供により，在宅療養者を支える仕組みが整備されつつある．

2006 年には国連総会で「障害者権利条約（障害者の権利に関する条約）」が採択され，障害を理由とする差別の禁止と障害者が他の者と平等にすべての人権等を享有・行使するために必要な調整等を求めるこの条約に，わが国は 2007 年に署名している．

「障害者自立支援法」は，2010 年に「児童福祉法」等とあわせて改正され，所得に応じた応能負担を原則とする利用者負担の見直しや，相談支援体制の強化，障害児支援の施設の一元化や新サービスの創設などが実施された．

2011 年に「障害者基本法」が改正され，すべての国民が障害の有無にかかわらず尊重される共生社会の実現をめざすことなどが盛り込まれた．同年「障害者虐待防止法（障害者虐待の防止，障害者の養護者に対する支援等に関する法律）」が成立，2013 年には，「障害者基本法」の「差別の禁止」の基本原則を具体化した「障害者差別解消法（障害を理由とする差別の解消の推進に関する法律）」が成立している．また，2012 年に障害者就労施設等が供給する物品や役務の需要の増進を図る「障害者優先調達推進法」が制定された．

2012 年には介護保険制度の改正が施行され，医療・介護・予防・住まい・生活支援サービスが切れ目なく提供させる地域包括ケアシステムの確立に向け，取り組みが開始された．住まい・医療・介護・予防・生活支援が一体的に提供される地域包括ケアシステムを構築し，介護が必要な状態となっても，住み慣れた地域で自分らしい暮らしを人生の最後まで続けることを目指して（図 1-1-3），今後ますます在宅ケアの重要性が増していくといえる．さらには在宅ケアを担う保健・医療・福祉・介護・就労等を支援する人材づくりも喫緊の課題である．2012 年には，診療報酬上で，機能強化型在宅療養支援診療所・病院が創設された．

2013 年 4 月には，「障害者総合支援法」が施行され，地域社会における共生の実現に向けて，障害福祉サービスの充実など，障害者の日常生活および社会生活を総合的に支援し，社会参加の機会の確保，地域社会における共生，社会的障壁の除去に資することを理念とした新たな障害保健福祉施策が講じられた．制度の谷間のない支援を提供する観点から，障害者の定義に新たに難病等（治療方法が確立していない疾病その他の特殊の疾病であって政令で定めるものによる障害の程度が厚生労働大臣が定める程度である者）を追加し，障害福祉サービス等の対象とすることとなった．2014 年 4 月からは障害支援区分が創設され，障害の特性とその他の心身の状態に応じて必要とされる標準的な支援の度合いを区分け．重度訪問介護の対象者の拡大，

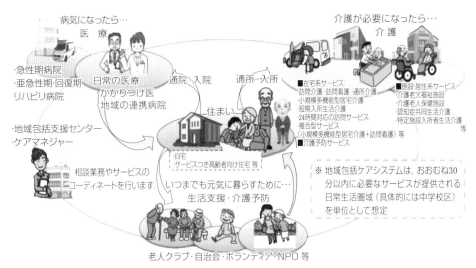

〔厚生労働省：介護保険制度の見直しに関する意見，2013〕
図 1-1-3　2025 年の地域包括ケアシステムの姿

ケアホームのグループホームへの一元化などが図られた．

　国は医療や福祉を「施設」収容型のケアから「地域・在宅」ケアへと転換し，2013 年度からの 5 か年の医療計画では在宅医療について達成すべき目標や医療連携体制等を示している．法改正も検討して在宅医療・介護の推進を図っている．また，2013 年度から，認知症施策推進 5 か年計画（オレンジプラン）を策定し，認知症ケアパスの作成・普及，認知症の早期診断・早期対応の方策，地域での生活を支える医療サービス，介護サービスの構築などを示している．

　障害者総数は約 744 万人，このうち，雇用施策対象者（18～64 歳の在宅者）は約 332 万人（身体障害者 124 万人，知的障害者 27 万人，精神障害者 181 万人；20～64 歳）であり，障害者の就労・雇用の促進対策が検討されているが，特別支援学校から一般就労への就労が約 24.3％となっている一方で，障害福祉サービスから一般企業への就職は年間 1～3％にとどまっている[8]．

　このように，在宅ケアを取り巻く保健医療福祉などの制度は，その時代の国民の健康問題や福祉問題に対応しながら絶えず変遷し，少子超高齢社会が加速している現在のわが国においての諸施策の方向性を示してきた．時代とともに多様化する国民や利用者のニーズに応じたきめ細かいサービスの提供や，施設収容型から在宅ケアへと自立・主体的意思決定が重視されるようになり，保健医療福祉介護サービス等の拡充，各専門職種間の連携・協働，そのなかでの各職種の役割と機能の拡大が進められてきたといえる．

5．診療報酬・介護報酬制度と在宅ケア

　診療報酬とは，保険診療の医療行為等への対価として決められている報酬を指し，医師，看護師，その他の医療従事者の医療行為に対する対価としての技術料，薬剤師の調剤技術料，薬

第1章　在宅ケアの役割と特徴　　19

表 1-1-3　在宅ケアに関連する主な診療報酬・介護報酬項目

訪問診療関連	訪問歯科診療関連	訪問看護関連	訪問リハビリテーション関連	訪問薬剤指導関連	訪問栄養指導関連	訪問介護関連	訪問歯科衛生関連
往診料 在宅患者訪問診療料 在宅時医学総合管理料 特定施設入居時等医学総合管理料 在宅がん医療総合診療料 救急搬送診療料 在宅患者訪問点滴注射管理指導料 訪問看護指示料 介護職員等喀痰吸引等指示料 在宅患者連携指導料 在宅患者緊急時等カンファレンス料 退院前在宅療養指導管理料 在宅自己注射指導管理料 在宅小児低血糖症患者指導管理料 在宅妊娠糖尿病患者指導管理料 在宅自己腹膜灌流指導管理料 在宅血液透析指導管理料 在宅酸素療法指導管理料 在宅中心静脈栄養法指導管理料 在宅成分栄養経管栄養法指導管理料 在宅小児経管栄養法指導管理料 在宅自己導尿指導管理料 在宅人工呼吸指導管理料 在宅持続陽圧呼吸療法指導管理料 在宅悪性腫瘍患者指導管理料 在宅悪性腫瘍患者共同指導管理料 在宅寝たきり患者処置指導管理料 在宅自己疼痛管理指導管理料 在宅振戦等刺激装置治療指導管理料 在宅迷走神経電気刺激治療指導管理料 在宅肺高血圧症患者指導管理料 在宅気管切開患者指導管理料 在宅難治性皮膚疾患処置指導管理料 在宅植込型補助人工心臓(拍動流型) 　指導管理料 在宅植込型補助人工心臓(非拍動流型) 　指導管理料 以上（診） 居宅療養管理指導費（介）	歯科訪問診療料(診)	在宅患者訪問看護・指導料(診) 訪問看護費(介) 居宅療養管理指導費(介)	在宅患者訪問リハビリテーション指導管理料(診) 訪問リハビリテーション費(介)	在宅患者訪問薬剤管理指導料（診） 居宅療養管理指導費（介）	在宅患者訪問栄養食事指導料（診） 居宅療養管理指導費（介）	訪問介護費（介） 訪問入浴介護費（介）	歯科訪問診療補助加算(診) 居宅療養管理指導費（介）

(診)：診療報酬　　(介)：介護報酬

物の費用，医療材料費，検査費用が含まれ，点数表に基づいている．介護報酬は，介護保険法による居宅サービス，施設サービスに対する報酬で，単位数で表され，サービスの種類ごとに定められている．診療報酬は出来高払い，あるいは一部は包括払いであるが，介護報酬は本人の要介護度によってサービス利用に対する自己負担割合が決められている．在宅ケア利用者に対する表1-1-3の医療的ケアや介護サービスに対しては，診療報酬あるいは介護報酬が明示されている．

II. 在宅ケア提供者の姿勢

在宅ケアは対象者の自宅や地域でケアが提供され，ケア提供者である専門職，非専門職の姿勢が問われる．いくつかの原則を理解しておく必要がある．

1. ピープル・センタード・ケア

ピープル・センタード・ケア（people-centered care）とは，あらゆる健康レベルを支えるヘルスケアシステムにわたり"患者のことを一番先に思いやる"ということを含む包括的な用語である[9].

この考え方はWHO西太平洋地域（Western Pacific Regional Office；WPRO）保健部門による特別な取り組みのひとつに取り上げられ，活動が展開されている．1948年の国連世界人権宣言以来，国際宣言には，人々のエンパワメント，主体的参加，発展のプロセスに家族と地域社会が中心的役割を果たすこと，男女差別ほかすべての差別を撤廃することが，中心的な価値や原則に位置づいている．WHOで扱っているのは主に健康面の支援であるが，この考え方は，保健・医療・福祉・教育・住宅・雇用等在宅ケアにも共通する考え方である．利用者が意思決定に参加する権利と義務をもつこと，利用者と家族の健康等のリテラシーを向上するための情報の提供や教育，サービス提供機関への公平なアクセス，各ケア提供機関と対等にコミュニケーションをとるための方法，連携と尊敬の態度をもつこと，目標の設定，意思決定，問題解決，そしてセルフケアのスキルをもてるように支援していく．

ケア提供者は全人的アプローチにより本人と家族の決定を尊重し，ケアを求めている人々のニーズを認識し，コミュニケーションスキルと信頼の構築により質の高い，安全で倫理的なケアを行う．そのために専門分野を横断したチームワークを継続的に保証すること[8]が必要である（第3章「在宅ケアの基本原則」で詳述）．

2. 利用者の主体性と社会参加・残存能力を引き出す支援

在宅ケアの主体は利用者と家族である．主体とは，自分自身の意思で判断して行動しようとする態度である．利用者と家族がそれまで培った生活スタイルや価値観を尊重し，利用者の主体性，およびその人の残存能力を見極めたうえで，その力を引き出しながら，自宅や地域において生活の質（quality of life；QOL）を最大限引き上げられるようにする必要がある．社会とのつながりや社会のなかの一員であるという意識をもてるよう，残存能力やその人の特性に応じ

て社会参加のための支援を進める.

3．人としての尊厳の尊重

　日本国憲法では，基本的人権（13条），幸福追求権（13条），精神的自由権（19〜21条，23条），経済的自由権（13，24，29条），人身の自由権（18，21，33，34，36〜39条），健康で文化的な最低限度の生活を営む権利（25条）等が保障されている．在宅ケアの対象は，健康上の問題がある人，生活や介護上の支援が必要な人，住まいに関する支援が必要な人，経済的な支援が必要な人，社会的資源の利用に支援が必要な人，就労上の支援が必要な人，教育を受けるための支援が必要な人等が含まれる．いかなる対象の人権を脅かしてはならず，自由意思による選択によって，より健康で文化的な生活を目指した支援を行う.

4．生活の質の向上の重視

　在宅ケアでは，単に疾病の管理や延命を図ること，既存の社会資源と対象者を結びつけるのみでなく，本人と家族の価値観に沿った生活の質，すなわち，自分が自分らしく，満足のいく生活を送ることができているか，また，人生への肯定的な意味づけが行えているか等，常に生活の質の向上を意識した支援を行う必要がある.

5．シェアードディシジョンメイキング

　在宅ケアの方向性や具体的なケア内容，支援の導入を決めていくとき，さまざまな決め方がある．シェアードディシジョンメイキング（shared decision-making）とは，サービス提供者はサービスの選択肢を挙げながら，利用者と家族が理解できるように説明し，利用者と家族がケアの内容を選べるようにしていくことである[10]．インフォームドコンセントでは情報は医療者側が提示する一方向的なもので，利用者の意思が反映されないことがあるが，シェアードディシジョンメイキングでは，専門職が情報をわかりやすく伝え，利用者は自分の考え方や価値観を専門職に伝えながら，両者が情報を共有し，最善の方法を選択していく．そのため，対象者の自己決定権を重視した選択の方法である.

　終末期や認知症など，将来自分で判断能力を失った際に，自らに行われる医療などに関する意向をあらかじめ伝えるための文書である事前指示書（アドバンスディレクティヴ），意思決定能力の低下に備えての対応プロセスの全体を指すアドバンスケアプランニングなどの作成にも，シェアードディシジョンメイキングが求められている.

6. 対象者と家族のエンパワメント

　家族とは，一般的に夫婦関係を中心とした親子，兄弟，近親者など，生計を共にする血縁等の集団を指している．在宅ケアの基本的な単位は家族である．家族はほかの家族をケアする「援助を行う人としての家族」でなく，療養者などと共に家庭や地域で暮らす「生活者としての家族」というとらえ方による支援を行う必要がある．エンパワメントとは，WHO ヘルスプロモーションのためのオタワ憲章[11]において「人々や組織，コミュニティが自分たちの生活への統制を獲得するプロセス」と定義された．生活への統制感をなくしたパワーレスな人々が，地域社会との関係性をもち，主体的に意思決定し自分たちの生活への統制感，すなわち，パワーを獲得していくことである．人々，組織，地域が問題を統制するプロセスであるといえる．

　介護を長らく家族が担ってきた歴史のあるわが国では，核家族化による同居家族の減少や単身世帯の増加，高齢者が高齢者を介護する老老介護など，家族はパワーレスな状態となりやすい．介護を家族だけで担うのでなく，「社会」が介護を支えようという考え方に変遷し，先述のように2000年に介護保険制度がスタートした．家族は介護や養育者としての役割のみでなく，自分自身の生活を営む存在でもあり，ライフサイクルを歩みながら，発達を遂げる社会的な存在である．本人，家族それぞれの価値観を受け入れ，両者の権利を守るとともに，本人と家族の意思表示や自己決定，意思決定を支援し，家族の生活の質を維持していく．

III. 多職種連携とチームアプローチ

　チームとは，能力と努力を重ね合わせ，協調を通じてプラスの相乗効果を生み出す集団である[12]．チームには構造と特徴がある．在宅ケアにおけるチームとは，本人と家族を中心におき，医師，訪問看護師，介護福祉士やホームヘルパー，薬剤師，理学療法士，栄養士，社会福祉士，介護支援専門員，就労支援，学校関係者などの専門職，および民生委員，児童委員，町会，近隣住民，ボランティアなどの非専門職などで構成する分野横断的チーム（transdisciplinary team）（図1-3-1左）である．

　チームにはおのおの発展のプロセスがある[13]．初期には必要なチームメンバーが集められ形をつくる（forming）．次いでメンバーはチームで果たすゴールを議論し始め，チームの規範をつくり（norming），その後チーム内のリーダーを中心としてゴールと役割を明確にしようと試みる（storming）段階がある．メンバーは信頼の下，相互の関係性を深め，チームの生産性，問題解決を重視するようになる（performing）．課題が解決すると，そのチームから離れるメンバーとチームに残るメンバーが現れる（leaving）．そして，また新たな課題に応じてチームメン

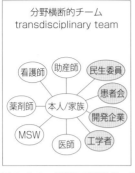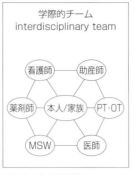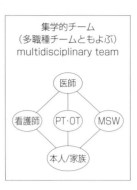

図 1-3-1　保健医療領域におけるチームの種類

表 1-3-1　目標設定のための smart な原則

目標設定のポイント	目標設定のための問い
specific（具体的に）	その目標は具体的か
measurable（測定可能な）	その目標はなにかで測ることができるか
achievable（達成可能な）	その目標は達成可能か
relevant（いまの状況に関連する） あるいは result-based（成果に基づいている）	その目標は適切か いまの状況と関連しているか 成果に基づいているか
trackable（追跡可能な） あるいは time-oriented（時間枠を意識しているか）	その目標は，立てたプロセスを追跡できるか タイムフレームは意識されているか

注）頭文字になる用語は一例であり，ほかにもさまざまな用語があてられている．

バーが集められ（forming）新たなチームがスタートする．

　在宅ケアを支えるチームは，専門職の所属機関が多岐にわたるため，多機関の多職種が連携・協働する必要がある．そのため，定期的な情報共有の場を設け，ケア方針の確認と定期的な評価，計画の修正などを行うなど，不断の努力による連携が不可欠である．

　チームにはこのほかに，本人と家族を中心において，各専門職が協働する学際的チーム（interdisciplinary team），救急・緊急時などでとられる集学的チーム（multidisciplinary team）とよばれるチームが存在する（図 1-3-1 右）．学際的チームでは，各専門職が各自の役割とともに，他職種の専門性を認識し，情報共有を図りながら連携・協働していく必要がある．

　チームが効果的に機能するためには，課題自体がチームで達成できるものであること，チームメンバーのメンタルヘルスがよいこと，チームメンバーが共に活動することが必要である課題であることである．十分に機能しているチームは高度な課題達成が可能となり，メンバーのメンタルヘルスは良好で，チームの存在が比較的短いといわれている[14]．そのため，チームリーダーは，達成すべき課題の明確化，具体的で smart な目標の設定（表 1-3-1），チームメンバーの結合力や課題達成力，メンタルヘルスの状態などを確認しながら，チームで課題解決のための選択肢を探し，その方法を実践していけるよう，チームが最大限の機能を発揮するためのリーダーシップをとることが求められる．

IV. 地域連携パスと展開方法

　がん，脳血管疾患など，1つの医療機関のみですべての治療を完結せず，急性期，回復期，安定維持期などの疾患や病状の経過に応じて，療養者が生活の場を移行して，必要なケアを受けられるようになってきた．それに伴い，急性期医療を担う医療機関，回復期医療を担う医療機関，安定維持期の医療を担う医療機関，在宅ケアを担う診療所・訪問看護ステーション・地域包括支援センター，デイサービスやショートステイを担う介護保険施設（特別養護老人ホーム，介護老人保健施設）など，多くの地域機関が連携して，切れ目のない（シームレス）連続的なケアサービスを行うことが重要となっている．そのための具体的なツールが地域連携パスと呼ばれるものである．

　地域連携パスとは，「急性期病院から回復期病院を経て，早期に自宅に帰るための診療計画であり，治療を受けるすべての医療機関で共有して用いるもので，診療にあたる複数の医療機関が役割分担を含め，あらかじめ診療内容を患者に提示・説明することにより，患者が安心して医療を受けることができるようにするもの」である[14]．地域連携パスの内容は，各施設ごとの診療内容，治療経過，最終ゴールなどが含まれる．全国で行われている医療連携のタイプには，診療所が中心となり医療連携を構築しているもの，病院が中心となっているもの，病院，診療所のほかに，介護施設を含めた連携を構築しているもの，在宅医療を支える医療連携，脳梗塞，循環器疾患，認知症，精神障害支援，周産期，小児科など疾患別の地域連携システムなどが各地で構築され[15]，これら各地域で作成した地域連携パスに基づいて，退院する患者を相互の機関で支援し，生活の場を在宅に移行していくことで，医療機関から在宅生活への復帰が安全に行える．

V. 在宅ケア利用者の権利擁護と シェアードディシジョンメイキング

　1946年ドイツ・ニュルンベルクにおいて，第二次世界大戦中，ナチスによって行われた非道な人体実験を裁くため，ニュルンベルク裁判が開かれた．その判決に基づき，人体を用いて試験を行う際に遵守すべき10項目の基本原則「ニュルンベルク綱領」が制定され，インフォームドコンセントなど，患者の権利を守る基本原則が明確化された．

1964年6月フィンランド・ヘルシンキで開催された第18回世界医師会（World Medical Association；WMA）総会ではヘルシンキ宣言が採択された．ヘルシンキ宣言では，人間を対象とする医学研究の倫理原則を示し，研究被験者の生命，健康，尊厳，完全無欠性，自己決定権，プライバシーおよび個人情報を守ること，研究開始前に研究計画書を作成し，研究倫理委員会に提出すること，被験者の自由意思によるインフォームドコンセントを求めることなどを明記し，研究対象となる被験者の保護のための倫理原則を示している（1975年，1983年，1989年，1996年，2000年，2002年，2004年，2008年WMA総会で修正）．

1960年代から医療現場において患者が医師の権威に従う関係が問題化していたアメリカでは，1972年にアメリカ病院協会により「患者の権利章典」が制定され，治療におけるインフォームドコンセントと患者の知る権利が確立されるようになった．

1981年9月，10月ポルトガル・リスボンにおける第34回WMA総会で採択された「患者の権利に関するWMAリスボン宣言」では，医師は常に自らの良心に従い，患者の最善の利益のために行動すべきであると同時に，それと同等の努力を患者の自律性と正義を保証するために払われなければならないとした．リスボン宣言では，患者は良質の医療を受ける権利をもつこと，医師や病院，保健サービスを自由に選択できる権利を有すること，自分自身について，自由に決定を下す権利を有することなどの原則が示されている（1995年9月第47回総会で改訂，2005年10月第171回理事会で編集上修正）．

日本看護協会は，2003年に看護者の倫理綱領を採択し，看護専門職としての行動の指針を示している．そのなかでは，患者が自分で治療などを決定できるよう，情報の提供，説明を行うことなどの「自立尊重の原則」，患者のために最善を尽くすという「善行の原則」，人に対して害や危害を加えてはいけないという「無危害の原則」，医療資源を公平に与えられるようにするという「正義の原則」，真実を告げ，うそをいわない，他者をだまさない「誠実の原則」，誠実であり続けるという「忠誠の原則」が含まれている．

Bell V. と Troxel D. は，1997年にアルツハイマー病ケアのためのベストフレンドアプローチを出版し，そのなかに「アルツハイマー病患者の権利章典」を示している．それによれば，アルツハイマー病患者が自分の診断について説明を受けること，適切で最新の医療を受けること，子どもとしてではなく，大人として扱われることなど，12項目の権利を示している．

2003年5月にわが国では「個人情報の保護に関する法律」が制定され，個人の権利利益の保護をするために，個人情報は個人の人格尊重の理念の下に慎重に取り扱われるべきものであり，適正な取り扱いが図られなければならないとされた．

1948年に制定された医療法（2012年6月最終改正）では，情報提供，適正管理のため，医師，歯科医師，薬剤師，看護師その他の医療の担い手は，医療を提供するにあたり，適切な説明を行い，医療を受ける者の理解を得るよう努めなければならないと定め，診療に関する諸記録を整備することを謳っている．

2000年4月から介護保険法の制定と並行して，成年後見制度がスタートした．成年後見制度とは，認知症，知的障害，精神障害などにより，判断能力が不十分な者の財産や，身の回りの

表 1-5-1　法定後見制度の概要

	後見	保佐	補助
対象	判断能力が欠けているのが通常の状態の人	判断能力が著しく不十分な人	判断能力が不十分な人
申立てをすることができる人	本人，配偶者，四親等内の親族，検察官など　市町村長[注1]		
成年後見人等（成年後見人・保佐人・補助人）の同意が必要な行為	――	民法13条1項所定の行為[注2-4]	申立ての範囲内で家庭裁判所が審判で定める「特定の法律行為」（民法13条1項所定の行為の一部）[注1,2,4]
取消しが可能な行為	日常生活に関する行為以外の行為	民法13条1項所定の行為[注2-4]	申立ての範囲内で家庭裁判所が審判で定める「特定の法律行為」（民法13条1項所定の行為の一部）[注2,4]
成年後見人等に与えられる代理権の範囲	財産に関するすべての法律行為	申立ての範囲内で家庭裁判所が審判で定める「特定の法律行為」[注1]	申立ての範囲内で家庭裁判所が審判で定める「特定の法律行為」[注1]

注1）本人以外の者の請求により，保佐人に代理権を与える審判をする場合，本人の同意が必要になる．補助開始の審判や補助人に同意権・代理権を与える審判をする場合も同じ
注2）民法13条1項では，借金，訴訟行為，相続の承認・放棄，新築・改築・増築などの行為が挙げられている
注3）家庭裁判所の審判により，民法13条1項所定の行為以外についても，同意権・取消権の範囲を広げることができる
注4）日常生活に関する行為は除かれる
〔法務省：成年後見制度（http://www.moj.go.jp/MINJI/minji17.html, 2014.12.9)〕

世話のための介護サービスの利用，施設への入所に関する契約を結ぶなどの際に，これらの人を保護するため，一定の場合に本人の行為能力を制限するとともに本人のために法律行為を行い，または本人による法律行為を助ける者を選任する制度のことをいう．裁判所の審判による「法定後見」と，本人の判断能力が十分なうちに候補者と契約をしておく「任意後見」とがある．法定後見には，本人の判断能力に応じて，表1-5-1に示した後見，保佐，補助の3つがある．

　在宅ケアに関する学術団体としての研究対象者となる在宅ケア利用者の権利を守るため，日本在宅ケア学会では2009年に「日本在宅ケア学会倫理綱領」（2009年3月14日施行），「日本在宅ケア学会科学者の行動規範」（2010年1月24日施行），および「日本在宅ケア学会研究倫理ガイドライン」（2011年3月19日発効）の3件の倫理文書を示し，科学研究団体としての倫理水準を明示している．

　在宅ケアのサービスを提供する専門職は，在宅ケア利用者と家族のもつ基本的人権を守り，受ける医療を自ら選択できる権利を保障し，すべてのケアに対してシェアードディシジョンメイキングによる相互の意思の共有と決定の下，サービスを実施しなければならない．

【第1章文献】
1）総務省統計局：人口推計（http://www.stat.go.jp/data/jinsui/new.htm, 2014.12.10).
2）国立社会保障・人口問題研究所：日本の将来推計人口（平成24年1月推計）（http://www.ipss.go.jp/syoushika/tohkei/newest04/con2h.html, 2014.12.10).
3）エリクソンEH，エリクソンJM：ライフサイクルその完結．（村瀬孝雄，近藤邦夫訳）増補版，みす

ず書房，東京（2001）.

4) 厚生労働省終末期医療のあり方に関する懇談会：「終末期医療に関する調査」結果について（http://www.mhlw.go.jp/bunya/iryou/zaitaku/dl/07.pdf, 2014.12.10）.

5) 国連：世界人権宣言（http://www.mofa.go.jp/mofaj/gaiko/udhr/, 2014.12.10）.

6) 厚生労働省：今後5か年間の高齢者保健福祉施策の方向-ゴールドプラン21-（http://www1.mhlw.go.jp/houdou/1112/h1221-2_17.html, 2014.12.10）.

7) 厚生労働省：医療施設調査（http://www.e-stat.go.jp/SG1/estat/List. do?lid＝000001102730, 2014.12.10）.

8) 厚生労働省：障害者の就労支援対策の状況（http://www.mhlw.go.jp/bunya/shougaihoken/service/shurou.html, 2014.12.10）.

9) WHO Western Pacific Region：Programmes and special initiatives, People at the Center of Care Initiative（http://www.wpro.who.int/health_services/people_at_the_centre_of_care/en/index.html, 2014.12.10）.

10) NHS：Shared decision making（http://sdm.rightcare.nhs.uk/index.php/shared-decision-making/, 2014.12.10）.

11) WHO：オタワ憲章（http://www.who.int/healthpromotion/conferences/previous/ottawa/en/index.html, 2014.12.10）.

12) Robbins SP（高木晴夫監訳）：新版組織行動のマネジメント．ダイヤモンド社，東京（2009）.

13) Drinka TJK, Clark PG：Health Care Teamwork. Auburn House, CT（2000）.

14) 中央社会保険医療協議会：地域連携パスとは（http://www.mhlw.go.jp/shingi/2007/10/dl/s1031-5e.pdf, 2014.12.10）.

15) 厚生労働省：全国で行われている医療連携の事例について（http://www.mhlw.go.jp/shingi/2005/10/s1024-8c.html, 2014.12.10）.

【第1章参考文献】
厚生労働統計協会編：国民の福祉と介護の動向 2013/2014．厚生の指標　増刊，**60**（10）（2013）.
厚生省健康政策局計画課監：ふみしめて50年保健婦活動の歴史．日本公衆衛生協会，東京（1993）.
ミネルヴァ書房編集部：社会福祉小六法．平成26年版，ミネルヴァ書房，京都（2014）.
佐藤弘樹，大木栄一，堀田聡子：ヘルパーの能力管理と雇用管理．21-23, 勁草書房，東京（2006）.

（亀井智子）

第2章

在宅ケアの対象者

I. 生活者とは

──在宅ケアの対象者は生活者としてとらえることが必要──

　生活者とは，辞書によれば，「人は単に消費するだけでなく，消費生活を通じて生活の豊かさや自己実現を追及しているという考えに基づき，『消費者』に代わり用いられる語」と記されている．

　まさに在宅での生活は，生活の基盤を整えながら，豊かさを求め，自己実現を願うものでもある．しかし，生活に支障がみられる健康状態になればそれとの折り合いをつけながら，療養に専念しなければならない時期もある．折り合いのつけ方はその人の価値観や生き方，病気に対する見通し等に左右される．いずれにしても，健康のレベルに応じながら，疾病や障害と共生しながら毎日を過ごしていかねばならないのである．

　ケアに対する基本的な考え方として必要なことは，在宅療養者とその家族や要介護高齢者等への個別的なケアにとどまらず，地域で生活している人々の健康増進や病気の予防，並びに地域（コミュニテイ）の力を引き出すようなケアを目的とすることである．

　在宅ケアにあたっては，在宅ケアを必要としている人々の多くは多彩な役割や機能を背負いながら，病気と共生し，その人なりの目標を抱いて，毎日の生活を営んでいるため，家族や周りの支援を有効に利用しながら，支援していくことが大切である．

　在宅ケアの対象者は多くの側面をもっているため，どのような側面をもっているのか以下に述べてみたい．

1）さまざまな集団に属している

　在宅ケアの対象者は多様な集団に属しており，それぞれが所属する集団（たとえば家族や学校，企業，地域社会）の一員としての機能や役割をもっている．期待される機能や役割に沿って，生活を送っているのは普通のことであるが，性別，年齢別等によってそれぞれに違いや特徴がみられる．

　最近では，女性の社会的進出，男女共同参画や家事労働・介護の負担の男女の分担や協同等の必要性が高くなっており，男性・女性の機能・役割にも変化がみられている．

　（1）家族生活のなかでの機能や役割をみると，家族が安全に安心して，また楽しく生活が営めるような基盤づくりが必要であり，具体的には経済的基盤の確立，養育・教育的機能，生活環境の整備・管理的機能，生殖的機能，精神的な安らぎづくりの機能，健康管理的機能が一般にはみられる．

　また，家族周期の観点からみると，男女の結びつきによる新しい家族の形成の時期，子どもが生まれる等による家族数が増える膨張期，子どもたちが家族から離れていき，老夫婦のみか

ひとり暮らしになる減少の時期によって，機能や役割も変化する．

特に子どもたちが独立した中高年の夫婦では，いわゆる空巣現象がみられ，心に穴が開いたような空虚さが起こってくる．また，定年や退職をむかえ，経済力も落ちてくる老夫婦やひとり暮らしに至っている．

在宅ケアの対象者がどのような所属集団に属しているのか，またどのような家族周期に位置しているのかを理解する必要がある．

（2）学校生活のなかでは，学校の生活に順応し，教育力が付加され，社会生活に適応できる準備状態を入手する時期に，低学年と高学年によっても，また高校生，大学生によっても異なるが，人間関係やコミュニケーション能力がうまく発揮できず，いじめの問題や就職問題，学力低下等が社会問題となっている．

就職に関しては自分の希望する企業や仕事への希望がかなえられないことも多い．しかし，将来への夢を膨らませる時期でもある．

（3）職場のなかでは，生産性の向上に貢献することが求められるが，職場での生活に順応し，それぞれの能力を発揮し，自己実現の機会ともなる．

せっかく就職した職場や仕事に順応できず，離職の課題もみられる．また，職場内での人間関係やコミュニケーションの不足，仕事への不満，給料の低さ，ハラスメントの課題もみられる．また職場の物理的環境の不備による職業病や病的症状の発生がみられる．

（4）地域社会のなかでは，地域社会に順応し，地域社会の一員として生活し，地域社会に役立つことが求められる．しかし，早い時期から地域社会の一員として活動をしていたり，地域社会と多くのつながりをもっている場合は地域社会に溶け込みやすい．しかし，自分が属している地域社会とは別の社会（特に企業マンとして）で働いていた場合は，普段から地域社会とは疎遠である．特に男性では女性よりも地域社会に溶け込みにくい．

また，地域社会では都市的社会と農村・漁村の多いいわゆる田舎社会ではそこに住む人々の考え方，風習，文化等が違っている．一般的には都市社会では個人主義の考え方が強く，田舎社会では風習や習慣，協調性が高いようにみえる．

2）ライフサイクルを有している

人はこの世に生を受け，一般的には胎児期，乳幼児期，学童期，思春期，青年期，成人期，老年期を経て死に至る．それぞれの時期に特徴的な役割や機能をもちつつ，自己実現や，目標に向かって毎日を過ごしている．

それぞれの区分の名称や区分の仕方等は社会的な通念や学者によって異なり，生理的な面からだけでなく，社会的な面からの区分の仕方もある．たとえば65歳以上を統計上は高齢者と定義しているが，生理的年齢と精神的な年齢，また自己診断の年齢とは必ずしも合わない．

年齢がかさむに従って，一般的には生理的機能は低下し，若年者との差は大きいといえる．

なお，年齢区分の議論は，ここでの本来の目的ではないので省くことにする．

在宅ケアの対象者として，それぞれのライフサイクルに特徴的な概略を述べてみたい．

（1）胎児期は，母親の母体内にいる時期であり，生活者としてのとらえ方はうすいが，母体の心身の状況や，健康習慣，将来の母親の育児への思い・理念等の影響を受けやすい．最近は遺伝子診断や胎児診断によって，早期に胎児の状況把握が可能になってきているが，この時期は将来の母親（妊婦）との関連でとらえることである．

（2）乳幼児期は，発達・発育の時期であり，本来備えている素質や遺伝的環境に加えて，家族や周りの外的環境の影響が大きい．特に母子関係は重要であり，他者との依存関係が大きな割合を占める．生活者としては，母親や養育者，家族を含めてみることが重要である．

学童期は小・中学生の時期であり，心身共に環境の影響が大きく関連し，友だちとの関係，教師との関係が大きな割合を占める．すなわち，外界からの刺激を大きく受け，広い世界に足を踏み入れる時期でもある．

（3）青年期は，いわゆる子どもから大人になるまでの時期であり，一般には高校生や大学生の時期であり，身体的成長や第二次性徴の発現がみられ，いわゆる男性らしさ，女性らしさがみられる時期である．しかし精神的，社会的に安定さが不十分であり，なかには，精神的に不安定さがみられる，自己の将来に対して確信がもてない者もみられる．

（4）成人期は，精神的にも社会的にも安定した時期であり，責任も大きいといえる．男女によって特徴があるが，一般的には，一家の中心的役割のもと，家族員の経済的・精神的な支えとなり，育児の実際や就職・教育の相談を受ける機会が多く，内外からのストレスにさらされることが多い．最近親の介護に関する課題も多く，同居の場合はもちろんであるが，遠く離れた親の介護をめぐって仕事と介護にうまく調整がつかず，大きな負担を抱える場合がみられる．

（5）老年期は，定年や退職を迎え，社会的活動から徐々に遠のく時期であり，身体的，精神的，生産的，経済的能力において個人差が次第に大きくなる時期である．身体的能力の低下は免れないが，精神的能力は身体的能力の低下よりも遅れるのが一般的である．高齢になるにつれ，内外からの支援を受ける機会が多く，老年期に多い症状や障害・疾患を受けやすい．

高齢の当事者自身が高齢期を上手に乗り切る気構えや努力が必要であるが，多くの整備されている社会資源の活用ができるよう情報の収集が必要な時期でもある．

３）多様な成育歴や文化的背景をもっている

在宅ケアの対象者は子どもから大人まですべて含まれるが，個別的には多様な成育歴を有し，文化的背景が異なっている．

医療機関内では診断・治療を目的としており，入院患者は医療従事者の指示や医療機関の手順や日課に従うことが多いが，在宅ケアの対象者は自宅であり，わがホームグラウンドである．以前に看護学生が実習の際に従事した経験では，医療機関で入院中の患者が退院したとき，同じ看護学生が病棟の師長や看護教官の支援の下，訪問看護を行った．その感想として，医療機関では医療従事者と患者の関係は上下関係であり，家庭では患者とは同等かむしろ患者のニーズに沿った対応の重要性を認識したようである．最近では当たり前のようであり，その際，患者は生活を営みながら，いかに病気と共生し療養生活を継続していくかであり，なかには患者

の信念や行動が優先する場合がある.

また，最近では外国人が受診や在宅ケアの対象になることがある.

特に言葉の壁も多いが，育った環境の違いによって，健康に関する習慣や信念，日ごろの生活習慣の違い等があり，多様な文化的背景をもつことの理解が必要である.

４）これまでの経験を踏まえた自己の行動様式や健康習慣を有している

在宅療養者や要介護高齢者は，これまでの自己の生活様式や生活習慣をもっており，それを変更することはなかなか困難である.

健康にとってよい方向に向けるべく，いわゆる行動の変容を促す理論や支援方法が多くみられるが，裏返していえば，人々はそれまで有している行動様式や習慣に従っており，納得のいく対応が必要である.すなわち，人々がとる行動は何によって起こってくるのであろうか.行動の変容を促す要因は多岐にわたっているが，在宅ケアの対象者としてみた場合，一般的と考えられているものを記載する.

（1）健康にとってプラスと考えることと，マイナスと考えることのバランスで行動をとるという，いわゆる保健信念モデルに従った行動様式をもっている.保健行動や療養行動をとることが健康や病気回復にとってマイナスと考えるよりもプラスと考えられれば，健康や病気回復によい方向の行動に期待ができよう.保健信念モデルの詳細な理論は別に譲るとするが，そのためには行動のきっかけや，性・年齢・人種，性格等の心理的要素等が関与している.また，療養行動への結びつきには，その病気に罹るかもしれないと考える罹患性の有無やその病気に罹った場合は重篤になったり，他への影響が大きいと考える重大性の有無やその行動をとることによる恩恵並びに恩恵を受けるための便益性等も絡んでいる.

（2）ストレスを受けると，それに呼応する行動を行うという，ストレス・コーピングの考え方の行動様式をもっている.受けたストレスの大きさが自己にとってどのような影響を与えるかを評価して，対処行動を起こすと考えられる.人生の出来事のなかで，どのようなストレスが最も高いかについて Holmes T. と Rahe R. が配偶者の死，離婚等 43 項目の尺度を作成しているが，人々は日常の生活のなかで起こる出来事への対処に関し，何らかの影響を受ける.

（3）自己コントロール機能やセルフケア能力を備えることができる.医療従事者は，在宅ケアの対象者に自己コントロール機能やセルフケア能力を引き出すことを期待し，それらの機能の獲得を目的に支援することが多い.入院患者は医師や看護職並びにさまざまな医療従事者の医療的指示に従い，一刻も早く病気の回復を願うものであるが，在宅では病気の重さによって，日常生活のなかで，継続して療養を可能にする知恵が大事である.性善説に立てば，人間には本来自己コントロール機能やセルフ機能が備わっていると考える.しかし，それはこれまでの経験や外部から獲得されるものであろう.Orem D.E. のセルフケア理論を活用するならば，人間に対して共通に必要とする普遍的セルフケア要件，人間の発達に影響を及ぼす条件に関連した発達的セルフケア要件，健康逸脱に対するセルフケア要件についての有無を査定しながら支援することが挙げられるが，人々はこれらのセルフケアを備えることができる，と考える.

以上のように，在宅ケアの対象者は個人的には自己の目標やその実現にむけて，また家庭や地域，さらには職場や学校等の機能的な集団のなかで生活している生活者であり，多くの側面をもっている．その特性をすべて網羅することはできないが，在宅ケアの対象者としての観点からその特性をまとめてみた．しかしその特性は単一的なものではなく，お互いが関連性をもっているものであり，重層的な関係をもちながら，生活を営んでいるといえる．

II. 在宅ケアの対象者と健康の状態

医療技術の進展や医療機器の開発並びに保健医療福祉制度の創設等により，地域で生活している人々はどのような健康レベルやライフサイクルであれ，在宅ケアが可能になりつつある．しかし，在宅ケアを推進するためには，多くの課題がある．在宅ケアの対象には，医療依存度の高い療養者とその家族から，医療依存度はそれほど高くないがそのリスクが高い療養者や介護予防が必要な高齢者等多様である．

在宅ケアの対象の概要とそれぞれの健康状況について述べてみたい．

1．医療依存度の高い場合

急性期では医療機関での入院治療が一般的ではあるが，医療依存度が高いながらも，在宅ケアを望む場合がみられる．しかし急性期が過ぎ，リハビリ期や慢性期，終末期等では一般的に病気との共生が重要であり，個々の事情を考慮しつつ，在宅ケアの対象として考えられる．

ここでは在宅ケアが可能であり，一般的によく見かけるがん患者，難病患者，認知症者，パーキンソン病患者，終末期の人を中心に在宅ケアの観点でとらえたそれぞれの概要と健康状況を述べたい．

1）がん

わが国の死亡順位をみると，1981年から第1位を占めており，2011年は3人に1人はがんで亡くなるとされている．また，性別では，男性は45歳以上89歳まで，女性では35歳以上84歳までが死亡原因の第1位となっている．

部位別にみると，男性では肺がん，胃がん，肝臓がんの死亡率が上位を占め，女性では肺がん，胃がん，結腸がん，乳がんが上位を占めている．

国はがん対策として，国民の生命や健康にとって重大な問題として，1984年度から「対がん10カ年総合戦略」を，1994年度から「がん克服新10か年戦略」を，また，2003年には「第3

次対がん 10 か年総合戦略」を策定している.

　一方，2007 年 4 月からは「がん対策基本法」が施行され，国は「がん対策推進基本計画」を作り，それを基に都道府県では地域特性を踏まえて，「都道府県がん対策推進計画」を策定することになっている.

　がん予防と早期発見の推進，がん医療の均てん化の促進，研究の推進が基本的施策となっている.

　がん患者の健康問題は種類や部位により，またステージによっても異なる.また，治療の副作用による症状もみられる.

　患者個人だけの問題にとどまらず，介護者や家族への影響も大きい.ここでは主に対象者にとって一般にみられ，不安を感じる症状を列挙する.

　①疼痛；がん性疼痛は対象者にとっては耐え難い症状であり，特に終末期では対象者にとってその影響は大きい.

　②呼吸困難；呼吸器系のがんや腹水貯留等の折にみられる症状であり，対象者にとっては死を想像させ，恐怖心をもたせるものである.

　③体のだるさ；あまり目立たない症状ではあるが，対象者にとっては意欲の喪失にもつながる症状である.

　④食欲不振・嘔気・嘔吐；消化機能の低下や治療の副作用による影響もある.

　⑤不安・抑うつ；症状からくる不安とともに，将来への不安やがんの進行・転移等の不安もみられる.

　なお，このような健康問題や症状は単一的ではなく，複合的に患者に影響を与えることがある.

２）難病

　わが国の難病対策は 1972 年 10 月に「難病対策要綱」が定められ，取り扱われる疾病の範囲は，①原因不明，治療法が未確立であり，かつ，後遺症を残すおそれが少なくない疾病.②経過が慢性にわたり，単に経済的な問題のみならず，介護などに著しく人手を要するために家庭の負担が重く，また，精神的にも負担の大きい疾病，とされている.また，この要綱に基づき，①調査研究の促進，②医療施設等の整備，③医療費の自己負担の軽減，④地域における保健医療福祉の充実・連携，⑤QOL（quality of life；生活の質）の向上を目指した福祉施策の推進，を柱に充実が図られている.

　これらの状況に対して，さまざまな課題が出され，難病対策全般に対する改革が求められ，2011 年 9 月からの審議の結果，「難病対策の改革について（提言）」が出された.その概要は，基本的理念として，「難病の治療研究を進め，疾患の克服を目指すとともに，難病患者の社会参加を支援し，難病にかかっても地域で尊厳を持って生きられる共生社会の実現を目指す」とし，改革の 4 つの原則として，①難病の効果的な治療方法を見つけるための治療研究の推進に資すること，②他制度との均衡を図りつつ，難病の特性に配慮すること，③官民が協力して社会全

体として難病患者に対する必要な支援が公平かつ公正に行われること，④将来にわたって持続可能で安定的な仕組みとすることを挙げている．

なお，難病の調査研究の推進として，患者数，性別，好発年齢，地域の偏りなどの実態の解明，診断基準の確立，病態の解明，治療方法の進歩などが挙げられており，2013年4月現在130疾患となっている．また，医療費の自己負担の軽減として，特定疾患治療研究事業・小児慢性特定疾患治療研究費・自立支援医療費（更生医療費・育成医療費）などの名目により医療費の公費負担が行われており，特定疾患治療研究事業として，2013年4月現在56疾患が対象になっている．総数では778,178人であり，潰瘍性大腸炎，パーキンソン病，全身性エリテマトーデスの患者数が上位をしめているが，患者1人ひとりにとっては重い病気である．

最近では原因が確定されてきたものもあるが，やはり，定義にもあるように原因不明であり，患者にとっては悲惨な経緯をたどり，症状に対しても有効な対応がとれず，また治療方法も確定できない難病が多い．難病としては過去のものになり，当時の患者は現在では高齢となり，日常生活上での支援が必要な課題のほうにシフトしている難病もみられる．

たとえばその例として，スモンが挙げられよう．詳細は専門書に譲るとするが，スモンは1955年ごろから取り上げられるようになり，1965年初めにかけて，集団発生が全国的にもみられ，原因や患者の実態についての多くの研究調査等が大々的になされた．症状には多少の違いはあるが，一般的に訴えられるものには両下肢の脱力やしびれ感，歩行障害，異常知覚，視力障害等がみられ，日常生活の障害となっていた．患者の発生が多い地域ではその原因をめぐって伝染性の疾患ではないか等のうわさも広がり，当事者や家族にとっては苦い経験をした．現在ではその原因が疫学調査等により，整腸剤であるキノホルム剤によるものとされ，その投与の減少に伴って，患者の発生が少なくなり，1970年に使用見合わせや販売中止となっている．患者数は当初の11,127人が，2011年末では1,608人となっている．

このように，科学の進歩や社会・地域からの支援により，難病といわれる病気の解明や治療法が少しずつ進んでおり，希望の光となっているが，当事者にとっては等しく恩恵を受ける日は先である．少しでも難病患者や，家族のもつ症状や課題に近づくことである．

ここでは，すべての難病に特徴的なことや健康状況を網羅することはできないが，難病患者にみられる一般的な健康問題を列挙する．

（1）難病患者は疾患にもよるが，日常生活を営むうえでの基本的な動作や，手段的な行動様式に障害がみられ，他者からの介護や援助の度合いが高くなる．また原因や治療法をめぐって不明な点が多いため，病気の進行に対して将来や現在の症状に対して不安が大きい．なぜそのような病気や症状を自分は受けなければならないのかと恨んだり，いらいら感が募ったりして，なかなか病気の理解や受け入れが十分になされないことが多い．

また，病気が確定するまでに時間がかかり，医療機関を受診するようになっても医療従事者との十分な信頼関係に至っていない例もある．

（2）難病患者の家族や介護者は病気や病状の進行に不安を抱き，また身体的，精神的，経済的負担が大きい．

3）認知症

わが国の認知症者は，高齢社会の進行に伴って，徐々に多くなっている．

国は 2012 年 8 月に認知症高齢者数の推計を公表しており，それによれば，日常生活自立度Ⅱ（日常生活に支障をきたすような症状，困難さが多少みられても，だれかが注意していれば自立できる）以上は，2010 年では 280 万人，2027 年では 345 万人，2032 年度では 410 万人であり，2037 年度では 470 万人となり，全高齢者の 12.8％と予測している．

このような状況に鑑み，国は 2008 年 5 月には認知症の医療と生活の質を高める緊急プロジェクトを設置し，2012 年 6 月には「今後の認知症施策の方向性についてのプロジェクトチーム」による報告書を基に，「認知症になっても本人の意思が尊重され，できる限り住み慣れた地域のよい環境で暮らし続けることができる社会」の実現を目指している．そして，この実現のために，標準的な「認知症ケアパス」を構築すべく，次の 7 つの視点に立ってこれからの施策を進めることにしている．すなわち，①標準的な認知症ケアパスの作成・普及，②早期診断・早期対応，③地域での生活を支える医療サービスの構築，④地域での生活を支える介護サービスの構築，⑤地域での日常生活・家族の支援の強化，⑥若年性認知症の施策の強化，⑦医療・介護サービスを担う人材育成である．

さらに 2013 年度からの 5 年間の具体的な計画として「認知症施策推進 5 か年計画（オレンジプラン）」を策定し，「危機」の発生を防ぐ「早期・事前的な対応」に基本をおくとし，5 か年の計画を作成している．

ところで，認知症と一口にいっても原因，病状の経過，症状等によって特徴があり，また年齢やおかれている立場・役割によって，さまざまである．次に，在宅ケアを進めるうえで認知症者にみられる一般的に注意すべき健康状況や特徴を列挙する．

（1）認知症の原因には，アルツハイマー型や脳血管性が 2 大原因とされているが，その他に一般疾患などによるものや，高齢者等の身体的・精神的，社会活動の低下や環境の変化に関係したものもみられる．たとえば，神経性疾患や低栄養，頭部外傷によるものが挙げられているが，アルツハイマー型であれ，脳血管性であれ，一般には中核症状と周辺症状がみられる．

中核症状は記憶障害と認知障害であり，記憶障害には新しい情報を忘れるような記銘力の障害や，情報を保持する機能の障害，情報を思い出す再生の機能障害である．認知障害のなかには失認，失語，失行，実行機能障害がみられる．

（2）前述の中核症状によって周辺症状が引き起こされ，せん妄，妄想，幻覚，失禁，徘徊，不穏，異食，不潔行為，人格や性格の変化等が挙げられる．

（3）いま会話していたことや事物の名前を忘れたりする等，いわゆる短期の記憶力は高齢とともに低下し，判断力や問題解決能力は高齢になっても低下せず，加齢とともに向上する例がみられる．これらの症状が認知症に連なっていくことがある．

（4）感情の起伏が大きくなったり，周囲への関心が少なく，喜怒哀楽が低下することが認知症の前駆症状になることがある．普段と違った様子がみられる．

（5）環境の変化や当事者にとってストレスと感じていると思われる事象があるときは認知

症の引き金になることがある.

(6) 加齢に伴う生理的な認知機能低下と認知症の前駆症状との境界に位置づけられる軽度認知機能障害があり,将来の認知症に移行するリスクがある.

4)パーキンソン病

パーキンソン病は高齢者にみられる運動機能障害を主体とする疾患である.

いわゆる難病といわれる対象疾患は2013年4月末現在では56疾患であるが,パーキンソン病もそのひとつに挙げられている.

したがって,パーキンソン病もわが国の難病対策のなかに含まれることから,前述の難病疾患の内容と類似するが,ここではパーキンソン病患者にみられる症状や健康問題について言及する.患者にみられる主な症状は振戦,筋固縮,寡動,姿勢調整障害のほかに,自律神経機能や知的機能の障害もみられる.

(1) 振戦は一般に上肢に多くみられ,下肢に広がることが多いふるえである.一般に静止時に認められるため,食事や書字には障害は少ない.一方筋固縮や寡動は高齢者の日常動作の障害になり,本人はもちろんのこと家族や介護者の援助が必要となる.姿勢調節障害では突進現象がみられ,転倒のリスクもみられる.また小股での歩行で,歩行開始時にはいわゆるすくみ足となる.病状の進行とともに寝たきりや歩行障害となってくる.

(2) 自律神経機能の障害もみられ,排尿障害や便秘,起立性低血圧等がみられる.また,知的機能障害もみられる.

5)終末期

少子高齢社会の課題のなかには,75歳以上の後期高齢者の増加,死亡者数の増大,病院等の施設内での死亡者数が多くなっている.場所別の死亡者の割合は,具体的に1951年からの統計では,当時は病院での死亡の割合が9.1%であり,その割合は徐々に増加し,2010年には77.9%となっている.それに対し,1951年では自宅死が82.5%であったのが,その後徐々に減少し,2010年には12.6%となっている.

条件が許せば,住み慣れた地域や家庭で親族や親しい人に見守られながら死を迎えたいと望む療養者も多いと思う.

終末期は一般的には死亡するまでの3〜6か月間とされているが,明確な基準を定義することは困難である.老衰や病気並びに障害の進行により,死に至る過程を食い止める方法がなく,短期間の余命を宣告される場合である.がんや認知症,難病の多くが該当すると考えるが,患者の身体的,精神的苦痛を和らげ,QOLの向上に努め,家族のケアが重点である.

2. 医療依存度は低いがリスクが高く,予防の観点が必要な対象

在宅ケアの対象としては,個別的な対応も必要であるが,グループ対応や集団的なアプロー

チが効果的であり，早期発見，早期治療が推奨される．個人的には知識の吸収や自己管理に努めることが求められるが，以下簡単に挙げるにとどめる．

（1）閉じこもり予防が必要な者

主に高齢者が対象であるが，高齢になるにつれいろいろな機能が低下し，身体的・精神的理由も相まって，外出の頻度も少なくなることが多い．外出頻度と健康問題はお互いに関連があると指摘されている．

（2）生活習慣病予防が必要な者

運動習慣や食習慣，喫煙や過度の飲酒等は生活習慣病の発生に関連があり，不適切な生活習慣の積み重ねは糖尿病，高血圧症，高脂血症，肥満等になる可能性が高い．

（3）認知症予防が必要な者

高齢になるにつれて，認知機能が衰え，認知症になることへの不安は高齢者自身とともに家族にとっても一般的に多い．

（4）転倒予防が必要な者

高齢になるにつれて，身体的機能や精神機能の低下とともに，転倒の機会が多くなり，骨折や寝たきりになる割合が高くなる．

必ずしも医療依存度は高くないが，将来それらに結びつくことが多く，在宅ケアの対象としては重要と考える．

（金川克子）

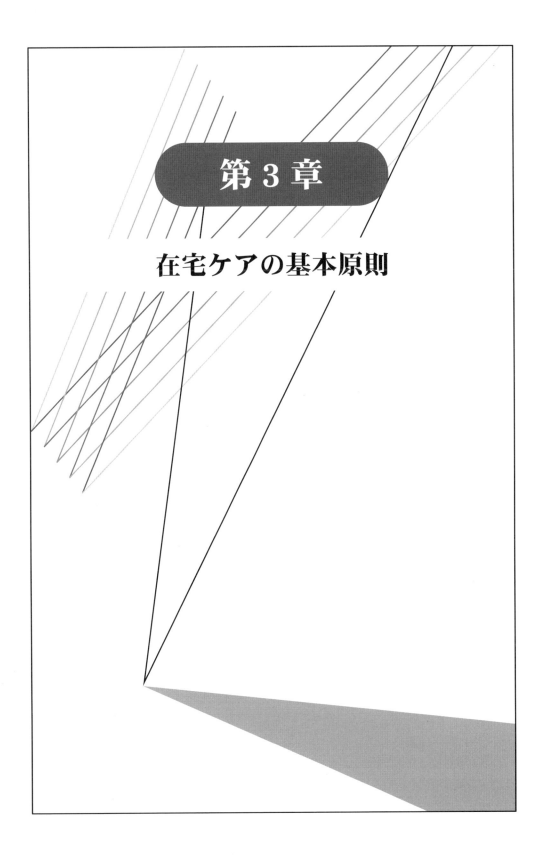

第 3 章

在宅ケアの基本原則

I. ピープル・センタード・ケア

1．定義と在宅ケアでの意義

　ピープル・センタード・ケア（people-centered care）の日本語訳は「医療サービスの受け手である市民が中心となり主導するケア」である．つまり，ピープル・センタード・ケアとは，保健医療福祉職などの専門職がケアの対象者とニーズを明らかにしたうえで，ケアの情報と意義を共有し，ヘルスリテラシーを向上して，パートナーシップに基づく意思決定を支援し，自らの健康生成のための力量を上げ，健康課題の改善や生活の質の向上を目指すケアを指す．

　従来，医療保健分野のケアモデルは，主に急性期の健康問題を有する入院患者等を対象とした医学的問題解決型アプローチを基本にしながら発展してきた．しかし，人々が疾患や障害をもちながら在宅で暮らすことや疾患や障害を予防し，より健康的に在宅で暮らすことを目的とする在宅ケアでは，従来のケアモデルではその援助のあり方を説明することができないようになってきた．なぜならば，在宅ケアでは，①ケア対象の人々が自らケアを選び決定する必要があること，②人々の生活のなかで健康問題の解決を図る必要があること，③対象者個人だけでなく，その家族や地域の在宅ケア機関，地域社会にアプローチする必要があるからである．表3-1-1は，従来のケアモデルとピープル・センタード・ケアのケアモデルについて，思考の方向性，問題解決の方法，サービスのあり方，態度，価値観，要件，一般的な活用の場の側面から比較したものである[1]．

　なお，ピープル・センタード・ケアとよく似た言葉としてペイシェント・センタード・ケア（patient-centered care），パーソン・センタード・ケア（person-centered care）などが挙げられる．この2つのケアモデルは，いずれも疾患や健康問題ではなく，病気をもつ患者（ペイシェント・センタード・ケア）や対象者個人（パーソン・センタード・ケア）に主眼をおいたものであり，ピープル・センタード・ケアは，患者-医療者という上下の関係性でなく，医療者は市民の健康上のパートナーとしての存在であるという点で異なるものである．ピープル・センタード・ケアの中心的概念には，対象者個人に対する身体心理的アプローチだけでなく，対象者集団に対する公衆衛生学的・社会学的アプローチ[2]を行うこと，人々がケアの意思決定に参加する権利と義務をもつことが含まれる．

2．ピープル・センタード・ケアの概念モデル

　2008年にWHO（World Health Organization；世界保健機関）西太平洋地域保健部門による世

表 3-1-1　ケアモデルの特徴の比較：従来とピープル・センタード・ケア

	ケアモデル：従来	ケアモデル：ピープル・センタード・ケア
思考の方向性	機械的な思考 指示・管理的仕組み	複雑な人間のダイナミクス構造だけでなく意味や関係性を重視
問題解決の方法	技術的な問題解決 資源の直接的な権威を活用	価値観，信念，行動の変化により必要な適応を先導
サービスのあり方	単にサービスを提供する	個人，家族，コミュニティのためのサービスとなる
態度	分離的であり，防衛的	共感的，擁護的であり，開放的，パートナーシップ
価値観	管理的，出資者的価値観	責務的，幅広いステークホルダー的価値観
要件	個人の能力	組織のキャパシティ
一般的な活用の場	治療目的の臨床機関	回復を目的とする場

〔World Health Organization, Western Pacific Region：People-centered health care, technical papers. International Symposium on people-centered health care, The Tokyo International Forum, 25 November 2007（http://www.wpro.who.int/health_services/people_at_the_centre_of_care/documents/PCItechPapers20Aug2008.pdf, 2012.11.10）p.37 の表より筆者が訳および一部加筆〕

界保健白書[3]のなかで「まず人々を先に（putting people first）」というスローガンを挙げながら，ピープル・センタード・ケアの概念を大きく取り上げている．これまで，WHO では，世界人権宣言（1948 年），アルマ・アタ宣言（1978 年）など，数多くの宣言に共通する中核的な価値観として，①エンパワメント，②参加，③あらゆる発展段階における家族とコミュニティの中心的役割，④性別などを含むあらゆる差別の根絶などを示してきている．WHO によるピープル・センタード・ケアはこれらの価値観を包含するものであり，表 3-1-2 のとおり，その原則[4]が示されている．

　WHO が提唱するピープル・センタード・ケアでは，①個人，家族とコミュニティ，②医療従事者，③ヘルスケア機関，④ヘルスシステムなどの 4 つの領域[1]からのアプローチが必要であることが示されている．これらの領域ごとに WHO の枠組み[5]を基盤に，在宅ケアにおけるピープル・センタード・ケアのアプローチの特徴について次に述べる．

3．在宅ケアにおけるピープル・センタード・ケアのアプローチ

1）個人，家族とコミュニティ

　人々がよりよい健康状態となるためには，ケアを必要としている対象者とケア提供者との間に効果的なパートナーシップをもつことが必要である．在宅ケアでは，個人だけでなく，その家族やコミュニティを対象とすることによってよいケアを提供することができる．在宅ケアでは，望ましいケアを自ら選択できるように，対象者や家族，またコミュニティ自身が適切な情報を獲得し，ケア方針について自己決定できる能力をもっていることが重要である．これらの能力を獲得するために，アプローチのねらいと在宅ケアにおける具体例（表 3-1-3）が考えられる．

第3章　在宅ケアの基本原則　　45

表 3-1-2　WHO によるピープル・センタード・ケアの原則

1．ピープル・センタード・ケアは，平等である．
　→健康を改善するための機会を妨げる境界は存在すべきではない．
2．ピープル・センタード・ケアには，すべてのステークホルダーが関与する．
　→個人と家族，医療従事者，ヘルスケア機関，ヘルスシステムのステークホルダーは体制を変革する過程
　　に積極的に参加する必要がある．
3．ピープル・センタード・ケアは，エンパワメントと関わりがある．
　→すべてのステークホルダーには，支援が必要であり，適切な選択ができるように能力を高める必要がある．
4．ピープル・センタード・ケアは，効果的なケアである．
　→ケアによって量的にも質的にも健康状態が良好になる必要がある．
5．ピープル・センタード・ケアは，エビデンスに基づいた思いやりのあるケアである．
　→生物医学的なエビデンスと人道主義的な考え方のバランスをとる必要がある．
6．ピープル・センタード・ケアは，効率的である．
　→協調的でタイムリーにケアが提供されるべきである．
7．ピープル・センタード・ケアは倫理的である．
　→透明性と説明責任を伴うアプローチが必要である．

〔世界保健機関，東南アジア西太平洋地域：ひと中心のヘルスケア，こころとからだひとと体制の調和（http://www.
wpro.who.int/health_services/people_at_the_centre_of_care/documents/JPN-PCIbook.pdf, 2012.11.10）より筆者が訳およ
び要約〕

表 3-1-3　ピープル・センタード・ケアにおける個人・家族・コミュニティへのアプローチ

アプローチのねらい	在宅ケアにおけるアプローチの具体例
1．健康に対するリテラシーを高める	①インターネット，メディアや学校等での健康教育 ②在宅ケア機関に関する情報提供 ③介護やケア方法について教育指導
2．有意義な意思決定に参加できるコミュニケーション力や交渉力を身につける	①健康教育等を通しての意思決定支援 ②ケア記録やサマリーなどへのアクセス促進
3．自己管理やセルフケアを行う力を高める	①慢性疾患管理に関する教育プログラム ②患者会などのピアサポートのためのグループケア
4．相互に助け合えるようにボランティア・住民組織の能力を高める	①ボランティアや住民への支援プログラム ②プログラムを実施するための助成
5．自治体とコミュニティとの協働を図り，地域保健福祉活動に参加できる基盤をつくる	①住民による地域保健福祉活動のための人的・物的支援
6．ケアを促進できるコミュニティづくりを行うリーダーを育成する	①コミュニティにおける適切なリーダーの明確化 ②リーダーシップ育成のためのプログラム ③地域保健福祉活動の企画評価に参画できる仕組み

〔World Health Organization, Western Pacific Region：People-centered health care, a policy framework（http://www.wpro.
who.int/health_services/people_at_the_centre_of_care/documents/ENG-PCIPolicyFramework.pdf, 2012.11.10）を参考に
筆者が作成〕

2）保健医療福祉職

　人々の在宅ケアに対するニーズや期待に応じるためには，質の高い保健医療福祉職が必要である．また，対象者の生活と健康を支援する在宅ケアでは，多角的なアセスメントや視点が重視されるため，多様な職種の専門性を生かした学際的なチームケアを効果的に提供することがより重要となってくる．在宅ケアに関わる保健医療福祉職の専門性を向上させるとともに，異なるバックグラウンドをもつ他の職種と協働できる高次のコミュニケーション能力を在宅ケア

表 3-1-4　ピープル・センタード・ケアにおける保健医療福祉職へのアプローチ

アプローチのねらい	在宅ケアにおけるアプローチの具体例
1．全人的で思いやりのあるケアを提供できる力を身につける	①在宅ケアでのピープル・センタード・ケアに必要な能力の明確化 ②在宅ケアに関する基礎教育や現任教育などの向上 ③他職種と協働できる力を獲得する教育 ④対象者・家族の意思決定を尊重する力の獲得 ⑤在宅ケアやヘルスケアが必要な人のケアニーズの明確化
2．ケアの質・安全性・倫理性を向上できる力を身につける	①ケアの質・安全性・倫理性を高めることができる教育 ②在宅ケアにおけるロールモデルの明確化

〔World Health Organization, Western Pacific Region：People-centered health care, a policy framework（http://www.wpro.who.int/health_services/people_at_the_centre_of_care/documents/ENG-PCIPolicyFramework.pdf, 2012.11.10）を参考に筆者が作成〕

表 3-1-5　ピープル・センタード・ケアにおける保健医療福祉機関へのアプローチ

アプローチのねらい	在宅ケアにおけるアプローチの具体例
1．ケア対象者とケア提供者のための快適な環境を整える	①ニーズに柔軟に対応できる適切なケアに関するルール ②感染，事故，災害対応などのリスクマネジメント
2．効果的で効率のよいケアコーディネーションを確保する	①施設や医療機関との連携のためのフローやマニュアル ②特定の在宅ケア援助方法についての周知 ③在宅ケアに関する情報の地域への周知
3．学際的なケアチームを育成し，強化する	①各専門職の役割を明確化 ②各専門職が情報や意見交換ができる場を設定
4．対象者・家族への健康教育やカウンセリングをそのケア機関のケアに組み込む	①対象者・家族と専門職がコミュニケーションする場 ②対象者・家族のセルフケアを促進する教育プログラム
5．質・安全性・倫理性が高いサービス提供のための基準やインセンティブをつくる	①スタッフの適正な配置や人事評価 ②スタッフのキャリアを促進できる仕組みや継続教育 ③保健医療福祉機関で提供しているケアの質の評価
6．適切なケアモデルをつくり，発展させる	①新たな在宅ケアモデルづくりを促進させ，コミュニティで共有できる仕組み
7．管理職のリーダーシップ能力を育成する	①管理職同士のコミュニティづくり ②リーダーシップ育成のためのプログラム

〔World Health Organization, Western Pacific Region：People-centered health care, a policy framework（http://www.wpro.who.int/health_services/people_at_the_centre_of_care/documents/ENG-PCIPolicyFramework.pdf, 2012.11.10）を参考に筆者が作成〕

の実践者が獲得することが必要である（表3-1-4）.

3）保健医療福祉機関

　人々に在宅ケアを効果的に提供するためには，限られたケア資源を社会で公平に配分し，ケアが分断しないように，コーディネートする必要がある．特に，在宅ケアが病院や施設に移行するとき，または，在宅ケアから病院や施設に移行するときに，適切な連携が行われることが必要である．在宅ケアの適切なコーディネートや連携を行うために，施設レベルや組織レベルで環境やシステムを整備し，ケア対象者や保健医療福祉職のニーズに対応することが重要である（表3-1-5）.

第3章　在宅ケアの基本原則　47

表3-1-6　ピープル・センタード・ケアにおける在宅ケアシステムへのアプローチ

アプローチのねらい	在宅ケアにおけるアプローチの具体例
1．プライマリケアの基盤を整備する	①在宅ケアの対象のインテークの仕組みの確立
2．ケアの経済的裏づけやインセンティブをつくる	①有用な在宅ケアの取り組みを施策や事業に反映 ②在宅ケアを医療保険・介護保険にて報酬化
3．エビデンスに基づいたケアを確立する	①在宅ケアのガイドラインやアセスメントツールの開発 ②在宅ケアの質の評価
4．ケアの合理性を担保する	①在宅ケアの費用対効果のアセスメント
5．専門職の実践力の水準を明確化し，モニタリングを行う	①専門職の教育水準と実践水準の質の保証 ②専門職の実践水準を公的に説明
6．ケア提供や経済的裏づけについて公的に説明する責任をもつ	①人々への在宅ケア内容や質の明示
7．対象者やコミュニティのケアに対する関心の程度を評価し，関心を高める	①人々の在宅ケアの周知度や満足度の評価 ②在宅ケア内容の周知
8．ケアシステムにおいて損害を受けた人々を支援する	①ケアシステムにおける損害についての調査機能 ②ケアシステムの歪みの是正
9．対象者の個人情報を保護する	①対象者の個人情報の法的保護やケア機関の規制整備 ②個人情報の取り扱いに対するスタッフ教育

〔World Health Organization, Western Pacific Region：People-centered health care, a policy framework（http://www.wpro.who.int/health_services/people_at_the_centre_of_care/documents/ENG-PCIPolicyFramework.pdf, 2012.11.10）を参考に筆者が作成〕

4）在宅ケアシステム

　人々のニーズに応じた在宅ケアを提供するために，保健医療福祉施策，ケアシステムの仕組みづくり，経済的基盤づくりなどが必要である．在宅ケア機関や医療機関，施設だけでなく，たとえば関連する行政や企業，NPOなどと共にシステムをつくる必要がある（表3-1-6）．

II.　本人・家族の主体的意思決定

1.　定義と理念

　主体的意思決定とは，対象者が自らの考えや判断に基づき，自らが最もよいと信じる生き方や生活の方向性を選択することを意味する．また，主体的意思決定は，いかなる対象者も問題解決の力をもっており，自分の生き方については自分で判断し選択できるという理念に基づく[6]ものである．

　日本国憲法では第13条の条文に「すべて国民は，個人として尊重される．生命，自由及び幸福追求に対する国民の権利については，公共の福祉に反しない限り，立法その他の国政の上で，

表 3-2-1　バイスティックによる援助関係を形成する 7 つの原則

1．個別化	クライエントを個人としてとらえる
2．意図的な感情の表出	クライエントの感情表現を大切にする
3．統制された情緒的関与	援助者は自分の感情を自覚して吟味する
4．受容	受け止める
5．非審判的態度	クライエントを一方的に非難しない
6．クライエントの自己決定	クライエントの自己決定を促して尊重する
7．秘密保持	秘密を保持して信頼感を醸成する

〔バイスティック FP（尾崎　新，福田俊子，原田和幸訳）：ケースワークの原則：
援助関係を形成する技法．27，誠信書房，東京，2006 から抜粋〕

最大の尊重を必要とする」とある．ここでは，幸福追求権（生命，自由および幸福追求に関する権利）は人が当然に有する権利として述べられており，人々が主体的意思決定を行う権利がこの条文に位置づけられていると理解できる．

　Biestek F.P.[7]は，ケースワークにおける対象者と援助関係を形成する 7 つの原則の 1 つに「クライエントの自己決定を促して尊重する」ことを挙げている（表 3-2-1）．一般的に，人々は他者から指示されるよりも，自分で主体的に意思決定を行うほうが課題に取り組む動機や意欲が高くなり，不快なことにも耐えやすいといわれており[8]，主体的意思決定は対象者の健康や生活に関する課題を解消するために重要なコンセプトのひとつである．

　しかし，主体的意思決定は，いつも無条件に尊重されるものではない．あくまで他者の権利を侵害しない範囲において尊重されるべきものである[8]．また，自分で意思決定を行った結果，対象者の生命が危険にさらされる場合や甚大な悪影響を受けることが明らかな場合，主体的意思決定の権利は，制限を受ける[8]．

2．在宅ケアにおける主体的意思決定の特徴

1）意思決定のタイプ

　在宅ケアでは，対象者によって在宅療養が開始または継続されることが決められ，療養生活の方向性やサービスの選択に関する意思決定の主体は，あくまで対象者本人であることが原則である．在宅ケアサービスや療養に関する考え方は非常に多様であるため，対象者や家族には多くの選択肢があり，そのことは対象者や本人の意思決定をかえって，困難にしていることもある．

　保健医療福祉分野でみられる意思決定のタイプは，だれが主体となって，どの程度，情報を得て意思を決定するかという視点から大きく 3 つに分類することができる[9]．3 つのタイプとは，すなわち，①パターナリズムモデル（父権主義モデル），②シェアードディシジョンモデル（協働的意思決定モデル），③インフォームドディシジョンモデル（情報を得た意思決定モデル）である[9]．①パターナリズムモデルは，保健医療福祉の専門職が対象者にあまり情報を与えずに専門職主導で意思を決定することであり，一般的に，主体的意思決定に相対する方法として

位置づけられている．②シェアードディシジョンモデルとは，専門職は意思決定に必要な情報を制限せずに対象者に与え，専門職と対象者双方で話し合い協働して意思決定をする方法である．③インフォームドディシジョンモデルは，対象者が専門職以外から幅広く情報を自分で集め，自分で意思決定を行うものであり，対象者の意思決定能力や判断力が高い場合はこのモデルを適用することができる．

　上記のモデルのうち，シェアードディシジョンモデルとインフォームドディシジョンモデルは，主体的意思決定の範ちゅうに入ると考えられる．在宅ケアの意思決定においては，対象者がもっている情報収集能力や判断力に応じて，これらの意思決定のモデルを使い分けることが必要である．

2）家族の意思決定

　在宅ケアでは，特にわが国の在宅ケアでは，家族とかかわらずに，援助を展開することは不可能であり，本人と同様に家族の意思も尊重されながら，ケアが展開される．家族もケア対象であることは，意思決定を行う必要のあるさまざまな場面において，逆に判断がむずかしくなる場合がある．

　わが国では，家族が自分の考えを明瞭に表現しないまま，お互いの意向について「以心伝心」にて表現する，独特の「察しの文化」が根強い．しかし，在宅療養が必要な場面では，家族はさまざまな意思決定を迫られ，察するだけでは不十分であり明瞭なコミュニケーションを求められる[10]ことが多い．したがって，そのことに戸惑う家族もみられ，意思決定をむずかしくする．また，家族構成員によって，在宅ケアに関する考え方や役割が異なるため，必ずしも本人と家族または家族構成員全員の意思が同じとは限らない．

　療養や看取りに関する重要な方針について意思決定を行う際に，本人と家族の話し合いは必須であり，日ごろから家族同士がコミュニケーションを十分にとれる関係性をもっておくことが，円滑な意思決定の鍵となる[10]．

3．主体的意思決定のプロセス

1）主体的意思決定のプロセス

　主体的意思決定のプロセスの一例として DECIDE モデルを表 3-2-2 に示す[11]．

　このモデルでは，意思決定のプロセスでは行動を起こすまでにいくつかのステップ，すなわち，①問題を明確にする，②倫理的事項を検討する，③選択肢を検討する，④選択することによる効果を調べる，などが示されている．在宅ケアの場面にて，療養の方針やケア内容等について，意思を決定する際には，さまざまなジレンマをもつことがある．たとえば，本人と家族の価値観が異なる場合，家族同士の価値観が異なり本人が決めることができない場合，本人や家族のもっている価値観が倫理的ではない場合などがジレンマをもちやすい．このような場合は，なにが問題とされているのか，最も望ましい選択肢はなにか，現実のなかでどのような選

表 3-2-2　主体的意思決定のプロセス：DECIDE モデル

D：Define the problem	問題を明確化する	①その状況の重要事項はなにか ②だれが関わっているのか ③関わっている人々の権利と義務はなにか
E：Ethical review	倫理的事項を検討する	①その状況での倫理的事項の方向性はなにか ②意思決定において，倫理的事項の優先順位はなにか
C：Consider the options	選択肢を検討する	①その状況での選択肢はなにか ②行動を起こすうえで他の選択肢はあるか ③決定をするうえで必要な支援や手立てはあるか
I：Investigate outcomes	効果を調べる	①各選択肢によって，どのような結果がもたらされるか ②倫理的に最も望ましい選択肢はなにか
D：Decide action	行動を決定する	①最も望ましい選択肢を選び，計画を立て，明確な目的をもち，効果的で決め手になる行動をとる
E：Evaluate results	結果を評価する	①決定事項が運営され，その進行過程を評価する ②決定事項が終結したときに目的達成状況を注意深く評価する

〔Thompson LE, Melia KM, Boyd KM, et al.：Nursing ethics. 5th ed., 324, Elsevier, Philadelphia, 2006, Box 12.4 より筆者が訳および一部加筆〕

択肢があるのか，それぞれの選択肢をとることによってどのような結果がもたらされるのか，状況をよく整理しておく．重要な意思決定の場合は，記録しておくことが望ましい．病状などの変化や本人・家族の意向の変更により，後から新たな意思決定をしなければいけないときに，状況を見極める貴重な材料になるからである．

　これらのプロセスを経たうえで，⑤行動を決定する，⑥結果を評価する，ことになる．意思決定をした事項について，実際に行動が行われるようにものごとを進め，行動を起こした結果について，よい面と悪い面を適切に評価することが重要である．さらには，その結果の評価内容について，対象者や家族とともにフィードバックをすることが望ましい．よい結果がもたらされた場合は，対象者や家族に自信感を与えるし，悪い結果がもたらされた場合は，次の対応を考えるよいきっかけとなるからである．

2）主体的意思決定に求められる対象者の要件

　在宅ケアにおいて，対象者が療養生活の方向性やサービスやケア内容の選択を主体的に意思決定できるかどうかは対象者の要件や能力によって決まる．

　主体的意思決定を行うための対象者の要件[12]としては，対象者が，①自分で選択する権利について正しく認識していること，②選択を行った場合のリスクと利益や選択を行わなかった場合のリスクと利益を理解していること，③意思決定についてコミュニケーション（話し合い）ができること，④安定感があること，⑤その選択内容が対象者の日ごろからの信念や価値観と一貫していることなどが挙げられる．

　在宅ケアの対象者の場合，これらの要件を満たしていない場合がある．たとえば，認知機能の低下や知的障害，精神障害などにより，ものごとを正しく認識したり理解することができな

かったり，他者と適切に話し合いができなかったりする場合が挙げられる．また，がんや難病などの進行性疾患により，時間とともに病状が悪化するため，心理状況が変化しやすく安定した選択ができなくなる場合もある．

介護保険制度の理念には，利用者が自分の意思でサービスを選択し決定することが挙げられている．しかし，介護保険サービスの情報は多岐にわたっていること，高齢者等にはサービス利用の仕組みが理解しづらいことなどもあり，「必要なサービスをだれかに選んでほしい」と思う高齢者の気持ちに付け込み，介護事業者がサービスを押しつけてしまっていることがある．このような場合，対象者は，ケアマネジャー等から適切な情報提供を得て，理解したうえで，意思決定を行うことが重要である．

４．在宅ケアにおける主体的意思決定の支援

１）対象者と家族が意思決定に迷う内容

病気や障害をもちながら在宅で療養生活をすることは，対象者や家族にとっては「通常」の事項ではないため，保健医療福祉職からみれば些細なことのように考えられても，多くの場面で意思決定に迷っていることがある．対象者や家族が迷いやすい意思決定内容の例として，どの医療機関を受診するべきか，主治医に相談するべきか等の①医療に関する意思決定，介護保険等によるサービスを導入するべきか，他の家族に介護協力を依頼するべきか等の②ケアに関する意思決定，施設に入所すべきか，最期までの残された時間をどのように過ごすか等の③生き方に関する意思決定などが挙げられる[13]．

２）主体的意思決定支援の原則

援助者の主体的意思決定を支援する原則について，バイスティックは次の４点を示している[7]．

第一に，「①対象者が自分自身の問題やニーズについて明確な見通しをもってみることができるように援助すること」が挙げられる．対象者は病状の悪化など予期しない状況に陥り，感情的に混乱していることがあるため，援助者が対象者の状態を共感的に受け止めることによって，対象者が問題を整理して見直すことができるきっかけをつくることが必要である．

第二に，「②対象者が地域社会に存在する社会資源を適切に知っているように援助すること」が挙げられる．援助者は在宅ケアに関する社会資源などについて，よくかみ砕いて対象者に説明するなど，対象者が理解しやすいように情報提供をする必要がある．利用できる社会資源が複数ある場合は，対象者がそれぞれのメリットやデメリットを比較できるように援助する．そのときに援助者は自分の示唆や評価を述べてもかまわないが，対象者がその示唆や評価に従わなければいけないと感じさせないようにする．

第三に，「③休止状態にある対象者自身がもつリソースを活性化できるように刺激すること」が挙げられる．これはたとえば，対象者が恐怖感や緊張感を過度にもっているために，判断が

できない場合など，そのような恐怖感や緊張感を取り除くように援助する必要がある．

第四に，「④援助関係について，対象者が成長し，問題を克服するための環境とすること」が挙げられる．対象者が地域の社会資源と自分のもつリソースを活用しながら，その対象者にふさわしい速度とやり方で問題を解決することによって，自らの潜在的な力を成長させる必要がある．そのためには，対象者の考えや決定したことを受け止め，見守る基本的な姿勢が援助者には必要である．しかし，対象者の生命や苦痛に関わるため，一定の時間内に意思決定をしなければいけない場合もある．そのような場合，援助者は選択肢のメリットやデメリットを対象者に伝えたり，援助者の示唆を添えて意思決定を促したりする方法をとるとよい．

援助者がとるべきでない不適切な態度や行動[7]として，問題解決をする責任を援助者が主にとる形にして援助者がたてた計画を対象者に押しつけること，対象者をコントロールするような仕方で説得することなどが挙げられる．特に，対象者が自分で選択して決定する自由を奪う援助者の方法として，決定することに関して不必要な時間的期限を設け，対象者を急き立ててしまうことがないように注意しなければならない．

3）主体的意思決定の要件を対象者がもたない場合の支援

在宅ケアの対象者には，認知機能が低下している者・知的障害や精神障害をもつ者，終末期の療養者など，主体的意思決定の要件が十分ではない対象者がみられる．これらの場合，対象者がどこでどのような医療やケアを受けたいか，どのような終末期を迎えたいのか，財産などをどのようにするのか，本人の意思を周囲が理解できないことがあり，そのため援助者はどのような選択を行うべきか，ジレンマに陥ることがある．援助者は自らの権利を主張できないこれらの対象者に代わって，その権利と利益を守る権利擁護の姿勢をとることが必要になる．

認知症や精神障害・知的障害等による判断能力が不十分な成人の場合，民法による成年後見制度（財産保護や福祉サービス等の契約など法的支援）や社会福祉法による日常生活自立支援事業（日常的な金銭管理や福祉サービス利用援助，書類等の預かりなど身近な支援），介護保険法による権利擁護事業（成年後見制度等に関する情報提供）などの社会資源を活用することもできる．これらはいずれも権利擁護の理念に基づいて対象者の権利を守ることができる仕組みである．

III. 生活の安全と事故予防

1. 在宅ケアにおける生活の安全

　在宅ケアでは，利用者や家族が生活している場に医療保健福祉職が入り，ケアを提供するという特徴があるため，対象者の医療だけでなく生活の安全を守ることが必要条件である．生活の安全という側面から，在宅ケアの特徴を医療機関と比較したものを図3-3-1に示す[14]．

　在宅ケアの「場」の特徴としては，医療機関では車いす等が自由に動かせる広いスペースや段差のない環境が整えられているが，在宅ケアでは対象者の自宅であるため，居住環境によってはスペースが狭く，不便な生活環境であることが挙げられる．

　在宅ケアの「物品」の特徴としては，医療機関ではケアや医療を提供する際に，使いやすい専用の機器や機材が整っているが，在宅ケアでは家庭にあるものを代用すること等が挙げられる．たとえば，医療機関等では通常，患者が動きやすいように点滴スタンドなどが準備できるが，在宅では費用等の面から，壁にかけるフックなどを利用していることが多い．

　在宅ケアを提供する「人」の特徴としては，医療機関では医師や複数の医療職等が常在しているのに対し，在宅ケアでは利用料などの問題もあり，通常，看護師やヘルパーなどはひとりで訪問していることが多い．

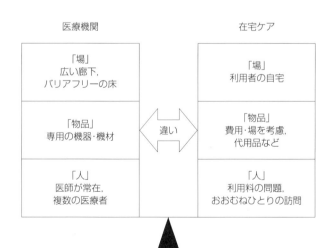

〔石川雅彦：在宅ケアにおける医療安全．訪問看護と介護，15（6）：438-442，2010．図1を転載〕

図3-3-1　生活の安全からみた医療機関と在宅ケアの特徴

以上の観点から，在宅では医療やケアを行ううえで，医療機関等に比べて事故を起こしやすい特徴があることを踏まえておく必要がある．

2．インシデントと事故（アクシデント）

インシデントとは，適切な処置が行われないと事故（アクシデント）につながる可能性のある出来事であり，実践の場では「ヒヤリ・ハット」と表現することもある[15]．ヒヤリ・ハットとは，具体的には，ある医療行為が，①患者には実施されなかったが，仮に実施されたとすれば，何らかの被害が予測される場合，②患者には実施されたが，結果的に被害がなく，またその後の観察も不要であった場合等を指す[16]．それに対して，インシデントに気づかず，適切な処置が行われず，傷害が発生した場合を事故（アクシデント）と呼ぶことが一般的である．

一方，近年ではヒヤリ・ハットと事故を併せてインシデントと呼ぶこともある[17]．

3．在宅ケアで起こる事故

在宅ケアで起こる事故の被害者は，①在宅ケア利用者，②その家族や利用者に関係する第三者，③在宅ケアを提供する職員，④在宅ケアを提供する事業所があり，利用者のみが被害者であるとは限らず，医療事故だけではなく生活のなかで起こる事故が含まれる．

在宅ケアで起こる事故の内容として，宮崎[17]らは表3-3-1に示すように分類している．すなわち，①利用者への医療行為に関わる事故（医療事故），②利用者へのケア中に起こる事故（ケア事故），③利用者の移送やスタッフの移動に関わる事故（交通事故），④物品や情報に関わる盗難・紛失・破損，⑤請求や事務処理に関わるミス（事務的作業ミス）などが挙げられている．

4．在宅ケアで起こる事故の特徴

在宅ケアで起こる事故の特徴として下記の点がいくつか挙げられ，これらを踏まえた対応をする必要がある．

第一に，医療処置やケアに家族等が関わること[18]，在宅ケアは間欠的に提供されるため，次に専門職が訪問するまでの一定の期間があること[18]から，事故のリスクを容易に予測しにくい特徴がある．

第二に，在宅ケアの利用者の年齢や疾病は多様である一方で，利用者の疾患や病態に関する情報が医療機関ほど精密に入手できないことから，医療機関とはまったく異なる対応や予防対策が必要となる[17]．

第三に，訪問系の在宅ケアサービスではケア提供者が1人で利用者宅に訪問することが多いことから，1人で判断して対処するむずかしさがあること[17]，1人のケア提供者が利用者と長く関わることにより，慣れが生じやすいこと[18]などが挙げられる．

第3章　在宅ケアの基本原則　　55

表 3-3-1　在宅ケアにおける事故分類

事故の種類 ＼ 被害者	利用者	家族・第三者	スタッフ・ステーション
医療事故	・薬液の種類・投与方法などの間違い ・点滴・注射後の痛み ・バルーン・胃チューブ・カニューレなどの交換時 ・浣腸・摘便時の出血・ショック ・医療機器の取り扱いの間違い（輸液ポンプ，酸素濃縮器など） ・内服薬のセット間違い	・家族への感染（結核・MRSA・疥癬など） ・針刺し	・スタッフへの感染（結核・MRSA・疥癬など） ・針刺し
ケア事故	・寝衣などの汚染 ・清拭・耳かき時の出血 ・入浴介助中の利用者の転倒 ・入浴介助中の火傷 ・体位変換時の骨折 ・車いす散歩中のけが，散歩後のかぜ ・食事介助中の誤嚥・誤飲 ・爪切り時の出血	・家屋水浸し	・入浴介助中の転倒 ・ケア中に腰痛
交通事故	・利用者移送中の事故	・第三者への被害（車・自転車とも）	・移動中の自動車事故 ・自転車同士の接触事故 ・自転車転倒などの事故 ・通勤途中の事故
盗難・紛失・破損	・カルテ紛失 ・利用者宅の鍵の紛失	・利用者宅・用具などの破損	・事務所に泥棒侵入 ・訪問バッグ盗難 ・事務所の現金紛失 ・事務所の物品・備品の紛失・破損 ・個人の現金・私物の紛失
事務的作業ミス	・利用料請求ミス ・訪問スケジュールの誤調整（訪問抜け，ショートステイ中の訪問など） ・記録もれ・書き間違い・伝達ミス ・FAX 等の誤送信	・他の事業所への連絡忘れ ・留守宅訪問	・利用料請求ミス ・留守宅訪問 ・書類不備
その他	・利用者の自殺，急死，不審死 ・利用者宅の火事	・家族の事故など	・職員の行方不明 ・サービス提供者などへのストーカー行為 ・利用者宅への物品の置き忘れ ・処置物品などの持参忘れ ・携帯電話の携行忘れ ・ペットによる被害（嚙まれた，アレルギー発作など）

〔宮崎和加子：在宅ケアリスクマネジメントマニュアル．26，日本看護協会出版会，東京，2012，表 1 を転載〕

　第四に，在宅ケアは，多くの職種や他分野の人がチームで関わっているため，第三者が介在する場面が多くなり，情報が伝わりにくい傾向があることにも注意が必要である[17]．

　また，在宅ケアで起こりやすい事故の特徴として，自ら起こす事故だけでなく，他の要因か

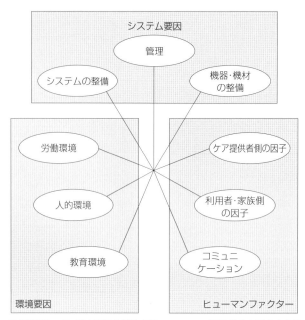

〔石川雅彦：RCA根本原因分析法実践マニュアル；再発防止と医療安全教育への活用．第2版，63，医学書院，東京，2012，図2-28を基に一部語句を変更〕

図3-3-2　トリガーリストの構成

ら起きたトラブルに巻き込まれ，そのことに対応しなければならない状況に陥ることがある[17]．たとえば，「第三者が起こした交通事故に巻き込まれる」「訪問時に独居の利用者が死亡している状況を発見した」などがこれらに相当する．

5．在宅ケアにおける事故対策

1）事故対策の基本的な考え方

事故対策には，事前に行う事故予防と事故が起きた後に行う事後対応がある．事故対応や今後の事故発生予防に有用な方策を考えるときに，事故の発生要因や事故による影響状況について注意深く分析と評価を行うことが必要である．一般的に，ひとつの事故の背景には多くのインシデントが存在しており，偶然と当事者らによるエラーが重なって，事故やインシデントが起こるといわれている．また，その背景にはシステムや環境にその原因が存在していることが多い．事故の発生要因と事故による影響やその経過を正確に明らかにし，さらなる事故対策を講じることが重要である．

はじめに，アメリカで使われている根本原因分析法（root cause analysis；RCA）[14,19]による発生要因の分析項目について，日本の仕組みに沿うように改変されたトリガーリストを図3-3-2に[14,19]示す．これは医療機関用に作成されたものであるが，在宅ケアにおいても要因分析の

表 3-3-2　インシデントレポートの記載内容

| 1）報告：報告者氏名と報告日 |
| 2）被害者：氏名，続柄，性別，年齢，連絡先 |
| 3）事故の種類：医療事故，ケア事故，交通事故，盗難紛失破損，事務的作業ミスほか |
| 4）発生：発生日時，場所，発生時の状況 |
| 5）発生後の対応や連絡状況：直後，一定期間以降 |
| 6）分析と評価：要因，今後の対策 |

ツールとして十分に活用できる．このリストでは，事故発生要因として，①システム要因（例：システムや機器・機材の整備や管理上の要因），②ヒューマンファクター（例：ケア提供者の知識や技術，利用者や家族の理解や身体認知能力，インフォームドコンセントや人間関係調整などのコミュニケーション上の要因），③環境要因（安全な作業・労務環境，ケア提供者間のリーダーシップや協働関係，適切な教育環境などの環境上の要因）などが挙げられる．

　第二に，事故が起きたことに，被害者にどの程度のダメージをもたらしているのか，評価を行うことが必要である．利用者や家族，第三者に対しては，身体的な影響レベルから，①経過観察が必要，②身体への影響や不快感，③重大な身体への影響ありか，の評価を行う[17]．また，職員や事業者に対しては，時間，費用，信用，労務管理などのレベルから，①影響なし，②軽微な実害あり，③中程度の実害あり，④重大な実害ありか，の評価を行う[17]．

　これらの分析や評価などについて，事故の事実状況と併せて，インシデントレポートや事故レポートとして，発生後速やかに記録をすることが必要である．また，レポートは証拠書類として活用することもできる．レポートには，インシデントか事故かを明確にしたうえで，表3-3-2の内容を含める．

2）事故予防

　事故予防の方策を立てることは，対象者の生活の安全を保証することになる．その方策の具体例について，①システム要因，②ヒューマンファクター，③環境要因の観点から述べる．

　システム要因からみた場合，使用する医療機器やケア用品が破損・故障していないか，常日ごろから整備をしておくこと，書類や事務情報などの管理が系統立って行われていることが重要である．

　ヒューマンファクターについては，これを完全に避けることはむずかしい．すべての人間はエラーを起こしうるという考え方にたって，ヒューマンエラーを減らす，あるいは拡大化を抑えることが必要である．スタッフのケア技術を安定させること，マニュアルなどによってケア方法を標準化すること，注意力が散漫になる状況を避けること，事故予防の意義をスタッフ全体が認識していることなどが予防策として挙げられる．

　システム要因からみた方策としては，職場の人間関係を風通しのよいものとし，お互いの情報や考えを気軽に話し合える雰囲気をつくること，インシデントや事故が起きたときに職場で情報伝達や指示が系統的に行われる組織をつくることなどが挙げられる．

3）事後対応

事後対応としては発生時の初期対応がその後の経過を決めるといってよい[20]．初期対応で間違えると，その後に大きな影響を及ぼし，問題解決はさらに困難になることがある[20]．

事故が起きたときにはそれ以上，傷害や損害が悪化・拡大しないように対処行動をすぐにとることが重要である[17]．救急車の手配や警察などの連絡，職場や関連部門の報告，相手方への説明など優先順位を判断しながら対応を行う[17]．また，起きた事故については当事者のみの責任とせずに，組織の問題として対応することが必要である[17]．

初期対応が一定の収束を迎えた後に，事故分析・評価を行い，事故の当事者に同様の事故が起きないようにする[17]ための方策，他の対象者に同様の事故が起きないようにする[17]ための方策をたてて，対応することが重要である．

IV. 感染管理

1. 在宅ケアにおける感染の特徴

在宅ケアでの感染管理は，対象者やその家族の感染症の発生を防止すること，感染症を早期に発見したうえで適切な回復を促すこと，さらには，ほかの療養者や第三者への伝播を防ぐことであり，入院患者に対する感染管理と基本的には同じである．

感染症が成立するためには感染を起こす微生物が存在していること，その感染症への抵抗力が低い感受性部位が存在していること，微生物と感受性部位をつなぐ経路があることが同時に必要である（図3-4-1）[21]．

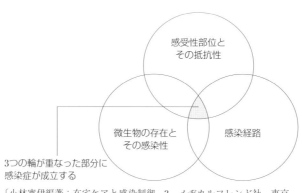

〔小林寛伊編著：在宅ケアと感染制御．3, メヂカルフレンド社, 東京, 2005, 図1-1を転載〕

図3-4-1 感染症の成立

在宅ケアで起こる感染の特徴としては[22]，在宅療養者の多くが高齢者であり，基礎疾患や身体的障害をもっている脆弱な者であるため，抵抗力が低いことなどが挙げられる．また，在宅療養者はショートステイや通所系サービスなどを利用するため，施設などさまざまな場を行き来し，感染の機会を多くもっている．また，在宅では，手袋や滅菌物などの感染予防のための物品の入手が困難なこともある．

その一方で，在宅療養者の全身状態は安定していることが多く，主なケア提供者は家族や訪問看護師，ヘルパーなどに限定されていること[22]から，病院よりも感染のリスクが低いとの指摘もある．

2．在宅ケアにおける主な感染の種類

感染はその経路によって，空気感染，飛沫感染，接触感染（直接接触感染と間接接触感染がある）に分類される．感染経路による感染の種類，主な感染媒体，主な疾患を整理したものを表3-4-1に示す[23]．飛沫感染の場合は飛沫がすぐに落下するため，感染が伝播する範囲は，感染者の周囲に限られるが，空気感染は飛沫から水分が蒸発して軽くなった飛沫核等が空気の流れによって拡散する．

なお，在宅ケアにおいて，特に発生頻度が高く，迅速な対応や拡大防止が必要と考えられる感染症[24]として，肝炎，HIV（human immunodeficiency virus；ヒト免疫不全ウイルス）感染症（AIDS；aquired immunodeficiency syndrome；後天性免疫不全症候群，エイズ），疥癬，結核，ノロウイルス，ヘルペス，腸管出血性大腸菌感染症，白癬，MRSA（methicillin resistant Staphylococcus aureus；メチシリン耐性黄色ブドウ球菌）などが挙げられる．

表 3-4-1　感染の種類と主な疾患

感染の種類		感染媒体	主な疾患
空気感染		蒸発物の小粒子残留物（5 μm 以下の粒子）飛沫核が空気の流れにより拡散する．	結核，麻疹，水痘，レジオネラ肺炎（一時感染）
飛沫感染		微生物を含む飛沫が短い距離（1 m 以下）を飛ぶ．飛沫（5 μm 以上の粒子）は床に落ちる．	髄膜炎，ジフテリア，肺炎（*H. influenzae*，マイコプラズマ，百日咳等）ウイルス感染症（アデノウイルス，インフルエンザ，流行性耳下腺炎，風疹等）
接触感染	直接接触感染	直接接触して伝播する．皮膚同士の接触，患者ケア時等	・消化器，呼吸器，皮膚あるいは創の感染症，またはコロニー形成 ・MRSA，VRE，病原性大腸菌 O157 等の感染症
	間接接触感染	感染源がなにかを介して間接的に伝播する．患者ごとに交換されない手袋等	・環境内に長期生存し，微生物量が少なくて感染する疾患 ・伝染性が高い皮膚疾患，ウイルス性出血性感染症等

〔ICHG 研究会：在宅ケア感染予防対策マニュアル改訂版．21，日本プランニングセンター，千葉，2005，表2の一部を転載〕

表 3-4-2　標準予防策の対象

| 1．血液 |
| 2．体液，分泌物（膿，喀痰），排泄物（便，尿） |
| 3．傷のある皮膚 |
| 4．粘膜 |

汗，涙は含まれない．
〔向野賢治著，小林寛伊編：在宅ケアと感染制御．38，メヂカル
フレンド社，東京，2005，表5-1より改変〕

3．感染管理

　感染管理には発症したときの治療と感染症の予防とがある．これらは病院，施設，在宅ケア
などすべての状況で起こる感染管理の原則である．

1）感染症を発症したときの治療

　感染症を発症したときの治療[25]としては，①一般療法，②対症療法，③原因療法が挙げられ
る．①一般療法とは，安静，保温，睡眠，栄養や水分摂取など一般的なケアを意味する．②対
処療法とは発熱や疼痛，そのほかの症状をおさえて体力の消耗を防ぐ治療を指す．③原因療法
とは感染症を起こしている原因となっている病原体を抗生物質等によって直接退治する方法で
ある．

2）標準予防策

　感染症にかからないための予防方法[25]としては，①病原体そのものを撲滅する，②感染源か
らの病原体の拡がりを防ぐ（例：感染症を発症している人を隔離する），③感染経路を絶つ（例：
汚染された物品，水，環境などを消毒や滅菌する），④受け取る側の抵抗力を高めることなどが
挙げられる．特に，感染経路を絶つことは感染症予防のために重要であり，その方法には，多
くの病原体による感染症を予防できること，簡便で確実な方法であること，安価なコストで実
行できることなどの条件が必要である[25]．

　これらの条件をある程度，満たす方法として，標準予防策（standard precautions；SP）とよ
ばれる予防対策がある．これは，1996年にアメリカ疾病対策センター（Centers for Disease
Control and Prevention；CDC）によって示されたガイドラインである．このガイドラインは，
すべてのケアセッティングにおいて適用される普遍的な方法であり，感染症をもっているかど
うかにかかわらず，すべての患者やケア利用者に適用できるものである[21]．

　標準予防策では，表3-4-2に示しているすべての湿性生体物質には，感染の危険性があると
考え，これらを扱うときは注意をすることが促されている．また，これらの湿性生体物質が付
着しているガーゼやリネンなどの取り扱いも要注意である．なお，体液の中には汗や涙などが
含まれるが，これらは通常感染の可能性が低いと考えられている．しかし，口の中が出血して

第3章　在宅ケアの基本原則

表 3-4-3　アメリカ疾病対策センターによる標準予防対策の具体例

要　素	勧　告
＜手指衛生＞	・血液，体液，分泌物，排泄物，汚染物品に接触した後に行う ・手袋をはずした直後に行う ・患者接触間
＜個人防御器具＞ 　手袋 　マスク，ゴーグル，フェイスシールド 　ガウン	・血液，体液，分泌物，排泄物，汚染物品に接触するときに着用する ・粘膜や創部に接触するときに着用する ・血液，体液，分泌物の飛沫，しぶきの発生しそうな処置やケア中に着用する ・処置やケア中に，衣服や肌が血液，体液，分泌物，排泄物に接触することが予想されるときに着用する
＜汚染した患者ケア用具＞	・微生物が他の人や環境に移らないような方法で取り扱う ・目にみえて汚染しているときは手袋を着用する ・手指衛生を実行する
＜環境管理＞	・環境表面（特に患者ケア区域において頻繁に接触する表面）の日々のケア，清掃，消毒の方法を発展させる
＜布類（リネン，洗濯）＞	・微生物が他の人や環境に移らないような方法で取り扱う
＜針，その他の鋭利物＞	・使用後の針をリキャップしたり，折り曲げたり，折ったり，手で扱ったりしない ・利用できるときは安全器具を使う ・使用後の鋭利物は穿刺耐性容器に入れる
＜患者の蘇生＞	・口接触を避けるために，マウスピース，蘇生バッグ，その他の換気器具を使う
＜患者の配置＞	・患者に感染伝播の大きなリスクがあるときに考慮する ・環境を汚染させそうなときに考慮する ・適切な衛生を維持できないときに考慮する ・感染にかかりそうなときに考慮する ・感染に伴う有害結果を起こしそうなときに考慮する
＜呼吸器衛生/咳エチケット＞ （症状のある患者の感染性呼吸器分泌物の発生源封じ込め，遭遇した最初の場所での開始）	・症状のある人がくしゃみや咳をするときは口・鼻を覆うよう指導する ・ティッシュを使い，ノンタッチのゴミ箱に捨てる ・呼吸性分泌物で手が汚れた後に手指衛生を遵守する ・耐えられるならサージカルマスクを着用する，あるいは，できるだけ 3 フィート（約 90 cm）以上の間隔を空ける

〔小林寛伊編：在宅ケアと感染制御．40，メヂカルフレンド社，東京，2005，表 5-3 を転載〕

いる場合や目が充血しており眼脂などがある場合は，感染の可能性があるため，注意が必要である．また，傷のある皮膚とは，褥瘡や火傷，湿疹などがある場合を意味する．

　前述の湿性生体物質に触れるおそれのあるときは，手袋，ガウン，マスクなどを着用するなど，あらかじめ防護的予防策（バリアプリコーション）をとることが必要である[21]．また，これらの物質に触れ，汚染したときは手洗いを実践することが基本である[21]．表 3-4-3 に，アメリカ疾病対策センターによる標準予防策の具体的な内容を示す．

4．在宅ケアにおける感染管理

　在宅ケアの感染管理においても，前述の標準予防策に沿ってケアを展開するのが基本であるが，在宅ケアに特徴的な感染管理のポイントについて，次のとおり説明する．

1）感染管理に関する利用者や家族への説明
　利用者や家族に感染管理の意義と方法について，十分説明しておくことが重要である．なぜならば，利用者や家族の配慮によって，家族間の感染を防止することもできるからである．また，ケア提供者はケアの前後に手洗いや手袋・マスク・エプロン等の着用を行うが，その行為についても，ケア提供者が感染症経路とならないように病原体を持ち込む・持ち出さないことを目的とした行為であることを利用者と家族に説明する．

　特に，訪問看護や訪問介護など，訪問系のケアサービスなどの場合，利用者宅の水道を使う必要があるため，利用者等によく理解してもらうことが必要である．

2）ケアの順序
　訪問看護などの場合は，利用者に行う処置やケアは感染のリスクが少ないものから先に行う．訪問の順序は医療依存度の高い利用者や免疫力が低下した利用者を先にし，感染源を伝播するリスクの高い利用者を最後にすることが勧められる[22]．

3）感染源で汚染された物品の廃棄方法
　在宅における感染源で汚染された物品の廃棄の仕方について述べる．

　分泌物等で汚染されたガーゼ，使用後の吸引チューブ，点滴バックやライン，バルーンカテーテルなどは，必要に応じ，液漏れがないように一度小さなポリ袋などに入れたうえで，市町村での一般ゴミ収集法に従って処理をする．リネン類が分泌液や血液などによって汚染された場合は，これらを十分に洗い流したうえで，消毒と洗浄を行う．

　ペン型自己注射針など鋭利なものは，針ケースなどに収めればほとんど感染の可能性はないため，一般ゴミとして収集が可能な市町村と不可能な市町村がある．いずれにしても，居住している市町村に処理方法を問い合わせるのが望ましい．使用後の点滴針や採血針などの感染のリスクが高いものについては，必ずキャップをし，牛乳パックやプラスチック容器に密閉したうえで，受診している医療機関等を通じて処理をすることが定着している．

4）感染症の徴候の発見と対応
　感染症の徴候をできるだけ早く発見することは大切である．普段のケアのなかでは，①いつもと変わったところはないか（何となく元気がない，食欲がない，普段はみられない失禁がみられるなど），②熱はないか，③咳や痰はみられないか，④痛みはないか，⑤下痢や嘔吐などはみられないか，⑥皮膚に発疹や褥瘡，外傷などの異常はみられないか，⑦尿の性状に異常はみ

られないか，という観点で十分に観察したり，利用者や家族から話をよく聞いて徴候を把握することが必要である．

　特に，在宅ケアの利用者の大部分は高齢者である．高齢者は，感染症であったとしても，感染症の徴候である発熱などが顕著にみられないことも多い．また，小児や認知機能等が低下している者は症状を訴えられないことも多いため，これらの利用者に対しては，注意深く観察することが必要である．

　利用者が感染症を起こしている可能性が高いと判断した場合は，速やかに主治医等に報告し，検体検査や医師の診断が行われ，感染症への治療が円滑に提供されるようにする．また，感染症と診断されたときには，入院するのか，在宅療養を継続するのかの判断が求められる．一般的に，入院治療を要しない空気感染患者（麻疹，水痘，重症急性呼吸器症候群など），臨床症状の軽微な疑いのある例，症状がない曝露者，回復期にある利用者はそのまま在宅療養を継続することになる[21]．なお，感染性のある結核については，結核予防法により入院が必要である[21]．

V．記録の方法

1．記録を書くことの意義

　在宅ケアを含む医療保健福祉分野で行われる対人援助は目にみえないサービスであり，実際にサービスが提供されたか，そのサービスに効果があったかを裏づけることは非常にむずかしい[26]．そのため，ケア提供者がどのような支援を行ったか，また，それを選択するに至った判断基準を「記録」として残すことが重要である[26]．ケアの過程や判断を記録することにより，①ケア提供者の責任と権限を明らかにする根拠になること[27]，②ケアの質を維持し向上させることができる．つまり，みえないケアを可視化することによって，ケアの根拠が明らかになり，ケアの質の保証とケア技術の体系化につながる[28]．

　在宅ケアにおける記録の果たす役割として，具体的には次の内容が挙げられる．

　①記録によって，対象者やケア提供者間で情報やケア内容を共有しやすくなる[27]．

　②記録は，ケアの方針の決定や変更の参考資料として活用できる[27]．

　③記録は，実施したケアを評価する参考資料として活用できる[27]．

　④記録は，万一，ケアにおける法的問題が生じた場合，証拠書類としての役割を果たすことができる[27]．

　⑤記録は，求めに応じて開示でき，利用者への説明責任を果たすことができる[29]．

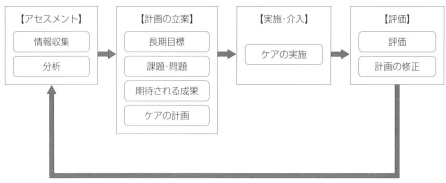

図 3-5-1 ケアの過程

2. 在宅ケアにおける記録の種類

在宅ケアで活用される記録について,主に2つに大別することができる.

第一に,利用者のケア過程を把握する書類として,ケアサービス計画書,ケアサービス報告書,主治医の意見書・指示書,フェイスシート(基本情報の記録),ケアの経過記録,カンファレンス記録,退院・入院サマリー等が挙げられる.通常,「記録」という場合は,これらの書類を意味することが多い.

第二に,業務日誌や担当者割り当て表,インシデント・事故報告書,物品管理表など,ケア事業所等の管理のための書類が挙げられる.

3. ケアの過程と記録

ケアは,対象者の健康・生活上の課題等を明らかにしたうえで,目標に沿ったケア計画に基づいて,系統的に行うものである.このケアの過程を看護職が展開する場合は看護過程,介護福祉士等が展開する場合は介護過程,ケアマネジャー等が展開する場合はケアマネジメント(またはケースマネジメント)と呼ぶ.

ケアの過程は,図3-5-1に示すとおり,ケアの対象者を把握した後,アセスメント,計画の立案,ケアの実施・介入,評価,さらに計画を修正するためにアセスメントに戻るという流れで進む.この一連の過程は専門的知識をもつ者が対象者の個別の状況から適切な援助を導く思考過程ともいえ,これらの思考過程を記録として残すことが重要である.

記録は,専門的知識をもつ者の行為の裏づけになるものであり,一般的な現象や事実を述べるだけでなく,「○○を防ぐため,○○を実施した」という状況判断等を含めて,上記のケア過程に沿って,記載されることが必要である[29].したがって,表3-5-1に示すとおり,専門職の記録は,非専門職の記録に比べて論理性や因果関係,将来予測の観点に立っており異なった内容になる[29].

表 3-5-1　専門職の記録と非専門職の記録の特徴

	専門職の記録	非専門職の記録
論理性	生じた事象が時系列的に理解できる	生じた事象の前後関係がわかりにくい
因果関係	事実と原因が明確になっている なにが引き金になって事象が生じたのかが記述されている	生じた現象の原因がわからない
将来予測	今後の予測（展望）がしやすくなる	今後，なにが起きるのか予測できない

〔NPO 法人 U ビジョン研究所：介護記録の書き方，読み方，活かし方；記録のケアの質につなげるために．16，中央法規出版，東京，2009，表 2-2 を転載〕

4．記録の実際

1）記録の方法

　記録の書き方として，ほかのスタッフや他の職種，対象者や家族を含め，第三者が読んだときに，経過がわかるものが望ましい．そのためには，事実とケア提供者の判断を区別して記載すること，時系列に記載すること，5W1H（when：いつ，where：どこで，who：だれが，what：なにを，why：なぜ，how：どのように）の内容を正確に記載することが重要である．また，記録の日時や記録者氏名を明記し，できるだけケアを提供したその日のうちに記録するようにする．

　在宅ケアの質の向上に活用できる経過記録を記載するためには，対象者の様子を多面的に観察し，把握しておくことが重要である．在宅ケア場面からみた対象者の観察ポイントについては，表 3-5-2 に示す[30]．

　また，記録をする際には，客観的で対象者を傷つけない表現を用いることが必要である．できるだけケア提供者の専門領域の専門用語を使用し過ぎず，具体的で的確に状況を表現する用語を用いるようにする[26]．ケアの記録に使用する表現として，避けたい表現と好ましい表現の具体例については，表 3-5-3 に示すとおりである．

2）記録に活用できるフォーマット

　記録を系統だって記載するには，フォーマットを使用することも有効である．

　わが国の医療現場で職種に関係なく，広く用いられている記録のフォーマットとして，SOAP[26] が挙げられる．SOAP とは，subjective（主観的情報），objective（客観的情報），assessment（アセスメント），plan（プラン）の頭文字をとったものであり，これらの 4 項目にしたがって，記録を行うこととなっている．

　主観的情報には，対象者の言葉や訴えなどを記載する．客観的情報にはケア提供者が観察や測定にて得た情報などを記載する．たとえば，皮膚の状態や血圧・体温の値などは，客観的情報に含まれる．アセスメントには，ケア提供者が対象者の課題や問題をどう判断しているかを記載するが，これはケア計画の裏づけになる．プランには，どのようなケアを計画するか，達成時期やゴールの設定なども含めて記載する．SOAP が現場で広く使用されてきたが，一方で

表 3-5-2　在宅ケア場面からみた対象者の観察ポイント

場　面	ポイント			
1．生活支援	・サービス利用 　の背景 ・生活環境	・用具や道具の扱い ・ケアの内容と効果	・他の人やスタッフとの関わり ・できることやできないこと	・表情や様子 ・洗濯物の状態
2．食事	・嚥下 ・食べ物の好き 　嫌い	・食器や自助具 ・姿勢・動作	・食事量，水分量 ・食事を楽しむ様子	・必要な介助 ・食事の形態
3．排泄	・トイレの危険 　箇所 ・排泄パターン	・便の形状や量 ・ケアの内容と効果 ・皮膚の状態	・表情や様子 ・医療関係者との連携	・出血などの異常 ・失禁
4．入浴	・外見の異常 ・顔色や表情 ・心地よさ	・入浴の希望 ・下着やパッドの汚れ	・生活リハビリとしての動作 ・できることやできないこと	・体調の変化 ・浴室の危険箇所
5．移動・移乗	・移動時の安全 ・ふらつき ・利用者の力の 　使い方	・姿勢 [歩行器] 背筋の伸び [車椅子] ずり落ち， 　　　　　　傾き	・環境 　手すりの位置や高さ，移乗時 　のベッドの高さや車いすの位 　置	・福祉用具の使用 　状況
6．レクリエー 　　ション	・好み ・楽しむ様子	・他の利用者との関わ 　り ・様子や会話	・環境や道具 ・日ごろと異なる様子	
7．夜間	・睡眠時の呼吸 　や体温 ・眠りの状態や 　リズム	・失禁 ・利用者の不安	・不穏や容体急変時の対応 ・他の利用者への影響	・環境
8．送迎	・送迎中の様子 ・他の利用者と 　の関わり	・送迎専用スタッフと 　の情報共有	・ハプニングやアクシデントの 　内容 ・連絡ノートのやりとり	・家族の様子 ・お迎え時の様子
9．認知症ケア	・行動障害や精 　神症状 ・表情や様子	・行動の原因 ・安全の確保	・利用者の表現できない気持ち ・健康状態や身体状態	・環境 ・対応方法
10．医療的ケア	・表情や訴え ・ケア後の異常 ・ケアの内容	・体調 ・医師，看護師の指示 ・感染症の疑い	・医療的ケアごとのポイント [痰の吸引] 痰の色や量，出血 [経管栄養] 入れる速さ，おう 　　　　　　吐や不快感	・病気の兆候 ・対象者自らでき 　る症状の緩和
11．家族対応	・家族間の関係 ・環境 ・家族の訴えや 　要望	・対象者の家族への思 　い ・家族の心労の軽減	・家族状況の変化 ・家族との信頼関係	・家族の表情や様 　子

〔田中尚輝監，柳本文貴，鈴木順子著：イラストでわかる介護記録の書き方．第2版，8-29，成美堂出版，東京，2013の
　内容より作成〕

は，ケア提供者がなにを行ったのか，それに対して対象者がどのように反応しているかなどの
項目がないため，記録しにくいという指摘もある[26]．

　それに対して，フォーカスチャーティング[31]という記録のフォーマットがある．このフォー
マットでは，提供したケアを記録しやすい．フォーカスチャーティングでは，focus（基本要
素），data（データ），action（行動），response（反応）の要素から構成されている．

表 3-5-3　記録における避けたい表現と好ましい表現の具体例

項　目	避けたい表現	好ましい表現
1．一般的な見かけ・身だしなみ	ケバい	華やか
2．体の動き・運動機能	のろい	体の動きがゆっくりしている
3．発言の量と質	おしゃべり	発話が多い
4．思考過程	話がどうどう巡り	質問に対して回答がなく同じ話題が続く
5．思考の内容	被害妄想あり	（具体的に）○○に狙われている，と確信している
6．知覚障害	解離	（具体的に）「事故前後の記憶が虫食いになっている」とのこと
7．面接時の態度	逆ギレする	○○の齟齬を示すと大きな声で「それは違う」と答える
8．感覚/意識と見当識	意識がこんがらがっている	混乱している
9．感情・情緒の内容	感情がマヒしている	内容に対して感情の変化がみられない
10．判断力	空気が読める	判断力が良好

〔八木亜紀子：相談援助職の記録の書き方；短時間で適切な内容を表現するテクニック．124-127，中央法規出版，東京，2012 の内容より抜粋して作成〕

図 3-5-2　フォーカスチャーティングのフォーマット

日時	フォーカス（F）	経過記録（DAR）	署名
	Focus：○○○	Data：○○○ Action：○○○ Response：○○○	

〔川上千英子：フォーカスチャーティング活用術；説明・共有・証明できる看護実践の記録．改訂 4 版，17，メディカ出版，大阪，2008 の表 1 を転載〕

Focus には，最も強調したい患者・利用者の出来事を記載する．そのため，この欄を走り読みすることにより，すばやく対象者の状況を把握することができる．Data には，focus を支持する主観的・客観的データや観察事項などを記載する．Action にはケア提供者が実施したケア内容を記載し，response には action に対する対象者の反応や評価を記載する．図 3-5-2 にフォーカスチャーティングのフォーマット例を示す[31]．

【第 3 章 I ～V．文献】

1) World Health Organization, Western Pacific Region：People-centered health care：technical papers（http://www.wpro.who.int/health_services/people_at_the_centre_of_care/documents/PCItechPapers20Aug2008.pdf, 2012.11.10）.

2) De Maeseneer J, van Weel C, Daeren L, et al.：From "patient" to "person" to people：the need for integrated, people-centered healthcare. *The International Journal of Person Centered Medicine*, **2**（3）：601-614（2012）.

3) World Health Organization：The World Health Report 2008：Primary health care, now more than ever（http://www.who.int/whr/2008/en/, 2013.11.10）.

4) 世界保健機関，東南アジア西太平洋地域：ひと中心のヘルスケア，こころとからだひとと体制の調和（http://www.wpro.who.int/health_services/people_at_the_centre_of_care/documents/JPN-PCIbook.pdf, 2012.11.10）.

5) World Health Organization, Western Pacific Region：People-centered health care：a policy framework

(http://www.wpro.who.int/health_services/people_at_the_centre_of_care/documents/ENG-PCIPolicy Framework.pdf, 2012.11.10).

6) 加瀬裕子：自己決定．（日本在宅ケア学会監）在宅ケア事典，32-33，中央法規出版，東京（2007）.

7) バイスティック FP（尾崎　新，福田俊子，原田和幸訳）：ケースワークの原則；援助関係を形成する技法．26-30，誠信書房，東京（2006）.

8) 岡田まり：自己決定．（黒木保博，山辺朗子，倉石哲也編）ソーシャルワーク，102-103，中央法規出版，東京（2002）.

9) 中山和宏，岩本　貴：患者中心の意思決定支援；納得して決めるためのケア．11-42，中央法規出版，東京（2012）.

10) 鈴木和子，渡辺裕子：家族看護学；理論と実践．第3版，141-146，日本看護協会出版会，東京（2006）.

11) Thompson LE, Melia KM, Boyd KM, et al.：Nursing ethics. 5th ed., 322-323, Elsevier, Philadelphia（2006）.

12) Miller CA：Nursing for wellness in older adults. 148-149, Lippincott Williams & Wilkins, Philadelphia（2009）.

13) 木下由美子：エッセンシャル在宅看護学．111-112，医歯薬出版，東京（2007）.

14) 石川雅彦：在宅ケアにおける医療安全．訪問看護と介護，**15**（6）：438-442（2010）.

15) 長江弘子：医療事故．（日本在宅ケア学会監）在宅ケア事典，262-263，中央法規出版，東京（2007）.

16) 厚生労働省リスクマネージメントスタンダードマニュアル作成委員会：リスクマネジメントマニュアル作成指針（http://www1.mhlw.go.jp/topics/index.html#hokeniry, 2013.11.15）.

17) 宮崎和加子：在宅ケアリスクマネジメントマニュアル．9-52，日本看護協会出版社，東京（2012）.

18) 清崎由美子，島田珠美，小山　剛：在宅看護における安全性の確保．在宅看護論，第4版，102-119，医学書院，東京（2013）.

19) 石川雅彦：RCA 根本原因分析法実践マニュアル；再発防止と医療安全教育への活用．第2版，医学書院，東京（2012）.

20) 柴尾慶次：リスクマネジメント．（日本在宅ケア学会監）在宅ケア事典，494-495，中央法規出版，東京（2007）.

21) 小林寛伊編：在宅ケアと感染制御．16-26，メヂカルフレンド社，東京（2005）.

22) 岡田　忍：感染予防．（石垣和子，上野まり編）在宅看護論；自分らしい生活の継続を目指して．314-320，南江堂，東京（2012）.

23) 日本 ICHG 研究会：感染予防対策の基本在宅ケア感染予防対策マニュアル．改訂版，21，日本プランニングセンター，千葉（2005）.

24) 中島由美子：みんなでつくった私たちの「感染症マニュアル」；在宅でどこまでやるか？　どこまでやれるか．訪問看護と介護，**15**（10）：772-779（2010）.

25) 高木宏明：地域ケアにおける感染対策；在宅ケア施設ケア統一マニュアル．第2版，2-21，医歯薬出版，東京（2005）.

26) 八木亜紀子：相談援助職の記録の書き方；短時間で適切な内容を表現するテクニック．10-58，中央法規，東京（2012）.

27) 原　礼子：在宅看護での看護過程の特徴．（木下由美子編）在宅看護論，第5版，113-129，医歯薬出版，東京（2006）.

28) 是枝祥子，内田千惠子，NPO 法人東京都介護福祉士会：介護が見える評価ができる介護職のための記録の書き方．改訂版，看護の科学社，東京（2012）.

29) NPO 法人 U ビジョン研究所：介護記録の書き方，読み方，活かし方；記録のケアの質につなげるために．中央法規出版，東京（2009）.

30) 田中尚輝監，柳本文貴，鈴木順子著：イラストでわかる介護記録の書き方．第2版，成美堂出版，東京（2013）.

31) 川上千英子：フォーカスチャーティング活用術；説明・共有・証明できる看護実践の記録．改訂4版，メディカ出版，大阪（2008）.

（河野あゆみ）

VI. ストレングスモデル

1. ストレングスモデルの歴史

　ストレングスモデルに関する研究は，1980年代後半，アメリカ・カンザス大学大学院ソーシャルワーク研究科の教員が中心となって進められ，初期の研究では，Saleebey D. が研究における中心的な役割を果たした．1980年代におけるアメリカの精神保健福祉領域では，精神分析による病理分析や問題解決という視点からの支援方法が主流を占めていた．しかし，Saleebey らは，そのような視点のみでサービス利用者を支援していくことに疑問を感じ，また，そのような支援では，サービス利用者との対等性が確保できないのではないかと考えるようになった．そこで，これまでの考え方を見直し，人の可能性という観点から支援を捉え直す必要があるのではないかと考えた．

　Saleebey らの研究は，サービス提供における理念やサービス利用者に対するとらえ方が中心であり，具体的なアセスメントや支援計画の方法まで言及するものではなかった．Saleebey らの研究に基づいて，カンザス大学の教員であった Rapp C. A. は，具体的なアセスメントや支援計画の方法などについての研究を行った．そして，最終的に，ストレングスモデルを用いたケアマネジメントを体系化し，ストレングスモデルの実践への応用方法を具体的に示した．

　Rapp のストレングスモデルにおける研究は，主に重度精神障害者に対するケアマネジメント（アメリカにおいては，ケースマネジメントとされているが，わが国においては，ほぼ同じ内容がケアマネジメントとされているので，ここでは，ケアマネジメントとする）である．その研究においては，実践現場からの成果を積極的に取り入れ，1998年に，Rapp は，ケアマネジメントに関する単著を出版し，2006年には，数年間のさまざまな研究成果を取り入れ，Goscha R. J. との共著で，ストレングスモデルのケアマネジメントに関する第2版の書籍を出版している．さらに，2012年にも，第2版の改訂版としての第3版を出版し，ストレングスモデルに関する研究成果を精力的に発表している．

2. ストレングスモデルの考え方

　ストレングスモデルでは，サービス利用者の病理的な部分や問題点に焦点をあてるのではなく，サービス利用者の肯定的な面に焦点をあてながら支援をしていくことを目指している．ストレングスモデルにおけるストレングスとは，個人，家族，地域が有する固有性，もち味，特性，潜在的な可能性や能力である．ストレングスを見いだそうとする場合，支援者は，サービ

ス利用者やその家族，あるいは，サービス利用者が居住している地域について，多角的な見方をしなければならない．そして，可能性という観点から支援を検討していくということが，支援者に強く意識されなければならない．

　具体的な例として，支援者が行うアセスメントについての例を挙げる．アセスメントにおいては，サービス利用者やその家族の「できないこと」に焦点があてられてしまう傾向にあるが，「できること」あるいは「できる可能性があること」についても焦点をあてながら支援を考えていく必要がある．さらに，サービス利用者が居住する地域についても，「よくない地域である」と思い込むのではなく，「どこかに可能性があるかもしれない」と考えていくことが支援者には求められる．ここで覚えておかなければならないことは，支援者の思考パターンが支援の方向性を決めてしまう場合があることである．支援者が最初からさまざまなことが不可能であると考えると，そのような思考パターンが固定化してしまい，柔軟な発想や良好な着想が生じなくなり，サービス利用者やその家族に対する支援の幅を狭めてしまうこととなる．また，そのような状況となった支援者は，サービス利用者，家族，地域の関係者とのさまざまなコミュニケーションの工夫を行わなくなり，適切なコミュニケーションがむずかしくなると考えられる．逆に，さまざまな可能性を探ることで，サービス利用者や家族に対する支援者の見方がよい方向に変化する場合があり，さらに，地域に対するとらえ方もよい方向に変化し，適切なコミュニケーションを通じて，支援の幅が広がる可能性が高くなると考えられる．

3．ストレングスモデルにおける原則

　RappとGoscha[1]は，ストレングスモデルを用いたケアマネジメントには6つの原則があるとしている．

1）人の人生には意味があり，目的があり，人は肯定的なアイデンティティを有しながら変化していく

　ストレングスモデルを用いて，サービス利用者をとらえていく場合，生活ニーズをアセスメントしていくことも重要であるが，サービス利用者の全体像をとらえることが非常に重視される．サービス利用者の全体像をとらえるということは，サービス利用者の人生の意味や目的の個別性を見いだし，その人生の意味や目的の文脈のなかで，サービス利用者の生活をとらえていくことを指している．そして，サービス利用者に肯定的なアイデンティティを見いだし，そのアイデンティティを尊重しながら，よい方向に向かうように支援していくこととなる．サービス利用者の肯定的な面に焦点をあて支援していくということは，ストレングスモデルの基本的な考え方にある，人の可能性を信じ，希望をもって支援を行うということと関連している．

2）支援において焦点をあてるべき点は，サービス利用者などのストレングスであり，問題点ではない

　精神保健領域の伝統的な考え方においては，「病理モデル」あるいは「医学モデル」が中心となってきた．「病理モデル」あるいは「医学モデル」においては，人の病理現象を診断し，治療するということが基本となる．この考え方は，急性期における医療や一部の慢性疾患を有する人々に対する支援において有効な考え方であり，今後も医学の基本的な考え方として継続されていくと考えられる．しかし，精神疾患や認知症などの慢性疾患を有する人々に対する支援においては，必ずしもその考え方のみで支援することが望ましいとはいえない．人には，病理の部分と同時に，健康的な部分もあると考えられ，人の病理に焦点をあてる病理学的なアプローチとは異なる方法で，サービス利用者を支援していくことも必要であると考えられる．そこで，ストレングスモデルでは，人の病理や問題点に焦点をあてるのではなく，人のストレングスに焦点をあて支援を進めていこうとする．

3）サービス利用者が居住する地域は，資源の宝庫ととらえる

　ストレングスモデルでは，サービス利用者個人のストレングスだけでなく，サービス利用者の環境要因となる家族や地域の近隣，友人，サービス提供者などのストレングスも含めて考えていくことを基本としている．サービス利用者が居住している地域は，肯定的であれ，否定的であれ，サービス利用者と何らかの関係性があり，その地域を無視して支援を進めることは適切ではないと考えられている．サービス利用者にとって否定的な地域であったとしても，支援者の関わり方により，地域にも変化が生まれ，よい方向への変化の可能性を見いだすことができるとストレングスモデルでは考える．そのため，最初から地域に対して否定的なイメージをもたないことが支援者には求められ，また，資源の宝庫ととらえ，地域に可能性を見いだすことが必要とされる．

4）サービス利用者は，支援における主人公であり，支援の方向性を決める

　これまでの精神保健福祉領域においては，サービス利用者が自分自身のサービス内容やサービスの方向性を決める機会をもつことが非常に少なかった．そこには，サービス利用者の判断能力に大きな問題が存在し，サービス利用者がさまざまなことを判断するのは，非常にむずかしいのではないかという前提が存在していた．しかし，ストレングスモデルにおいては，サービス利用者が容易に判断できない場合もあるが，さまざまなことを支援者とともに考えることで，サービス利用者に判断する機会を提供し，サービス内容を決定していく力をつけていくように支援していくことが望ましいとしている．最初から判断する機会が奪われると，サービス利用者はすべてのことをあきらめ，無気力な状態となり，さまざまなことを疑うとともに悪循環となり，よい方向への変化がまったく起きない状況となる可能性が高くなるといわれている．

5）サービス利用者と支援者との関係性は重要であり，両者間においては，良好な関係を保つ
　　ことが必要である

　どのような支援においてもサービス利用者と支援者との間の関係性は重要で，在宅ケアに関連するどのような研究領域においても，両者の間で良好な関係を保つことは尊重されている．ストレングスモデルにおいては，両者の関係性が良好なことで，サービス利用者のストレングスの発見につながることが多いとされている．さらに，良好な場合には，支援者がサービス利用者のさまざまな面を幅広くとらえ，サービス利用者の多角的な側面を見いだし，サービス利用者のストレングスが見いだしやすくなると考えられる．

6）支援者の主な実践現場は，地域社会である

　多くのサービス利用者は地域で生活を送り，地域社会のなかで人生の意味や目的を見いだしている．そのような意味で，ストレングスモデルにおいては，サービス利用者と地域とは切り離すことができない関係であるととらえ，地域社会のなかで生活を営むサービス利用者の生活の意味や目的を，支援者は常に考えながら支援していくことが求められている．したがって，支援者が主に実践を行う場は，サービス利用者が居住する地域社会であり，サービス利用者を含むさまざまな地域社会の側面をアセスメントし，サービス利用者を支援していかなければならない．

４．ストレングスモデルとパーソン・センタード・アプローチとの統合

　アメリカの社会福祉領域に大きな影響を与えた Rogers C. R. が始めたパーソン・センタード・アプローチとストレングスモデルの統合が，Rapp と Goscha により試みられている．これまで述べてきたように，ストレングスモデルは，人の可能性を尊重して支援を行うことを重視している．Rogers のパーソン・センタード・アプローチも類似した考え方ではあるが，個人の体験を重視している．そして，個人のさまざまな出来事をとらえ意味づけを行い，その個人を支援していく場合には，個人の体験についての共感的な理解が，まず重要である．

　Rapp と Goscha は，ストレングスモデルとパーソン・センタード・アプローチの両方を統合した場合，ストレングスモデルにある６つの原則に，次の４つの原則を加えて支援を考えていく必要があるとしている．

1）サービス利用者に敬意を払う

　この統合アプローチでは，サービス利用者を人生の英雄ととらえ，敬意を払うことが重視される．サービス利用者は，これまでさまざまな局面で苦難や生活困難を経験し，その状況を乗り切り，現在の生活を営んでいる．そのような個人の体験を，支援者が共感的に理解するとともに，サービス利用者が苦難をしのぎ，生活を続けていることに敬意を払うとともに，サービス利用者に対する敬意を具体的に表す方法として，人生の英雄ととらえることを支援者に求め

ている．そのような思考プロセスを通じて，サービス利用者の可能性が見いだされやすくなり，また，サービス利用者と支援者との間の関係も対等な関係となりやすくなると考えられる．

2）サービス利用者の生活状況に焦点をあて，適切な状況を作り出すための創意工夫を行う

統合アプローチでは，常にサービス利用者の生活状況に関心を払いながら，サービス利用者の生活状況に対して適切な変化をもたらすような創意工夫を行うことが支援者に求められる．そのため，支援者とその関係者に適切なコミュニケーションを図ることを求め，また，支援者個人だけでなく，支援者のスーパーバイザー，支援者が所属する機関の長に対しても，サービス利用者との適切な状況を作り出すための労働環境整備を求めている．

3）不可能という思い込みを適切に防ぐ

サービス利用者にできないことが多いと支援者が考え始めると，支援の工夫や可能性を見いだすことができず，また，思考停止状態に陥ってしまうことが多い．さらに，支援者がそのような思考状態となってしまうと，サービス利用者への支援者の態度から，「サービス利用者に対する支援には意味がない」というような内容の非言語的なメッセージが伝わってしまう可能性が高くなる．すなわち，支援者がサービス利用者を支援する際，サービス利用者には変化が生じない，あるいは，いつも同じで可能性などなにもないと思いながら支援を行えば，サービス利用者は，支援者からの非言語的なメッセージを敏感に感じ，利用者も同じように可能性や希望を見いだせないまま現状を維持し，生活の質の低下につながると考えられる．そこで，統合アプローチにおいては，生活ニーズが多いと考えられるサービス利用者であっても，支援者が可能性や希望をもちながら粘り強く関わり，サービス利用者が適切な方向に向かう変化の兆しが生じるように支援の工夫を行うことが必要とされる．

4）サービス利用者の日常生活から学ぶ

ストレングスモデルにおいては，地域における日常生活を重視し，また，地域で生活しているサービス利用者の日常生活も重視している．専門職である支援者が，専門的な知識や技術を研修などで学ぶことも重要であるが，個別性の高い在宅ケアにおいては，個々のサービス利用者の日常生活やサービス利用者との関わりから，具体的な支援方法を学ぶことも重要である．サービス利用者が示すさまざまな変化やサービス利用者と支援者との相互作用は，支援者を大きく成長させる．そして，在宅ケアにおける専門職としての成長は，サービス利用者との個別的な関わりによる学びから生じることが多いと考えられる．個別的な事例から得られる専門的な知識は，実践知といわれている．この統合アプローチでは，そのような実践知に関する学びを重視している．

VII. 社会資源の利用

1. 社会資源の構造

サービス利用者を支える社会資源には，社会制度に基づくサービスなどを指すフォーマルな社会資源と，家族，友人，近隣，民生委員，ボランティアなどの人々によるサポートなどを指すインフォーマルな社会資源がある．ここでいうフォーマルとは，「公的な」という意味よりも，「社会制度に基づく」という意味にとらえるほうが適切である．社会制度に基づくサービス，すなわち，フォーマルなサービスを提供する専門職としては，医師，看護師，薬剤師，社会福祉士，介護福祉士，作業療法士，理学療法士，介護支援専門員，訪問介護員（ホームヘルパー）などが挙げられる．フォーマルとインフォーマルな社会資源との明確な違いは，提供されるサービスやサポートが，制度的な根拠に基づいて行われているかどうかにある．フォーマルな社会資源には，制度的な根拠が存在し，そのサービス提供においては，制度によるさまざまな規制が存在する．具体的に述べると，フォーマルな社会資源としてサービス提供を行う機関には，一定の規制があり，また，そこに従事する人々には，一定の資格要件がある．

NPOや民間企業が提供するサポートは，インフォーマルな社会資源としてとらえられることがあるが，NPOや民間企業も介護保険サービスなどを提供する場合があり，それらが提供するサポートをインフォーマルな社会資源ととらえることはできない．また，民生委員や一部で制度化されているボランティアが行うサポートも，純粋な意味でインフォーマルな社会資源であるとはいえず，フォーマルとインフォーマルな社会資源との間に位置する社会資源ととらえることができる．

フォーマルな社会資源は，サービス給付という形態だけで提供されるとは限らない．インフォーマルな社会資源は，基本的には，人によるサポートという形態に限定されるが（家族などの場合には，現金によるサポートもありうる），フォーマルな社会資源には，公的年金制度や生活保護制度のような現金給付の形態で提供される場合もある．さらに，フォーマルな社会資源においては，資源利用のための申請が原則となっている．そのため，フォーマルな社会資源を利用して，サービス利用者を支援していく場合には，支援者が申請手続き，申請対象者の範囲，自己負担額などを理解しておかなければならない．

2. 既存の社会資源の利用

社会資源の利用で最も重要なことは，サービス利用者のニーズに対応できる社会資源が存在

し，その社会資源に関して支援者が適切に把握できているかどうかである．支援者は，サービス利用者が居住する地域でフォーマルな社会資源としてサービスを提供する機関（たとえば，訪問介護事業所，訪問看護事業所など）に関する情報を把握するとともに，インフォーマルな社会資源としてサポートを提供する家族，友人，近隣，民生委員，ボランティアなどで，サービス利用者を支援していくうえで重要なキーパーソンとなる人がだれなのかも含めて把握する必要がある．このような情報把握を地域アセスメントという．地域アセスメントで，サービス利用者の生活ニーズに対応する既存の社会資源が存在しないと判明した場合には，支援者が社会資源の開発を行うこととなる．

　次に考えなければならないことは，既存の社会資源を利用することで，サービス利用者の生活ニーズが充足され，サービス利用者の生活に問題がない状況となるかどうかである．社会資源の利用に入る前に，支援者はサービス利用者の生活構造をアセスメントし，サービス利用者の生活の質を保つためのケア計画をサービス利用者とともに立てる．ケア計画では，支援者がサービス利用者の自己コントロール感や生活コントロール感に配慮した計画を考え，サービス利用者の生活ニーズに対応できるような社会資源を見いだし，サービス利用者の合意を得て社会資源の利用を始める．その際，フォーマルサービスを提供する専門職にも，サービス利用者の自己コントロール感や生活コントロール感に配慮したサービス提供を行うように，支援者が依頼する必要がある．

　ケア計画を立てていく際，生活ニーズやサービス利用に関する調整について，多角的な検討を行う必要性が生じることがある．その場合には，ケアカンファレンスなどが開催される．ここでは，①生活ニーズの確認，②社会資源として提供されるフォーマルサービスやインフォーマルサポートの内容・回数・提供日・時間などの確認，③各フォーマルサービス提供者やインフォーマルサポート提供者の役割分担および緊急時の連絡体制の確認，④ケア計画における修正点などの確認，などが行われる．ケアカンファレンスなどでケア計画が修正された場合には，サービス利用者との合意が必要となる．

　社会資源の利用が開始されると，支援者がまず行わなければならないことは，①サービスを利用した後のサービス利用者の生活状況に関するフォーマルサービス提供者やインフォーマルサポート提供者からのフィードバック情報の把握，②フィードバック情報の分析・統合，③情報の分析・統合から得られるサービス利用者の生活状況に関する考察，である．そして，支援者が行うモニタリングで得られた情報とそれ以外から得られた情報を統合し，サービス利用者の生活状況全体を考察する．最終的に，サービス利用者の生活状況に関するモニタリングで支援者が行わなければならないことは，①社会資源の利用により，支援目標の達成が可能となっているかどうかの確認，②社会資源の利用により，サービス利用者の生活が成り立っているかどうかの確認，③サービス利用者の身体機能・精神心理状況の変化・悪化がみられないかどうか，あるいは，経済状況，家族状況，人間関係の状況などに大きな変化がみられないかどうかなどの確認，④サービス利用者に新たな生活ニーズが生じていないかどうかなどの確認，を行うことである．

3．社会資源の開発

　社会資源の開発には，フォーマルとインフォーマルな社会資源の開発があり，それぞれの社会資源の開発で方法が異なる．フォーマルな社会資源の開発が必要という場合には，サービス利用者の生活ニーズに対応する社会制度は存在するが，さまざまな理由でサービス利用ができない場合と，サービス利用者の生活ニーズに対応する社会制度自体が存在しない場合がある．サービス利用者の生活ニーズに対応する社会制度は存在するが，制度設計上，サービス利用ができない例として挙げられるのが，介護保険制度における第2号被保険者（40歳以上65歳未満で医療保険加入者）で16の特定疾病以外の場合である．第2号被保険者で特定疾病以外の場合，生活ニーズを充たすために介護保険サービスの利用が妥当であると第三者から判断されたとしても，制度上，サービスを利用することはできない．また，サービス利用者の生活ニーズに対応する社会制度が存在しない例として挙げられるのが，65の特定疾患や130の臨床調査研究分野の対象疾患以外の難病となった場合である．高額な医療費に対する支援を行う制度が存在しない場合，サービス利用者が経済的に困窮してしまうことが多い．

　第2号被保険者で介護保険サービスが利用できない場合の社会資源の開発において，短期的には，医療保険や他の社会資源（障害者が利用する社会資源など）を利用して，介護保険によるサービスと同様のサービスが利用できるように調整していくことが支援者には求められる．また，指定されていない難病の場合の社会資源の開発においては，サービス利用者に同行し，医療費などについて，支援者が当該病院や行政と交渉することも必要となる場合がある．また，高額療養費制度を利用し，医療費に対する負担の軽減を図ることも検討していく必要がある．さらに，サービス利用者が経済的に困窮している場合には，障害年金などの公的年金や生活保護の申請について考慮しておく必要もある．このようなプロセスは，サービス利用者個人に対するアドボカシー（代弁・権利擁護）活動と呼ばれる．

　長期的な観点からの社会資源の開発においては，それぞれの場合で特定疾病や特定疾患として指定されるように行政へ働きかけることとなる．そのような働きかけを行う際には，同じような状況にあるサービス利用者の実態調査が必要となり，さらに，さまざまな専門職との連携・協力を通じて，サービス利用者の状況についての情報把握や行政への働きかけを行うための戦略の共有化などを行う．そして，支援者ひとりで行動するのではなく，多くの専門職やサービス利用者団体（たとえば，患者会など）とともに活動していく必要がある．このようなプロセスを経て，サービス利用者に対するクラス・アドボカシー（サービス利用者集団に対する代弁・権利擁護）活動が可能となる．

　インフォーマルな社会資源の開発が必要という場合には，地域社会の人々との適切なコミュニケーションを図ることが支援者には求められる．そして，支援者がインフォーマルな社会資源の開発を行う際に配慮しなければならない点として，次のようなことが挙げられる．

　(1) サービス利用者に対する支援ができる可能性のある近隣住民が，地域に存在するかどうかのアセスメントを行う．

（2）市町村の社会福祉協議会のコミュニティワーカーや職員，民生委員などから，近隣住民でサービス利用者の支援を行うことができる人やサービス利用者が居住している地域の雰囲気についての情報提供を受ける．

（3）地域におけるキーパーソン（町内会の会長や役員など）や民生委員などとの連絡や調整を行う．

（4）地域住民へ働きかけを行う場合，わかりやすく誤解のない表現で説明を行う．

（5）地域住民と話し合いを行う場合やサービス利用者に対する支援を行う近隣住民と話し合う場合には，話す内容を明確にし，焦点を絞りながら話を進める．

（6）地域住民や支援を行う近隣住民との話し合いでは，共有できる考え方・視点・妥協点を見いだしながら話し合いを進める．

（7）話し合いが進むと，具体的な内容を決め，実行可能な内容について合意する．そして，合意された内容について，サービス利用者に伝え，その意向を聞き，最終的な調整を行う．

（8）話し合いを進めていく場合，すべてのことを一度に解決していこうとするのではなく，着実に1つずつ解決していくことを目指す．また，支援者は，地域に対して肯定的な見方を保ち，地域住民や近隣住民のストレングスを見いだしながら話し合いを進めていく．

4．地域における社会資源のネットワーク化

サービス利用者が居住する地域において，フォーマルとインフォーマルな社会資源のネットワーク化が促進されることで，サービス利用者の生活ニーズに対して迅速に対応できる可能性が高い．しかし，地域における社会資源のネットワーク化には，いくつかの条件が整っていなければならない．その条件に次のようなことが挙げられる．

（1）地域におけるフォーマルな社会資源のなかに，サービス調整などを行う中核的な機関が地域に存在する．たとえば，高齢者支援の場合には，地域包括支援センターが，フォーマルな社会資源における中核的機関だと考えられる．

（2）地域におけるインフォーマルな社会資源に詳しく，インフォーマルサポート提供者を支援者に紹介する役割を担う人が地域に存在する．支援者がサービス利用者の居住する地域と常に関わりをもっていない場合，地域におけるインフォーマルな社会資源の状況やインフォーマルサポート提供者の存在が，支援者にはわかりにくいことが多い．そこで，サービス利用者が居住する地域について詳しい人の存在が非常に重要となる．そのような役割を担う人の例として，市町村の社会福祉協議会のコミュニティワーカーや職員，あるいは，民生委員などが挙げられる．

（3）地域におけるインフォーマルな社会資源としてサポートを提供する地域住民の間で，相互扶助や相互支援に関する考え方が定着している．Greene V. L. と Monahan D. J. の研究[2]によれば，そのような考え方が定着している場合には，比較的，地域でのネットワークが形成されやすいとされている．

（4）地域におけるインフォーマルな社会資源としてサポートを提供する地域住民をまとめ，地域住民の代表的な意見を述べるキーパーソンが地域に存在する．地域住民のまとめ役として町内会の会長などが存在するが，地域における町内会のあり方も変化してきているため，必ずしも町内会の会長が地域住民のまとめ役とは限らない場合がある．そのため，地域住民のまとめ役となるキーパーソンの存在を見いだすことが，地域のネットワーク化では重要となる．

5．社会資源の利用における今後の方向性

今後，フォーマルやインフォーマルな社会資源にも大きな変化が生じる可能性が高い．国や地方公共団体の財政状況や社会保障費に対する考え方の変化から，フォーマルな社会資源の整理・統合，給付条件や給付内容の変更，負担額の増加などがなされていくことが考えられる．そして，フォーマルな社会資源の利用において，サービス利用者の一部にはかなり厳しい状況となることが予想される．そこで，今後，支援者は，常にフォーマルな社会資源の適切な利用を意識し，場合により他の専門職と共に，フォーマルな社会資源の利用に関するアドボカシー活動を積極的に展開していかなければならない状況となると考えられる．

わが国は，すでに超高齢社会（65 歳以上の高齢者の人口に占める比率が 21％以上の社会を指す）であり，今後，ゆるやかに全人口が減少していくと予測されている．そこで，都市部・非都市部で共通する現象として，地域における住宅に空き家がみられるようになり，また，地域住民の高齢化，独居地域住民の増加，地域住民の意識の変化などにより，地域の組織化が非常にむずかしくなることがある．今後，都市部の一部や非都市部の多くの地域で，地域における社会資源機能の脆弱化が進み，インフォーマルな社会資源が提供できなくなる地域も存在し始める．そのような場合には，フォーマルな社会資源を積極的に利用していかなければ，支援ができないことも多くなると考えられる．

【第 3 章Ⅵ～Ⅶ．文献】
1）Rapp CA, Goscha RJ：The strengths model：A recovery-oriented approach to mental health services. 3rd ed., 51-64, Oxford Press, New York（2012）.
2）Greene VL, Monahan DJ：The effect of a support and education program on stress and burden among family caregivers to frail elderly persons. *The Gerontologist*, **4**：472-477（1989）.

【第 3 章Ⅵ～Ⅶ．参考文献】
Brun C, Rapp CA：Strength-based case management：Individuals' perspectives on strengths and case manager relationship. *Social Work*, **45**（3）：278-288（2001）.
Dubois B, Miley KK：Social work：An empowering profession. 7th ed., Pearson Education, Inc., Boston（2011）.
Hepworth DH, Rooney RH, Rooney GD, et al.：Direct social work practice：Theory and skills. 7th ed., Thomson Brooks/Cole, Belmont, CA（2006）.
Rapp CA, Goscha RJ：The strengths model：Case management with people with psychiatric disabilities. 2nd ed., Oxford Press, New York（2006）.

Saleebey D：Professions in crisis：The estrangement of knowing and doing. *Social Casework*, **70**：556-563
（1989）.

（岡田進一）

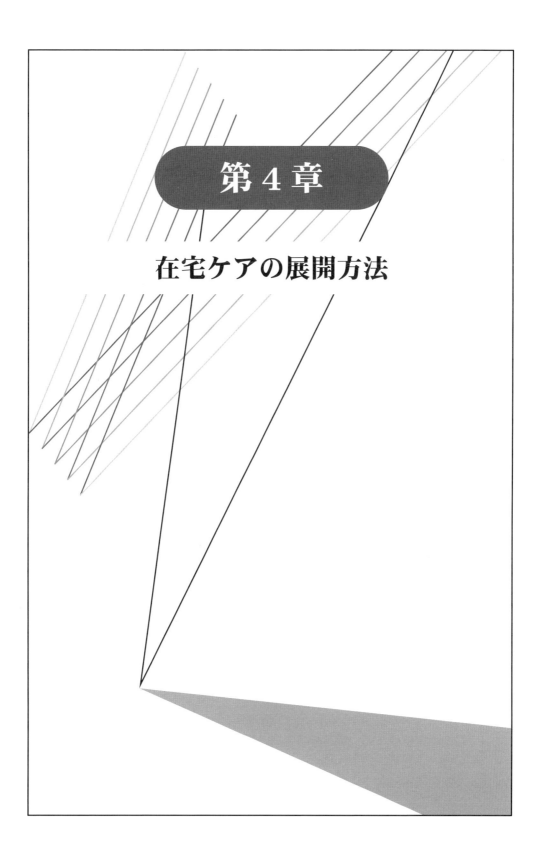

第 4 章

在宅ケアの展開方法

I. 対象者の発掘・発見期

　在宅ケアとは，人々が生活を営む場において，生命の質・生活の質・人生の質の維持向上を目指し，その地域の専門職や関係者・住民による支援の形態である．支援を必要とする療養者や家族が抱える，医療・保健・福祉等のニーズによって，ケアに関わる機関や専門職はさまざまである．健康状態を維持する予防的なケアから，疾病の回復・社会復帰を促すケア，人生の終焉のときを支えるケア，死別後の遺族が日常を取り戻すためのケアまで，療養者と家族の暮らしを支える役割を担っている．

1. 在宅ケアの成立要件（図4-1-1）

1）在宅ケアが始まる前提と条件

　在宅ケアが始まるためには，まず療養者や家族が自分の生活の場において専門職の支援を受け入れ，暮らしの営みにケアを組み込むことを望むことが前提となる．そのためには，自分の住む地域の在宅ケアに関する情報（活用可能なサービス等）をもっていることや，在宅ケアに対する肯定的なイメージをもっていることが必要となる．さらに，療養者の病状の安定，療養者と家族の在宅ケアを選択する意向，経済面の対応，居住環境の整備，ニーズに対応するために利用可能なサービスの適用・開発等が調整されることにより，その人やその家族の在宅ケア

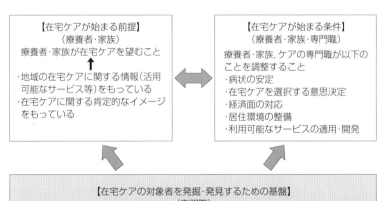

図4-1-1　本人と家族の暮らしを支える在宅ケアの成立要件

が実現する.

2）在宅ケアの対象者を発掘・発見するための基盤

この前提を普及させることや，療養者や家族とともに個別ニーズに応じて条件を調整することは，地域の医療施設・福祉施設・居宅サービス事業所・包括支援センターなどの在宅ケアに関わる機関の専門職の役割である．ケアの専門職である，医師，看護師，理学療法士，作業療法士，薬剤師，栄養士，社会福祉士，介護士，助産師，保健師等がそれぞれの機関において，住民の生命の質・生活の質・人生の質について考えながらこの任務にあたる．また，条件の調整を通して，関係機関や専門職間の連携と協働により，地域包括ケアシステムを充実させることは，その地域の在宅ケアの質・ケア力を担保することになる．このことは，在宅ケアの対象者を発掘・発見する基盤となる要件である．

2．在宅ケアの対象者の所在

1）対象者の多様化と拡大

2000 年の公的介護保険制度導入により，社会全体で高齢者の生活や介護を支える仕組みが整備されてきた．それに伴い，人々の意識も変化してきた．家族の世話は家庭の責任という考え方から，ケアを必要とする人もその家族も社会の一員として，尊厳をもって文化的な生活を送る権利が保障されるべきであるという考え方に変化してきた．施設・病院から在宅へという国策の動向のなかで，医療依存度の高いがんや難病，乳幼児・学童を含む小児，精神疾患やさまざまな障害をもつ人々が地域で療養できるようになってきている．また，2006 年と 2012 年の公的介護保険制度の改正では，虚弱な高齢者への予防的な生活支援の強化，自立度の高い元気な高齢者への健康増進の支援も盛り込まれ，在宅ケアの対象者はさらに拡大している．

2）ケアの場の多様化と可能性

人々が生活する場が多様化すれば，それだけ在宅ケアの場も多様化する．家族とともに暮らす家庭という場だけでなく，単身者の自宅，高齢者のための集合住宅（民間シニア住宅含む），共同生活介護施設（グループホーム），複合型施設，デイサービスなどの通所施設，介護老人福祉施設（特別養護老人ホーム），介護老人保健施設（老人保健施設），介護療養型医療施設（療養病床），医療施設の外来やクリニックなども在宅ケアの場である．子どもであれば，療育施設，保育園，学校，児童館もケアの場である．ケアを必要とする人の日常がそこに存在すれば，それがどこであってもケアの場となり得る．どのような場にどのような在宅ケアのニーズがあるか，その将来的な可能性も含め，地域の現状について調査・検討し，ニーズを発掘・開発することも専門職の役割である．

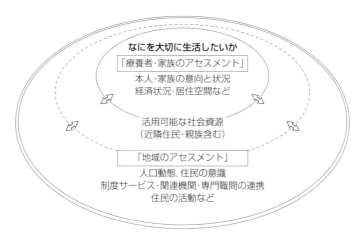

図 4-1-2　在宅ケア・ニーズの包括的アセスメント（イメージ図）

3．在宅ケア・ニーズの包括的アセスメント（図 4-1-2）

1）療養者と家族のアセスメント

　在宅ケアを望む本人と家族の意向を基に，「なにを大切に生活したいか」を確認しながら，実際に生活の場で療養を継続できるか，どのように調整すれば可能か，以下の項目に着目し，客観的な情報と療養者や家族のとらえ方を総合して査定する．また，条件が調整されることにより，在宅ケアを望む意向が確かになっていく場合もある．

　（1）療養者；家庭内の役割・社会的な役割，治療中の疾患，容態・症状とそのコントロール状態，使用している薬物や医療機器やその管理能力，リハビリテーション，栄養摂取の制限とその遵守，日常生活動作や行動能力，日常生活の自立度，意思決定能力，対処能力，成育歴・生活歴・教育歴・職歴・病歴，性格・価値観・生活信条・趣味・特技・日課など

　（2）家族；家族構成員と構成員間の関係性，本人にとってのキーパーソン，主に介護を担う家族，家族構成員それぞれの健康状態，社会的な役割，生活時間，これまでの介護や看取りなどの家族の危機をのりこえてきた経験や対処能力，価値観・生活信条・家訓・日課，意思決定の方法など

　（3）経済状況；療養者と家族の収入や生活費，家業，医療や介護に使える費用など

　（4）居住空間；介護用ベッドや医療機器の設置，車いすや歩行器の使用等を想定した場合の居室や寝室，浴室やトイレ，玄関など

　（5）地域の社会資源（療養者・家族にとって活用可能な社会資源）；居住する自治体，その自治体で利用できる制度・サービス，医療・保健・福祉の関係機関・専門職，近隣住民や親族からのサポートなど

2）地域のアセスメント

　（1）人口動態；人口推移，人口構造，将来の人口推計（高齢者人口・高齢化率等）

（2）住民の意識；住民の在宅ケアに対するとらえ方，介護や看取りに関する考え方・価値・規範，近隣住民間の関係性・在宅ケアに関する実質的なサポート体制など

（3）制度・サービス；訪問看護・訪問介護・訪問入浴・配食サービス，通所介護（デイサービス），療養通所介護，通所リハビリ（デイケア），短期入所介護（ショートステイ）・共同生活介護（グループホーム），一時保育・住宅改造の費用助成・介護用品の貸与給付・特定疾患医療費助成，相談・申請の窓口などの内容と利用率など

（4）関連機関；役所内の関連部署（教育委員会を含む），保健所・保健センター，社会福祉協議会，福祉事務所，地域包括支援センター，地域の基幹病院・医院，訪問看護ステーション，介護施設・訪問介護ステーション，福祉関連事業所（民間企業を含む），療育センター，家庭支援センター，障害者（児）支援施設，福祉ホーム，学校，保育園，児童館・敬老館，薬局，交番，消防署，タクシー会社，医療機器・介護用品のメーカー・販売所など

（5）専門職間の連携；自治体が主催する会議，関連機関間で行われる連絡協議会，専門職間の研究会・勉強会，退院前・対処前の会議や打ち合わせ，入院・入所時と退院・退所時の申し送り，連携に使われる記録様式・情報伝達の道具や手段など

（6）住民の活動；町内会などの自治組織・NPO法人・患者会・家族会・民生委員・健康推進員・母子保健推進員・ボランティアなど

II. サービスや社会資源の開発構築期

在宅ケアの対象者とケアの場の拡大により，いっそうのニーズの多様化が予測される．今後は，予防的な働きかけも含め，地域住民の生活を多面的に継続支援できる，地域包括ケアシステムの拡充が必要となる．将来を先読みし，地域の特性と住民のニーズに基づき，体系的に質の高いサービスを恒久的に提供できる仕組みが求められている．その地域の住民の命の質・生活の質・人生の質を高める責務を担うケアの専門職は，これまでの協働体制をさらに強化し，その地域ならではの在宅ケアを創出している．その不断の努力によって，24時間，365日切れ目なく療養生活が支えられる地域包括ケアシステムの開発・構築が進展している．2012年度の公的介護保険制度の改正では，高齢者の生活を支える地域包括ケアシステム（図4-2-1[1]）において，その地域固有の資源やインフォーマルな資源を活用することが盛り込まれた（図4-2-2[2]）．

1．在宅ケアの社会資源

社会資源を活用する目的は，療養者と家族が「なにを大切に生活したいか」「どこでどのよう

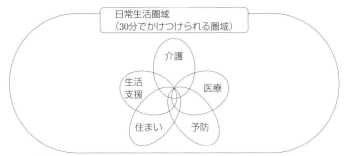

【地域包括ケアの5つの視点による取り組み】
地域包括ケアを実現するためには，次の5つの視点での取り組みが包括的（利用者のニーズに応じた①〜⑤の適切な組み合わせによるサービス提供），継続的（入院，退院，在宅復帰を通じて切れ目ないサービス提供）に行われることが必須.
　①医療との連携強化：24時間対応の在宅医療，訪問看護やリハビリテーションの充実強化．介護職員によるたんの吸引などの医療行為の実施．
　②介護サービスの充実強化：特養などの介護拠点の緊急整備（平成21年度補正予算：3年間で16万人分確保），24時間対応の定期巡回・随時対応サービスの創設など在宅サービスの強化．
　③予防の推進：できる限り要介護状態とならないための予防の取り組みや自立支援型の介護の推進．
　④見守り，配食，買い物など，多様な生活支援サービスの確保や権利擁護など：ひとり暮らし，高齢夫婦のみ世帯の増加，認知症の増加を踏まえ，さまざまな生活支援（見守り，配食などの生活支援や財産管理などの権利擁護サービス）サービスを推進．
　⑤高齢期になっても住み続けることのできるバリアフリーの高齢者住まいの整備（国土交通省）：高齢者専用賃貸住宅と生活支援拠点の一体的整備，持ち家のバリアフリー化の推進．
〔厚生労働統計協会編：国民の福祉と介護の動向 2013/2014，厚生の指標　増刊，60（10）：148，2013〕

図 4-2-1　地域包括ケアシステム（介護保険の場合）

に暮らしたいか」「どのように生きたいか」，その望みの実現のためである．在宅ケアの社会資源には，本人や家族がその地域で暮らしを営むうえで，その時々に生じる諸問題に対処するために（ニーズに対応するために）活用できる各種の法制度，サービス，それを提供する機関・人材，住民の意識など，人的・物的・経済的・文化的な要素のすべてが含まれる．これらの外的資源と療養者や家族がもつ能力等の内的資源がうまく働き合うことによって，医療・保健・福祉のニーズを満たすために活用された社会資源が効果を上げる．専門職は，社会資源を活用する際には，内的資源と外的資源のバランスにも着目する必要がある．

　さらに，地域包括ケアシステムの拡充という観点からは，在宅ケアの経験者である住民も資源となる．自身の自宅での介護や看取りの経験を他者に伝え，現状と課題を発信したり，その経験を生かして近隣住民の在宅ケアを支える活動をしたり，同じ境遇にある地域の仲間と家族会や患者会を立ち上げたりすれば，それは地域の在宅ケア力を高める社会資源になる．

2．社会資源の根幹と社会保障制度の体系（表 4-2-1[3]）

　日本国憲法第 25 条には「すべて国民は，健康で文化的な最低限度の生活を営む権利を有する．国は，すべての生活部面について，社会福祉，社会保障及び公衆衛生の向上及び増進に努めなければならない」とある．その具現化のために，社会福祉六法に，「生活保護法」「児童福

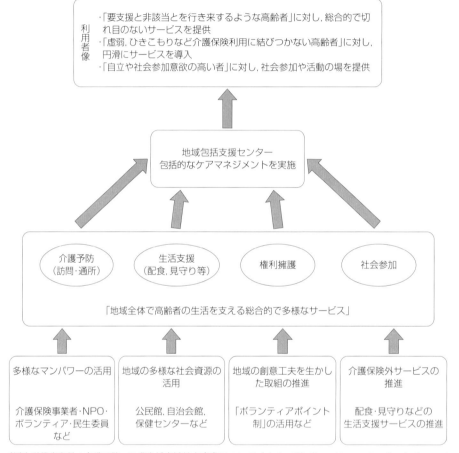

〔厚生労働省資料：介護予防・日常生活支援総合事業について（イメージ）（http://www.tokuteikyo.jp/images/register/news0644_2.pdf, 2014.12.10）〕

図 4-2-2　介護予防・生活支援総合事業（介護保険の場合）

祉法」「母子及び寡婦福祉法」「身体障害者福祉法」「知的障害者福祉法」「老人福祉法」が定められ，その他にも，「社会福祉法」「介護保険法」「障害者自立支援法」が整備されている．

また，日本国憲法第12条には「この憲法が国民に保障する自由及び権利は，国民の不断の努力によって，これを保持しなければならない．又，国民は，これを濫用してはならないのであって，常に公共の福祉のためにこれを利用する責任を負ふ」とある．地方自治法第1条では「地方公共団体は，住民の福祉の増進を図ることを基本として，地域における行政を自主的かつ総合的に実施する役割を広く担うものとする」と定められている．自治体（都道府県や市町村）

第 4 章　在宅ケアの展開方法　　　89

表 4-2-1　社会保障制度の体系　　　　　　　　　　　　　　　　　　　　　2009 年 4 月現在

医　　療	医療保険	健康保険（全国健康保険協会管掌健康保険，各種健康保険組合） 船員保険 国家公務員共済組合 地方公務員共済組合 私立学校教職員共済 国民健康保険	
	長寿医療制度（後期高齢者医療制度），前期高齢者医療財政調整（医療給付） 生活保護（医療扶助） 労働者災害補償保険（医療給付） 公費負担医療（結核・精神その他）		
	公衆衛生サービス	一般保険（健康増進対策，生活習慣病対策（特定健康診査等），保健対策 　　　　　（母子，精神，歯科等），感染症対策，疾病対策，医療対策等） 生活環境（生活環境施設，食品保健，化学物質等） 労働衛生（労働者の健康確保，事業場の衛生管理，職業病，職場環境等） 環境保全（公害健康被害補償，化学物質，大気汚染，水質汚濁，廃棄物等） 学校保健（学校保健，学校給食等）	
年　　金	年金保険	国民年金 厚生年金保険 国家公務員共済組合 地方公務員共済組合 私立学校教職員共済	
		その他	厚生年金基金 国民年金基金 農業者年金 適格退職年金 確定給付企業年金 確定拠出年金
	労働者災害補償保険（年金給付）		
福祉その他	生活保護（医療扶助以外の各種扶助） 児童福祉（保育所，児童手当，児童相談所，児童養護施設，児童虐待防止対策等） 母子福祉（児童扶養手当，就業支援，母子福祉資金，DV 防止対策等） 障害者福祉（知的障害者，身体障害児・者，特別障害者手当等） 老人福祉（居宅福祉サービス，施設サービス） 介護保険（居宅（介護予防）サービス，地域密着型（介護予防）サービス，施設サービス，生 　　　　　活機能評価） 雇用保険（失業給付） 労働者災害補償保険（休業補償給付）		

〔厚生統計協会編：国民の福祉の動向，厚生の指標　増刊，56（12）：12，2009 より改変〕

の責任において，生活圏の地域単位で住民がともに生活を支え合い，どのような状況にあって
も健康で文化的な生活を送れるような仕組みの整備が図られている．生活の多側面を網羅した
社会資源を包含する地域包括ケアシステムもその一部である．

3．社会資源の機能と担い手（表 4-2-2，図 4-2-3[5]）

　社会資源の機能をひとことでいうとサポートである．サポートの内容は，医療面のサポート，

表 4-2-2　社会資源のサポート内容と担い手

	医療面	機器・物品	権利擁護	経済面	情緒面	日常生活	社会参加
自助 ［家族・親族］	○	○	◎	◎	◎	◎	○
公助 ［専門職］	◎	◎	◎	◎	◎	◎	◎
共助 ［近隣・住民］	—	—	—	—	◎	◎	◎

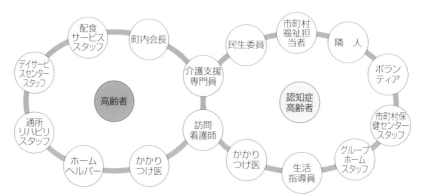

〔櫻井尚子，渡部月子，臺　有桂編：ナーシング・グラフィカ在宅看護論：地域療養を支えるケア．第4版，122，メディカ出版，大阪，2014より転載〕

図 4-2-3　在宅ケアにおける支援の担い手のバリエーション

　機器や物品などのサポート，権利擁護のサポート，経済面のサポート，情緒面のサポート，日常生活手段のサポート，社会参加のサポートに分類できる．これらのサポートについて，自助・公助・共助のどこが主な担い手となるか整理すると（表4-2-2），療養者・家族のニーズに応じて，どのようなケアチームを組めばよいか検討できる．その人が暮らす地域の連携すべき機関，協働すべき専門職・関係者・住民が明確になる．

　自助と公助が担うサポートはすべてに関わってくるため，専門職はサポートを提供しながら常に，療養者や家族の在宅ケアに関する知識や技術を高め，問題対処能力を強化するように働きかける必要がある．ケアの対象者である療養者・家族と協働するという考え方が大切である．また，情緒的サポート，日常生活上の手段や社会参加のサポートは，近隣住民から得ることが期待でき，在宅ケアでは共助の役割も大きい．フォーマルサポートとインフォーマルサポートの両方があって在宅ケアが実現する．このような資源を調整・調達できない場合は，新たなサポートの担い手を探すことも含め，地域の社会資源を開発することが必要となる．

第4章　在宅ケアの展開方法　　91

表4-2-3　ケアマネジメントの機能

5つの要素		在宅ケアにおけるケアマネジメント
リンキング	（linking）	活用可能な社会資源を特定し，または開発し，それぞれが有用に働きをもつように結びつける
アドボカシー	（advocacy）	療養者・家族の意向を尊重し，権利を守りながら，意思決定を助ける
モニタリング	（monitoring）	適用したサービスの内容（質・量・満足度など）とその効果を継続的に評価していく
ネットワーキング	（networking）	必要な専門職や関係者を特定し，在宅ケアの支援ネットワークを形成する
オーガニゼーション	（organization）	ケアの質を保障するためにその地域の資源を生かした地域包括ケアシステムを構築する

4．ケアマネジメント（表4-2-3，図4-2-4[6]）

　ケアマネジメントとは，本人・家族が望む生活のために，その時々のニーズに応じて活用できるフォーマル・インフォーマルな資源，内的・外的資源を調整し，必要な専門職が連携し，在宅ケアを支えることである．個別のニーズに対応しながら，その都度必要な社会資源を開発し，包括的な地域のケアシステムを構築することである．

　公的介護保険制度の理念を実現するためのシステムとして，ケアマネジメントという考え方が浸透している．介護保険の場合は，介護支援専門員（ケアマネジャー）が複雑な健康問題やニーズをもった介護を必要とする高齢者の生活をさまざまな機関の専門職が支えるため，療養者と家族の意向と選択に基づき，制度とサービスを組み合わせてケアプランを策定する．ケアマネジメントの運用によって在宅ケアの質が左右されるため，ケアマネジャーには，療養者・家族の意向を的確に把握し，ケアのニーズを適切にとらえ，社会資源の適用・開発を調整する能力が求められる．さらに，本人と家族を中心に，そのとき必要な支援体制を組み変えていく柔軟な思考や，アセスメントからケアプラン実施・評価の一連の過程を関係機関・専門職，療養者・家族とともに展開する組織運営能力も必要とされる．

　介護保険以外の場合でも，在宅ケアを進めていくためには，ケア全体をマネジメントする役割を担う専門職が必要である．在宅ケアは，支援の経過が長い場合も多く，入退院を繰り返し，施設に入所するなど随時状況が変化する．そのときに療養者・家族が抱える問題やニーズによって，ケアマネジメントをリードする機関や専門職が交代することもある．大切なことは，療養者・家族が「どのように生活したいか」という意向が常に尊重され，自立性と尊厳が守られ，切れ目ないケアが継続されることである．そのために，経過や情報を共有・伝達するための様式・道具・手段を開発することも必要である．また，それらを運用し，活用する専門職の連携体制もケアマネジメントの重要な部分である．また，住民のより豊かな暮らしを支えるために必要な資源を開発・構築することもケアマネジメントに含まれる．

　日本看護協会訪問看護検討委員会[4]では，ケアマネジメントの機能をリンキング，アドボカシー，モニタリング，ネットワーキング，オーガニゼーションの5つに分類している．この5

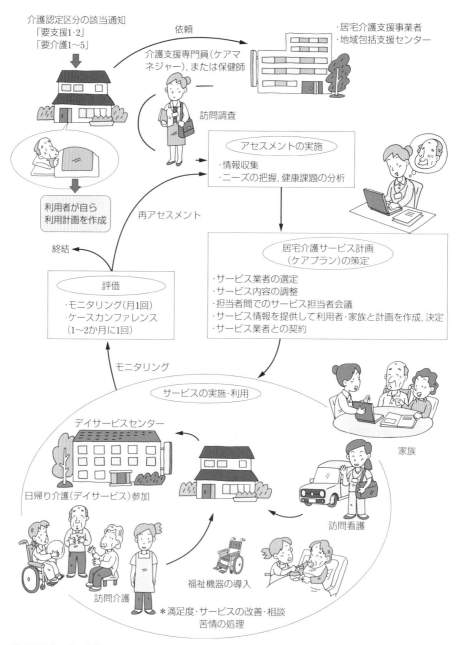

〔櫻井尚子著，臺 有桂，石田千絵，山下留理子編：ナーシング・グラフィカ在宅看護論；地域療養を支える
ケア．第5版，159，メディカ出版，大阪，2015より改変引用〕

図4-2-4 地域包括ケアシステムにおけるサービス展開（居宅介護の場合）

つの要素を在宅ケアのケアマネジメントにあてはめた場合，その内容は以下のようになる（表4-2-3）．ケアマネジメントは，ケアを受ける療養者・家族の個別性と意向を重視し，生活に基づいてケアニーズをとらえ，自立支援を目指す．在宅ケアの場合には，ケアに関わるすべての専門職がケアマネジメントの視点をもっていることが大切である．また，在宅ケアの特徴とし

表4-2-4　在宅ケアを推進するためのチームアプローチのポイント

キーワード	チームアプローチのポイント
メンバー	必要十分な専門職が関わる
目的共有	関わる専門職が目的を共有する
専門性・役割と責任	それぞれの専門性・役割と責任を明確にする
平等・貢献	平等にそれぞれの貢献に焦点をあてる
率直さ・明確さ	率直に明確に意見を伝える・確認する
発展的コミュニケーション	発展的なコミュニケーションをとる
情報共有	随時情報と方針を共有する
検討の場	タイムリーにカンファレンスを行う（定期的含む）

て，療養者・利用者の生活を支えるために，異なる機関の専門職間の連携がケアの質を左右する．したがって，ケアマネジメントの対象は，支援ネットワークやケアシステムの構築まで幅広くとらえることが重要である．

5．多職種間の連携と協働

　療養者・家族の生活を支援するために在宅ケアチームによる総合的なアプローチを行う．チームは，本人・家族が望む生活を支えるという共通の目的をもち，そのための課題解決に取り組む集団である．メンバーの関心は，専門性を問わず，本人と家族の生活という同じ方向を向いていることがチームアプローチの原則である．

　チームの結束力を高め，専門職間が連携し，在宅ケアを推進するためのチームアプローチのポイントを8つ挙げる（表4-2-4）.

　サービス担当者会議やケアカンファレンス等を開催する際にも，このポイントは有用である．カンファレンスは，ケアの開始時，定期的な評価や方針変更時，急変時や緊急時に行われる．カンファレンスでは，アセスメントやケアの方向性について，互いの専門性に基づいた視点から意見を交換し，サービス導入の優先順位や個別的な配慮や工夫などを検討し，それぞれの専門職の役割と責任を確認し合う．このような場は，生産的・発展的に運営することによって，よりよいパートナーシップを形成する好機にもなる．

　パートナーシップの形成において重要なことは，お互いの専門性を理解し，学び合い，育ち合える関係づくりである．お互いに専門的な能力を出し合い，平等に決定権をもつことも重要である．在宅ケアに関わる専門職の専門性は，それぞれがその地域特性のなかで住民の生活を支えるという点で互いに共通部分をもっている．この地域で生活を支えている対象者の様子や特徴，地域の特性，地域包括ケアシステムの変化など，自分たちの強みとしてポジティブな面について確認し合うことも，チームとしてのアイデンティティを確立し，モチベーションを維持・向上させるために有効である．

【第4章 I～II. 文献】
1) 厚生労働統計協会編：国民の福祉と介護の動向 2013/2014. 厚生の指標 増刊, **60**(10)：148(2013).
2) 厚生労働省：介護予防・日常生活支援総合事業について(イメージ)(http://www.tokuteikyo.jp/images/register/news0644_2.pdf, 2014.12.10).
3) 厚生統計協会編：国民の福祉の動向. 厚生の指標 増刊, **56**(12)：12(2009).
4) 日本看護協会訪問看護検討委員会編：看護職が行う在宅ケアマネジメント. 10, 日本看護協会出版会, 東京(1996).
5) 櫻井尚子, 渡部月子, 臺 有桂編：ナーシング・グラフィカ在宅看護論；地域療養を支えるケア. 第4版, 122, メディカ出版, 大阪(2014).
6) 櫻井尚子著, 臺 有桂, 石田千絵, 山下留理子編：ナーシング・グラフィカ在宅看護論；地域療養を支えるケア. 第5版, 159, メディカ出版, 大阪(2015).

(大森純子)

III. 在宅生活の安定期

　在宅生活の安定期とは，療養者の病状が安定し，必要な支援を受けながら，その人の生活が送れる時期である．退院して2～3か月ほど経ち，療養者・家族は，治療や介護を生活に組み込みながら，自分たちのペースで落ち着いた生活を送ることができる．治療や介護のペースをつかむことで，療養者・家族は，自分たちの余暇や社会活動に目を向けることができる．生活の充実という観点からも，社会参加を支援していくことは重要な在宅ケアである．

1. ケア目標

　①療養者が，適切な治療やケアにより病状が安定する．
　②療養者が，リハビリテーションを継続し，日常生活動作を維持できる．
　③家族の介護負担ができる限り増大しない．
　④療養者・家族それぞれが望む生活を営むことができる．
　⑤療養者・家族を含む在宅ケアチームが，病状の悪化や災害時など，緊急対応の整備をする．

2. 在宅生活の安定期の支援のポイント

1) 病状の安定と治療の継続
　療養者の病状の安定は，在宅療養の継続を左右するともいえる．そのため，療養者が自分の

第4章　在宅ケアの展開方法　　95

疾患や心身の状況をよく理解したうえで，診察を受け，服薬などの治療を継続していけるよう支援することが重要である．

（1）診療の継続

在宅ケアチームはかかりつけの病院や診療所がどこにあるのか，どのような移動手段で通院するのか，薬はどのように受け取っているのか，通院が負担になっていないか等について把握しておく．療養者・家族にとって，通院が負担になってきた場合には，その理由や思いをとらえ，状況に応じて，受診の介助や移動手段の変更，往診医の導入を検討する．将来的に，在宅死を希望する場合は，終末期をサポートする往診医に担当してもらうとよいだろう．在宅死を迎えるには，医師との関係性が影響するため，在宅療養の安定期から診療を受けることは，療養者・家族—医師間の信頼関係を培うことにも役立つ．

（2）服薬の継続

循環器疾患の療養者は，強心薬や利尿薬，抗不整脈薬，高血圧薬といった病状のコントロールに際して重要な薬を飲んでいることが多い．そのため，薬を飲み忘れることで，ただちに病状の悪化につながる場合がある．ゆえに，在宅療養の継続に向けて，"服薬ケア"は重要である．

薬が飲めなくなってきた場合，その理由をアセスメントし，服薬ができるようにサポートしていく．なぜ飲めないのかをよくアセスメントし"服薬ケア"をどのようにしたらよいか，ケアマネジメントをする．特に，在宅では，療養者・家族の生活に合わせて，1つひとつの課題に向けたケアマネジメントが重要になる．

たとえば，単に薬を飲み忘れてしまう場合，薬のセットをし，だれがいつ与薬するか，だれが声をかけるのか等を調整する．また，むせやすく薬が多くて飲みにくい場合，飲み方をみせてもらい，医師や看護師，薬剤師等に相談し，薬の形状や飲み方を工夫する．一方，「この薬を飲むと調子が悪い」等，なにか療養者本人の考えや意思があって飲んでいないこともある．薬が飲めなくなってきた場合，まず，療養者・家族の話に耳を傾け，その原因をアセスメントし，その理由にアプローチする．

2）リハビリテーションの継続

（1）専門職によるリハビリテーションの提供と教育

病気や外傷により後遺症を残し，生活に支障が生じた場合，多職種が連携して支援する総合的アプローチをリハビリテーションと呼ぶ．特に，在宅医療の専門職が行うリハビリテーションとしては，主に，身体障害に対する運動機能障害のリハビリテーション，呼吸器障害に対する呼吸リハビリテーション，摂食・嚥下障害に対する嚥下リハビリテーションがある．在宅療養者のリハビリテーションの目的は，その人のもつ力を発揮し，健康の回復，健康の維持・増進に加え，疾病を予防し，その人の生活の営みを続けることである．

介護保険制度におけるリハビリテーションとしては，病院または診療所，訪問看護ステーションに所属する理学療法士や作業療法士，言語聴覚士が自宅を訪問して行うもの，介護老人

保健施設，病院または診療所等に通って行う通所リハビリテーション等がある．

　専門職が提供するケアだけがリハビリテーションではないため，状況に応じて，日々，療養者・家族が行えるリハビリテーションを教育し，その実施や継続を支援する．たとえば，呼吸リハビリテーションでは，療養者は，毎日，腹式呼吸や口すぼめ呼吸，運動（歩行）などを行い，実施状況をノートに記載しておき，医師や看護師，理学療法士に経過をみてもらい，アドバイスを受ける等の方法がとられる．

　（2）日常生活動作（activities of daily living；ADL）の維持に向けた環境整備

　在宅では，日常生活で，家屋内や地域でのADLを維持できるように支援していくことが重要である．そのため，自宅の環境を整えることが大切である．たとえば，家屋内の段差について，段差があるからこそ，療養者が段差を越える運動を続け，ADLを維持しているのか，そうではなく，段差が障壁になって，ADLが縮小しているのか等をよくアセスメントし，段差をなくすべきかどうかを考える．家屋構造のもつ意味，療養者・家族の生活等を多面的にとらえて，適切な福祉用具の導入や住宅改修を行う．

3）セルフケア，介護体制の確立

（1）セルフケアへの支援

　人は健康を維持するため，自分の健康を管理し，自分をケアするというセルフケアを行いながら生活している．療養者は，日々，自分自身の体の調子をみながら，体調の変化に対応していくことが重要である．療養者は，病気の経験を通して，自分の健康への意識が高い場合が多い．医療職には具体的な生活や健康上のアドバイスが求められる．

　たとえば，呼吸器疾患や循環器疾患の療養者は，血圧や体温の自己測定，体重測定をし，食事や排せつ，体重などの状況を在宅療養日誌（ノートやパソコンのシート等）に記載し，経時的に変化を綴っておくとよい．在宅療養日誌の様式は療養者自身で作成してもよいし，病院・診療所が作成している場合もある．診察時に在宅療養日誌を持参すれば，病院・診療所の医師や看護師にとって，療養者の状態や変化を理解しやすく，適切な診断を助け，限りある診療時間を有効に活用できる．なにより，療養者自身が，自分の身体状況の変化にいち早く気づくことにつながる．

（2）医療処置の管理

　現在，在宅においても，数々の医療処置が医療保険で受けられる．具体的には，糖尿病患者が行うインスリン自己注射，腎疾患患者が行う血液透析，その他に在宅酸素療法，在宅人工呼吸療法，在宅経管栄養法，在宅自己導尿，人工肛門・人工膀胱などがある．これらの医療処置は，療養者・家族が十分な知識をもって，手技や管理を習得する必要がある．さらに，物品や衛生材料の調達，機器のメンテナンスシステムを整える必要がある．療養者・家族は，医療処置を行いながら，病状を安定させて生活のペースをつかむことで，よりよい生活を続けることができる．

　しかし一方で，日々の生活に医療処置が組み込まれることになり，療養者・家族の心身の負

担は大きく，訪問看護や訪問介護は，療養者・家族の状況をよく理解し，サポートする必要がある．

（3）介護体制の確立

療養者に介護が必要な場合，在宅生活が安定期に入れば，家族は，介護や生活のペースをつかむことができるだろう．在宅でのサービスが週間予定，月間予定に組み込まれ，療養者・家族の24時間365日を支えていくのである．在宅サービス（訪問看護，訪問介護，入浴サービス，配食サービス）や通所サービス（デイケア，デイサービス）が提供される．ケアプランに沿ってサービスが提供されるが，療養者・家族の状況は刻々と変化するのであり，ケアプランをタイムリーに修正する柔軟性が大切である．

4）家族の休養

家族の休養として，ショートステイを利用したり，訪問介護の間に，家族の外出の時間をつくることも大切である．また，訪問看護師やホームヘルパーに自宅に来てもらうことは，家族にとって，実質的な支援になるだけでなく，なにかあったときの安心感，家のなかの空気を変える風になり，家族介護者を支える．この時期，家族介護者は，在宅療養が軌道に乗った安心感を得る一方で，この先，何年続くかわからない，先のみえない介護のなかで不安も抱えている．在宅ケアを支える専門職は，家族にとって，訪問時の日常会話，専門職の存在そのものも支援になっていることを忘れてはならない．

5）緊急対応の準備

在宅での緊急の状況として，療養者の病状の悪化や医療処置のトラブルがある．

療養者の病状悪化時の対応は，事前に，療養者・家族と話し合い，検討しておくことが大切である．どういう病状の変化があれば，どこに受診するのか，移動手段はどうするのか等である．緊急時には慌ててしまうので，わかりやすいところに病院・診療所や訪問看護ステーションの連絡先を書いた紙を張っておくとよい．また，持参するもの（診察カード，保険証，在宅療養日誌，内服薬など）をメモしておき，すぐに持ち出せるように整理しておくとよい．

医療処置のトラブルの場合，療養者・家族がその原因を考え，慌てずに対処できるように，指導しておくことが必要である．たとえば，吸引器がうまく作動しない場合，電源を確認し，チューブが外れていないか，吸引器の排液びんの口が緩んでいないか等を確認することで改善することもある．まず，療養者・家族が初期対応をすることが第一である．それでも改善しない場合には，病院・診療所や訪問看護ステーション，酸素供給会社，人工呼吸器供給会社など，必要なところに連絡をとる．このような緊急時対応については，在宅ケアチーム全体で把握し，適宜に確認し，情報を共有しておく必要がある．

6）余暇や社会活動への支援

在宅生活の安定期に入ることで，医療や介護の体制が整い，療養者・家族は自分の生活に目

を向けることができる．療養者・家族は，それぞれが家庭内での役割を担い，近所付き合い，友人付き合いをし，生活の張りも出てくる．

日々，散歩に出かけ，遠出や旅行を計画することもある．バリアフリーマップを作成している自治体もあり，活用できる情報が得られるかもしれない．また，身近な町内で趣味や社交の場に出かけることも，療養者・家族の楽しみにつながる．

一方，仕事をもちながら介護をする家族も増えてきており，在宅ケアチームでサポート体制を築き，家族とのコンタクトの方法を工夫する必要がある．療養者・家族が余暇や社会活動ができるように支援することで，療養者・家族の生活の充実，ストレスの緩和にもつながっていく．

7）療養者・家族を見守るコミュニティ

在宅ケアチームは，療養者・家族を支援する一方で，療養者・家族が暮らすコミュニティに目を向ける必要がある．たとえば，自己導尿をしている人，人工肛門・人工膀胱をもつ人は，ADL が保たれ，自己管理ができているとしても，外出には準備が必要になるため，外出をためらい，家の中に閉じこもりがちになることもある．そういった人々が，外出時に，活用しやすいトイレを設置し，わかりやすい表示を出す等，外出しやすい地域の環境整備も大切である．

地域の人々に対して，在宅療養や在宅介護の理解を促す活動に取り組み，療養者・家族を暖かく見守る地域コミュニティを育てたい．在宅ケアチームの専門職は，地域コミュニティの形成を直接的に支援するだけではない．療養者・家族の代弁者として，ときに，自治体の政策や事業化に提言することで，地域コミュニティを変える原動力になるであろう．

IV．急性憎悪期

急性憎悪期とは，慢性疾患の急性憎悪や感染症により，病状がかなり悪化し，治療の変更が必要になった状態である．たとえば，脳梗塞後遺症の人が再梗塞を起こしたり，慢性心不全や慢性呼吸不全の人が上下気道感染をきっかけに重篤な症状に陥ったりすることがある．日ごろから，病状悪化予防（生活習慣病予防を含む），感染症予防が第一であるが，病状が悪化した場合には，できるだけ早期に発見し治療やケアを受けることが大切である．また，緊急入院になることもあり，医療や看護が継続できるように，医療機関と在宅ケアチームは連携をとる．さらに，この時期は，入退院の判断，経管栄養法や気管切開などの医療処置の決定が必要になる場合もあり，状況が大きく変化することがある．本人の意向を尊重したうえで，療養者・家族の意思決定を支援していくことが大切である．

第4章　在宅ケアの展開方法　　99

1．ケア目標

（1）療養者・家族が，早期に療養者の心身の変化に気づき，セルフケア行動をとることができる．

（2）病状の悪化時，療養者・家族が，医師や看護師に連絡し，適切な医療を受けることができる．

（3）医療処置や入院の必要性について，療養者・家族が，その意味を理解したうえで意思決定ができる．

2．急性憎悪期の支援のポイント

1）病状悪化の早期発見・早期治療

療養者・家族は，日々，療養者の体調に注意することで，病状悪化の早期発見をすることができる．病状悪化は，できるだけ早く発見し適切な治療を受けることで，回復も早まる可能性がある．しかし，慢性疾患の悪化や老化による衰弱など，徐々に悪くなる場合，心身の変化に気づきにくいこともある．

療養者・家族は，在宅療養日誌などで日々の体調を自己管理し，体重の増減や浮腫の悪化，血圧の変動や発熱に留意しておくとよい．医師や看護師は，どのような症状があるのか，どのような状況で医師や看護師に連絡し，病院・診療所を受診するのかなど，具体的にアドバイスし，療養者・家族の理解を育むことが大切である．

訪問看護は，療養者の体調の変化を見逃さず，タイムリーに薬の調整や医師の診察に結びつけ，病状悪化の早期発見・早期治療を促す役割を担う．また，訪問介護においても，日々，身近で療養者の状況を見守っているので，療養者の変化に気づいたら，早めに医師や看護師に相談するとよい．

2）適切なタイミングでの入院と継続医療・継続看護

病状が悪化したとしても，できるだけ，ベストなタイミングで入院できるよう支援する．入院に際しては，医師や看護師が，在宅での状況を病院に申し送るとよい．自宅での療養者の病状経過，意識，ADL，介護状況（ケア方法，必要物品など），療養者・家族の病状の受け止め，アドバンス・ディレクティブ（事前指示書）など，必要な情報を伝える．自宅での状況を伝えることで，病院では，どの程度の状態に回復すれば自宅に帰れるのかという目標を明確にし，適切な治療の提供，退院調整・退院支援につなぐことができる．

入院が長くなると，高齢者の場合，精神的に不安定になり，筋力低下や意欲低下につながりやすい．最短期間での入院治療を受けた後，すみやかに自宅に帰れるように支援したい．退院のめどが立てば，自宅での受け入れ準備（在宅サービスの再調整，環境の調整など）の時間も考慮して，在宅での生活に向けたケアマネジメントを開始する．

退院後，病院での状況が在宅ケアチームに引き継がれていないと，療養者・家族が不安になり，病状が悪化し，再入院に陥ってしまう．病院から在宅ケアチームでの引き継ぎは地域連携パスなどを用いて，切れ目なく支援していくことが大切である．

3）医療の意思決定支援

病状の悪化時，療養者・家族は，医療をどのように受けたいか意思決定を求められる．たとえば，呼吸器疾患や神経難病による呼吸機能低下により，在宅酸素療法の導入，在宅人工呼吸療法の導入が検討される．また，脳神経疾患後遺症や加齢による嚥下力の低下で，肺炎を繰り返す状況に陥ると，経管栄養法の導入が提案される．療養者・家族が技術を獲得し，医療処置を取り入れることで，療養者の苦痛が緩和し，肺炎などの急性憎悪の頻度が低下し，安定した在宅療養につながるメリットも考えられる．

しかし，気管切開や胃ろうなどにより，身体的侵襲を受けることになり，できるだけ延命は避け，自然に終末期を迎えたいという価値観との間に葛藤を抱く家族もいる．気管切開や胃ろうの導入の際，療養者の意識が低く，意思表示ができない場合，家族が代理決定をすることになり，十分に説明を受けて考える時間もなく，導入を決定することになる．このような場合，家族は，これでよかったのだろうかという葛藤を残すことがある．

医療処置の導入の際には，療養者・家族が具体的にイメージし，理解したうえで意思決定できるように支援するプロセスが大切である．写真や絵がある説明書やDVDなどの映像，実際の物品などをみせて，その後の生活をイメージできるように支援する．ただし，急性憎悪期にはこうした時間がない．特に，気管切開や人工呼吸器の導入が予測される病状では，事前に，療養者・家族に説明をし，意思決定をしておくことも大切である．気管切開や人工呼吸器の導入を希望する場合には，時期が遅れ，呼吸状態の悪化から低酸素脳症に陥るなどの後遺症を残さないように，早めの入院を調整する必要がある．

V. 終末（エンド・オブ・ライフ）期

ここでは，終末期とは，予後が数か月から6か月になり，積極的治療を受けていた時期を経て，緩和医療を受ける時期とする．

在宅での終末期支援には，療養者の症状コントロールが重要であり，このことは，療養者が在宅を継続できるか否かの鍵を握っている．療養者の症状コントロールができず，苦しみ続ける状況は，本人がつらいだけでなく，家族にも衝撃や苦悩を与え，介護負担にもつながる．また，療養者ができるだけ身体的苦痛を少なく過ごすことができれば，療養者が望む在宅での時

間を可能にする.

　家族の介護負担が増大する時期でもあるが，在宅ケアチームの十分な支援により，在宅での生活継続が可能になるだろう．在宅ケアチームが力を発揮し，療養者・家族に寄り添い，身体的，精神的，社会的支援，スピリチュアルへの支援をすることが重要になる．終末期には，療養者・家族の価値観，死生観，宗教観などを尊重しながら，症状を緩和するケアが大切になる．また，療養者が人生の終焉を迎えられるよう，語り伝えたいことを家族に伝え，充実したときを送れるよう支援する.

1．ケア目標

　①療養者は，苦痛に対する症状コントロールを十分に受け，可能な限り，在宅療養を継続することができる.

　②療養者・家族は，精神的サポートを受け，できる限り精神的に落ち着いて過ごすことができる.

　③介護体制を整え，家族の負担が増大しない.

　④家族全体を支援し，家族構成員それぞれが後悔を残さない.

2．終末期の支援のポイント

1）苦痛に対する症状コントロール

　終末期には，苦痛に対する症状コントロールが重要である．たとえば，がんの末期になると，疼痛やしびれなどが出現することがある．がん性疼痛と呼ばれ，腫瘍細胞が神経に浸潤したことによる神経因性疼痛，骨転移や病的骨折したことによる骨転移痛，消化管を腫瘍が圧迫することによる疼痛などがある．療養者の訴えをよく聞き，痛みの原因，部位，性質に合わせて，鎮痛薬が処方される．しかし，鎮痛薬が処方されても，療養者・家族の理解と協力がなければ，疼痛コントロールを行うことができない．療養者・家族が鎮痛薬継続の必要性や作用・副作用を理解し，医師や看護師と共に，疼痛コントロールを行っていく必要がある.

　がん以外の疾患においても，終末期には，何らかの原因で疼痛，咳や呼吸苦，痰のからみ，嚥下困難などの苦痛が出現する．このような場合にも，状態に応じて苦痛緩和をしていく必要がある．たとえば，痰の喀出困難に対して，痰を出しやすくする体位ドレナージやマッサージを行う．また，吸引器を導入することで，療養者が楽になり，窒息も防げることから，家族の安心感につながることもある．さらに，療養者が安楽になるように，体位変換，口腔ケアや入浴（清拭），マッサージなど工夫しながらケアを提供する．療養者が心地よいケアを受けて，表情がやわらかくなることは，家族の心の支えにもなる.

2）精神的サポート

　終末期になると，療養者は，症状の悪化や身体の衰弱を感じ不安になる．死の不安だけではなく，日々の食事がとれないこと，食事がおいしく感じられないこと，やせてきたこと，黄疸や貧血，腹水といった症状を伴い，自分の外見が変わることなど，さまざまな要因が重なる．そのため療養者は，いらだちや怒りの感情を家族や専門職にぶつけることもある．このようなとき，家族や専門職は療養者の思いに耳を傾け，その感情をありのまま受け止める．療養者の態度の変化に，家族はとまどい，いらだちの感情が生じる．専門職は，療養者の病状がそうさせていることを伝え，家族を支える．

　療養者は，自分の病気や死について話をしたいものの，周囲がタブー視するあまり，話ができない状況におかれていることもある．家族や専門職は，病気や死について，療養者の思いに耳を傾けることが大切である．

　また，専門職が自宅を訪問することで，日常会話をしたり，昔話を聞いたりすることで，外の風を入れる役割をとり，療養者・家族の安心につながる．療養者がだれかに自分の経験を語り伝える役割をとることで，療養者は自分の人生を振り返り，自己肯定感を抱く．専門職自身も，いったい，どのような支援ができるのか迷うことがあるが，療養者・家族の楽しみ，悲しみを共有すること，身近な人としての存在そのものが支援になっていることを忘れてはいけない．

3）家族支援：死を迎える準備

（1）死が近づいてきた病状を説明する

　医師や看護師は，家族が療養者の病状悪化や死期が近づいたことを受け止め，自宅で看取ることができるように説明を行う．死が近づくなか，療養者の心身の変化について理解することで，家族は落ち着いて対応することができる．

（2）死亡時の対応，看取りのサポート体制を知らせる

　家族にとって，なにか予期せぬことが起こり，死が訪れた際には，医師や看護師に連絡する．また，医師や看護師がどのように対応するかを知らせておくとよい．在宅では，死亡時に医師や看護師が居合わせないこともあり，そのときは，時間を確認し，家族が見送る時間を大切にするように伝えておく．いつも専門職が居合わせない在宅療養において，死亡時の支援体制を家族が知っておくことは，家族に見守られているという安心感につながる．

（3）着物の用意など看取りの準備を確認する

　亡くなったときに着せる衣装や看取りの儀式（葬儀など）を準備するように伝えておく．看取りの実際的な準備を進めることは，家族にとって，ひとつの区切りになり，心の準備をして，自分たちの満足のいく看取りにつながる．

（4）会いたい人に会わせるよう促す

　タイミングをみて，療養者が会いたい人，療養者に会いたい人，家族が会わせたい人に会うよう促す．療養者の生前に，このような時間をもつことは，療養者の人生のしめくくりの儀式

として，家族の満足として，とても大切になる．生前に，よい時間をもつことは，死別後の家族の悲嘆を支えることにつながる．

（5）家族構成員それぞれの悲嘆に対して配慮する

子どもや高齢者，遠方に住む家族などは，医師や看護師と直接話すことが少ないため，病状の悪化がよく理解できず，心の準備が十分にできていないことがある．特に，親や祖父母，兄弟を失う子どもに対しては，子どもの思いを見守りながら，タブー視せずに，年齢や理解に応じて説明していく．大人が子どもときちんと向き合うことで，子どもは，自分なりに人の死を考え，死別を受け入れていくことができるだろう．

4）家族支援：介護負担

終末期の在宅介護は，家族に緊張や不安をもたらす．最後の 2 週間程度の短期間を自宅で過ごし，在宅介護体制や専門職との関係性が十分に形成されないまま，自宅で看取りをするケースもある．

療養者のそばに付き添う家族は，夜中に介護のために起きたり，緊張で睡眠が浅くなったり，心身ともに疲労が蓄積してくる．家族介護者の体調に配慮し，介護負担が増大しないよう訪問介護を導入し，訪問看護も頻度を上げて支援する．しかし，呼吸停止を見過ごしてはならないという思いで，目を離してはならないと緊張している家族介護者もいる．こうした場合，家族介護者の負担が大きくなる．

近年，病院死が一般的であり，家族は，死亡時にすぐ医療者が駆けつける看取りをイメージし，自宅で，そばに専門職がいないことに不安を抱くかもしれない．こうした場合，死にゆくことは，人の命において自然なことであり，そのときがくれば，家族を中心に見送ることが大切であると声をかけ，家族の緊張を和らげるように働きかける．専門職は，常に療養者や家族のそばに居合わせるわけではないが，在宅ケアチームが一体となって，家族と共に看取っていこうとする姿勢で関わることで，家族の安心感につながる．専門職は，日ごろから，よりよいチームワークを形成しておくことが終末期の家族支援に生かされる．

5）臨終時のケア

死亡時，家族は医師や看護師に連絡し，医師が死亡診断を行う．その後，身体を清め，見送る儀式に入る．看護師がエンゼルケア（死後の処置とも呼ばれる）を行う．看護師が行うエンゼルケアは，清拭をし，口，鼻などに綿をつめ，着がえをして，化粧をすることなどである．こうしたエンゼルケアは葬祭業者が行う場合もあり，清拭や湯灌などの方法がとられる．家族が希望すれば，エンゼルケアは，家族と共に行うこともある．本人の好みの衣装を着せたり，家族の意向を取り入れた化粧をしたりすることは，家族の満足感につながる．また，エンゼルケアは，家族の話を聞き，家族の思いに共感するというグリーフケアの機会にもなる．

VI. 死別後のグリーフケア

　死別を経験した多くの人にとって，悲嘆は正常な反応だが，悲嘆プロセスが複雑化し，トラウマ，病的悲嘆に及ぶことがあり，このような場合，専門的な治療が必要になる．悲嘆の表出は，個人要因に左右されるが，地域性や風習，宗教，社会規範といった文化的影響も受けている．近年，日本においても，死別による喪失に対するケアが注目されており，グリーフケア，遺族ケア，死別ケアなどと呼ばれる．ここでは，グリーフケアという言葉を用いて記述することとする．

1）家族の死の受け止めと悲嘆への影響

　（1）「予測される死」と「予期しない死」

　死別の状況として，病気による「予測される死」と，事故や災害のように「予期しない死」がある．もちろん，受け止め方は人それぞれであり，病気であっても，遺族に心の準備がなければ「予期しない死」として，衝撃を受けることになる．

　療養者が長く病気であったとしても，家族は「急に死を迎えて驚いた．まだ，生きられると思っていたのに……」と感じ，死別後，「突然の死」と受け止め，心残りを抱くことがある．このことから，医療者は，患者の病状から死を予測し，残される家族の「心の準備」に働きかけることが大切になる．

　（2）家族にとっての「安らかな死」「よい死」

　大切な人の死が，家族にとって「安らかな死」「よい死」と受け止められれば，「これでよかったのだ」という満足感が得られる．しかし，大切な人が終末期症状に苦しむ姿を目の当たりにすると，そばでみていた家族はショックを受け，死別後の悲嘆に悪影響を及ぼすことがある．ゆえに，十分に症状コントロールをすることが，死にゆく療養者にとっても，残される家族にとっても大切である．

2）自宅で介護をした家族に生じるネガティブな影響

　自宅で介護をした家族は，死別後，満足感，達成感を得ていることもあるが，一方，ネガティブな影響を受けているともいわれる（表4-6-1）．生前から，自宅で介護をした家族に生じるネガティブな影響に配慮した支援が重要になる．

3）死別に対するグリーフケアの概念

　家族による死の受け止め方が，死別後の家族の悲嘆に影響することから，生前の家族支援が

表 4-6-1　自宅で介護をした家族に生じるネガティブな影響

・苦悩，不安，うつ症状から，精神疾患，身体疾患を来す
・仕事，余暇を中断していた等の影響から，社会活動が低下する
・身近な家族の死により，心の支えを失う
・介護役割を終えて，日常生活の張りを失う
・自宅で，死を間近に見た衝撃を受ける

重要である．坂口[1]は，遺族ケア（グリーフケア）は，狭義と広義に分けることができるとし，広義の遺族ケアとは，遺族への直接的・意図的な支援だけではなく，患者の死の前後を問わず，結果として，遺族の適応過程にとって何らかの助けになる行いのことを意味していると述べている．また，狭義の遺族ケアとは，患者の死後，遺族への支援を意図した個人あるいは集団による態度や行動，活動のことであるとしている[1]．

　グリーフケアでは，死別による心理的な影響に焦点をあてるだけでなく，家族関係や生活への影響といった，死別により生じた二次的影響を含めた支援が重要になる[2]．グリーフケアの目的は，病気や死亡の予防といった観点だけでなく，心理的，身体的，社会的支援を通して，新しい人間関係のなかで，これからのよりよい生活をサポートすることであるといえる．

4）死別後のグリーフケア

（1）フォーマルなグリーフケア

・提供者：カウンセラー，看護師や医師などの専門職，宗教家，さらに同様な体験をした遺族（ピア・カウンセリング）など

・方法：カウンセリング，追悼会の開催，サポートグループ活動，情報提供など．グリーフケアを実施している訪問看護ステーションでは，自宅訪問や電話により家族の話を聞くという方法が多くとられている[2]．

（2）インフォーマルなグリーフケア

　インフォーマルな場面において，知人や家族，患者の生前から関わりのある専門職との会話や思い出話などが，遺族の悲嘆を和らげることもある．たとえば，偶然，看護師が遺族に会ったときなどに，遺族を気遣い，ねぎらいの言葉をかけることも，グリーフケアになると考えられる．

5）看護師が家族に行うグリーフケア

　看護師が行うグリーフケア[3]は，療養生活から終末期，臨終時，看取り後をとおして，継続的に関わることができる特徴がある．この継続的関わりにより，看護師は，看取りの経験を家族と共有し，共感性の高い心理的ケアや適切な社会的支援を提供できる可能性がある．さらに，看護師は，継続的関わりにより培われた家族との関係性から，より効果的なグリーフケアを提供することができる．以下，看護師が家族に行うグリーフケアを療養生活開始から終末期，臨終時，看取り後に分けて，図 4-6-1 に沿って，具体的に説明する．

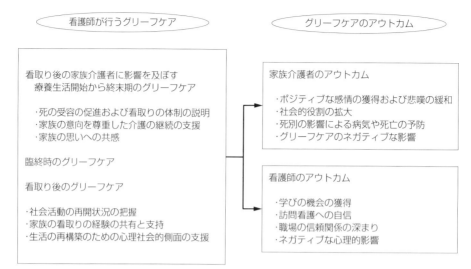

〔小野若菜子:家族介護者に対して訪問看護師が行うグリーフケアとアウトカムの構成概念の検討. 日本看護科学会誌, 31(1):25-35, 2011 から一部改変〕

図4-6-1　看護師が家族介護者に行うグリーフケア

(1) 看取り後の家族に影響を及ぼす療養生活開始から終末期のグリーフケア

a) 死の受容の促進および看取りの体制の説明

家族が,療養者の病状悪化や死期が近づいたことを受け止め,自宅で看取ることができるように,看護師が説明を行う.

・死が近づいてきたら病状を説明する.
・会いたい人に会わせるよう促す.
・着物の準備など看取りの準備を確認する.
・死亡時の対応,看取りのサポート体制を知らせる.

b) 家族の意向を尊重した介護の継続の支援

家族が納得のいく医療の選択や看取りのあり方を決定できるように専門職と話し合い,また,家族が仕事や趣味を維持しながら,悔いを残さない日々の介護の継続を支援する.

c) 家族の思いへの共感

家族の不安や思い出に耳を傾け,家族の思いをありのままに受け止める.

(2) 臨終時のグリーフケア

看護師は,家族が満足するような死後の処置を行い,家族の気持ちに共感し,その後の家族の支えとなるように配慮する.

(3) 看取り後のグリーフケア

a) 社会活動の再開状況の把握

家族が余暇の楽しみや他者との交流に目を向け,社会活動を再開しているかを把握する.

b) 家族の看取りの経験の共有と支持

故人の看取りの経験を家族と共有した看護師が，家族のありのままの思いを聴き，家族のこれからの生活へのポジティブな感情を支持する．

c）生活の再構築のための心理社会的側面の支援

・死別によって生じた家族の生活上の問題に助言し，生活の再構築に向けた支援を行う．

・困ったときには抱え込まず，周囲に助けを求めることが大切であることを伝える．

・利用できる支援先（支援グループ，専門家など）を紹介する．

（4）家族のアウトカム

a）ポジティブな感情の獲得および悲嘆の緩和

家族が看取りの満足感，看護師の存在による安心感といったポジティブな感情を獲得し，悲嘆を緩和する．

b）社会的役割の拡大

看護師の支援によって，家族が看取りによる人間的な成長を，これからの社会的役割を拡大する．

c）死別の影響による病気や死亡の予防

死別の影響による心理的，身体的な病気や死亡を予防することができる．

d）グリーフケアのネガティブな影響

家族が看護師の支援により，死別の想起による悲嘆の再燃，看護師の介入による不快感，不安の増強といったネガティブな影響を受ける．

（5）看護師のアウトカム

a）学びの機会の獲得

看護師がグリーフケアを提供することで，自分の看護を振り返り，人として，専門職として成長する機会を得る．

b）訪問看護への自信

家族の様子から，看護師が自分の看護に自信をもち，やりがいを感じる．

c）職場の信頼関係の深まり

同僚と話し合う等の過程で，看護師間の信頼関係が深まる．

d）ネガティブな心理的影響

看護師が，死別に直面する家族に接して，疲労感，緊張感，悩みといったネガティブな心理的影響を受ける．

6）グリーフケアの今後の課題

在宅ケアの専門職，保健師や訪問看護師といった看護職は，日々，地域を歩き，地域をよく知っている，地域に根ざした専門職であるといえる．また，その市町村の施策やサービスにも詳しい専門家である．地域の人々のニーズをつかみ，働きかけ，社会資源を創り出すことで，コミュニティケアシステムを作り上げていく存在でもある．

核家族化が進み，家族のサポート機能の低下などがあり，これからは，死別においてもサ

ポートが必要になるであろう．介護や死別の経験を支え合い，乗り越えていけるまちをつくること，人々をつないでいくことは，在宅ケア専門職の役割ともいえる．グリーフケアの社会資源をつくり，人々が活用しやすいように，それぞれの社会資源をつなげ，グリーフケアの地域ネットワークを形成することが今後の課題である．

　グリーフケアの提供は，専門職にとっても，学びの機会や自分のケアを振り返る機会にもなるが，悩み，緊張感や疲労感をもたらす．たとえば，死別後のケースカンファレンスは，ケアの振り返りだけでなく，専門職自身の精神的サポートの場として活用していくことができる．専門職同士がよりよい関係性を築き，サポートし合える環境を整えていくことも大切である．さらに，専門職自身，自分の感情と向き合い，リフレッシュして仕事を続けることが大切である．

【第4章Ⅲ〜Ⅵ．文献】
1）坂口幸弘：死別後の悲嘆とグリーフケアの必要性．消化器・がん・内視鏡ケア，**11**（4）：51-56（2006）．
2）小野若菜子：訪問看護ステーションにおける家族介護者へのグリーフケアの実施に関する全国調査．日本在宅ケア学会誌，**14**（2）：58-65（2011）．
3）小野若菜子：家族介護者に対して訪問看護師が行うグリーフケアとアウトカムの構成概念の検討．日本看護科学会誌，**31**（1）：25-35（2011）．

（小野若菜子）

第5章

在宅ケアのアプローチの次元

I. ミクロ・メゾ・マクロに関する考え方の理論的根拠

　ミクロ・メゾ・マクロの次元で個人，家族，地域，政策などをとらえようとする考え方は，生態学的・システム的視点（ecological-systems perspective）で社会をとらえようとする考え方に基づいている．生態学的・システム的視点では，システム理論（systems theory）と生態学（ecology）の考え方を統合させて，社会システムにおける人と環境との関係性をとらえようとする．システム理論では，システムは相互作用で成り立ち，システム内のそれぞれの部分が相互に関連しながら全体のシステムを作り上げている．生態学では，生体組織はその環境に適応しながら，環境とのバランスを保っていこうとしている．ソーシャルワーク（社会福祉）分野では，この2つの考え方を統合し，社会システムにおいては，人と環境は相互に関連し合い，人は環境に適応し，環境とのバランスを保ちながら生活を営んでいくと考える．

　この生態学的・システム的視点においては，人と環境の相互作用（interaction）や交互作用（transaction），あるいは，人と環境との共生あるいは相互依存性（interdependence）が重視される．そして，人も環境も社会システムの一部であり，その社会システムにおける人と環境との相互作用や交互作用，人と環境との共生，人の環境に対する適応などで，人の生活が成り立っているととらえられる．ここでいう環境とは，自然環境だけでなく，家庭環境（家族），地域環境（友人・近隣・他の地域住民など），社会環境（社会資源・社会制度，社会規範など），宗教的環境（神社・寺院・教会・地域の宗教観・風習など）などを指している．

　この生態学的・システム的視点においては，働きかけの対象となる人の人数とその人々の特性を考慮しながら，支援者は，働きかけを行う方法や内容を決めていかなければならないとされている．支援者が個人に対する働きかけ（支援）をミクロレベルの働きかけといい，小規模集団に対する働きかけをメゾレベルの働きかけという．そして，地域・組織・制度・政策などに関連する大規模集団に対する働きかけをマクロレベルの働きかけという．生態学的・システム的視点を取り入れたソーシャルワーク分野では，支援者がサービス利用者を支援していく場合，ミクロ・メゾ・マクロの視点をもちながら支援を行うことが望ましいとされる．

　これまでの考え方では，サービス利用者個人に対する支援に焦点があたる傾向にあった．サービス利用者個人に対する支援も有効であるが，個人に対する支援のみに焦点があたると，支援の幅が狭くなる傾向にあった．さらに，個人に対する支援のみに焦点があたると，サービス利用者に対する支援目標だけが強調され，場合によっては，支援者がサービス利用者を批判的にとらえたり，サービス利用者に対する支援が無意味な支援であるかのように感じたりする場合もある．

　たとえば，意欲低下の状況にあるサービス利用者の場合，個人に対する支援のみに焦点があ

たると，意欲低下しているサービス利用者に対する支援が強調され，支援者は，サービス利用者の精神心理状態の変化のみを求めることとなる．さらに，支援者がさまざまな働きかけをサービス利用者に行ったとしても変化が生じない場合（意欲低下が改善されない場合）には，サービス利用者にやる気がなく，利用者個人に大きな問題があるため問題解決できない（意欲低下は改善されない）という結論になり，支援者が行う支援が幅の狭い支援で終わってしまう可能性が高い．しかし，サービス利用者に対する見方の幅を広げ，生態学的・システム的視点である「人と環境との相互作用」という視点から，支援者がサービス利用者をとらえると，サービス利用者だけでなく，その家族や友人，近隣，社会制度まで視野を広げてサービス利用者の支援を考えていくことができるようになると考えられる．

II. ミクロ・メゾ・マクロレベル における働きかけ

1. ミクロレベルにおける働きかけ

　ミクロレベルにおける働きかけとは，生活の質の向上を目指して，支援者が行う個人に対する支援活動を指す．家族や地域の友人・近隣，サービス提供者の場合で，その個人に対する働きかけを行う場合には，ミクロレベルにおける働きかけとなる．ミクロレベルにおける働きかけに関しては，在宅ケアに関連する分野でさまざまな知識や技法が蓄積されている．直接ケア，社会資源などに関する情報提供，危機介入，心理社会的相談などの技法の多くは，個人を対象とした働きかけである．ミクロレベルで働きかけを行う支援者は，サービス利用者個人，家族個人，地域の友人・近隣個人，サービス提供者個人と直接的な関わりをもち，生活改善や課題解決につながるような働きかけを行う．

　先にも述べたように，サービス利用者個人のみに焦点があてられて働きかけが行われると，生態学的・システム的視点にある環境に対する働きかけが少なくなる傾向となる．ミクロレベルにおける働きかけを行う支援者は，人と環境の両方に働きかけを行う視点をもち，サービス利用者個人の変化に焦点をあて過ぎないようにしなければならない．そして，地域で生活を営むサービス利用者の生活の質を高めるためには，サービス利用者に対する働きかけと同様に，環境である家族，地域の友人・近隣などにも働きかけを行うことに留意する必要がある．生態学的・システム的視点を考慮した働きかけでは，支援者がサービス利用者のストレングスを見いだし，サービス利用者が適切な方向に変化していくように働きかけを行いながら，サービス利用者の環境である家族，地域の友人・近隣，サービス提供者にも働きかけを行う．そして，このようなサービス利用者と環境との関係調整を行うことで，サービス利用者の生活向上がな

されると考えられる.

2. メゾレベルにおける働きかけ

メゾレベルにおける働きかけとは，個人と小規模集団との関係づくりや関係調整を行うための支援者の活動を指す．そして，そのような関係づくりや関係調整を通じて，サービス利用者などの生活の質の向上を目指す．小規模集団の例として，集団としての家族，集団としての近隣住民，患者会，高齢者支援におけるサービス担当者会議，小規模なフォーマルサービス提供機関などが挙げられる．メゾレベルにおける働きかけでは，サービス利用者の環境ととらえられる小規模集団に対する働きかけが中心となる．また，メゾレベルで働きかけを行う支援者は，小規模集団と適切なコミュニケーションを図り，サービス利用者の生活の質を高めるために，サービス利用者の生活ニーズと小規模集団が有する社会資源機能との整合性を見出し，サービス利用者と小規模集団との関係づくりや関係調整を行う．

具体的なメゾレベルにおける働きかけの例として，高齢者支援におけるサービス担当者会議に対する働きかけに関する仮想事例を挙げることとする．サービス利用者のA氏は，妻を亡くしうつ傾向の状態にあった．妻の死後，かなりの時間が経過しており，あるサービス提供者がA氏の意欲低下を防ぐため，デイサービスの活用をサービス担当者会議で提案した．サービス担当者会議のほとんどの参加者が賛同を示し，A氏の居宅サービス計画でデイサービスの導入がなされることとなった．しかし，A氏の意向や妻を失った深い悲しみをよく理解している介護支援専門員の支援者は，サービス担当者会議の結論であるデイサービスの導入には賛同できなかった．そこで，支援者は，その居宅サービス計画については保留とし，次回の会議でA氏の意向を伝えることを約束した．

支援者は，A氏にサービス担当者会議での会議内容（A氏にデイサービスへ行くことが勧められていること）を伝え，デイサービスに対する意向を聞き，また，A氏の意向や気持ちをサービス担当者会議の参加者に話してもよいかの許可を得た．A氏は，妻の死が自分自身にとって非常に深い意味をもち，いまは，よく知らない人が多いデイサービスには行きたくないとのことであった．しかし，近隣の親しい友人などと話しをすることについては楽しく感じることもあり，デイサービスについては，もう少し時間がほしいとのことであった．

2回目のサービス担当者会議で，支援者は，意欲低下となっているA氏の心境についてサービス担当者会議の参加者にていねいに説明するとともに，A氏にとって妻の死についての人生の意味やA氏が語った内容について説明を行った．さらに，支援者は，A氏の現在の状況から，デイサービスの導入がA氏の意欲低下を防ぐことにはつながらないということも説明した．支援者の説明により，サービス担当者会議の参加者は，デイサービスの導入を取りやめることに合意し，A氏と親しい友人との交流を進める環境調整を行うこととなった．この支援者が行った働きかけは，ミクロレベルのような個人に対する働きかけではなく，メゾレベルとされる小規模集団（サービス担当者会議の参加者という集団）に対する働きかけであり，サービ

ス利用者とサービス担当者との関係調整あるいは関係調整のためになされた働きかけといえる．そして，このようなサービス担当者会議に対する働きかけは，サービス利用者個人に対する支援者のアドボカシー（代弁・権利擁護）活動ととらえることもできる．

3．マクロレベルにおける働きかけ

　マクロレベルにおける働きかけとは，個人と大規模集団との関係づくりや関係調整を行うための支援者の活動を指す．そして，そのような関係づくりや関係調整を通じて，サービス利用者などの生活の質の向上を目指す．大規模集団の例として，地域住民，大規模なフォーマルサービス提供機関，行政機関，政治集団などが挙げられる．マクロレベルにおける働きかけでは，サービス利用者の環境ととらえられる地域住民やサービス利用者と関係のある制度や政策に関わる行政職員などの大規模集団に対する働きかけが中心となる．そして，その働きかけでは，支援者が直接支援を行っているサービス利用者だけでなく，サービス利用者と類似した状況にある他のサービス利用者に対する支援を行うために，マクロレベルの働きかけを行う場合もある．また，マクロレベルにおける働きかけを行う支援者は，大規模集団を対象として働きかけを行うが，効果的な働きかけを行うために，その集団におけるキーパーソンや代表者と適切なコミュニケーションを図りながら，さまざまな働きかけを行う．支援者ひとりでマクロレベルの働きかけを行うことがむずかしい場合もあるため，支援者は，多くの専門職や協力者とともに働きかけを行っていくことも必要となる．

　具体的なマクロレベルにおける働きかけの例として，高齢者支援における地域住民に対する働きかけに関する仮想事例を挙げることとする．B氏は，一軒家に居住する独居高齢者である．数か月前から徐々に認知機能が低下し，軽度の認知症と診断された．しかし，B氏は，住み慣れた自宅での生活を希望し，介護支援専門員である支援者もB氏の意向をよく理解していた．支援者のアセスメント，主治医の意見，サービス担当者会議での意見を踏まえ総合的に判断すると，B氏は軽度の認知症ではあるが，介護保険サービスを適切に利用すれば，独居生活は可能であると支援者と主治医は判断した．

　B氏は鍋を何度も焦がし，数回，ボヤ騒ぎになり，複数の地域住民がB氏に対して厳しく叱責を行った．そして，できればB氏が施設に入所することが望ましいと町内会の会長を通じてB氏に対して口頭で申し入れた．B氏は，そのことについて支援者に話をし，どのようにすればよいのかがわからないと混乱気味であった．そこで，支援者は，地域住民と話し合いを行うことについて，B氏から了解を得て，地域住民に働きかけを行うこととした．

　地域住民に働きかける場合，地域住民の代表となる町内会の会長や役員と面会することが望ましいとされているので，支援者は，まず，市の社会福祉協議会の職員の紹介を通じて，町内会の会長と面会することとした．支援者は，まず，今回のボヤ騒ぎについてのお詫びを述べた．そして，会長に地域住民のB氏に対する感情や考え方について尋ね，地域住民の気持ちの代弁者としての会長の話を傾聴することとした．さらに，支援者は，他の役員とも面談を行い，ま

た，会長にB氏に対して怒りのある地域住民を紹介してもらい，その地域住民の話も聞くことができた．その結果，地域には，B氏が起こしたボヤ騒ぎについてさまざまな意見が存在することが理解できた．数回の地域住民との面談や話し合いを通して理解できたことは，B氏に対して地域住民でできることは行いたいが，サービス提供者にもボヤ騒ぎとならないような工夫を考えてほしいとの要望が出された．また，この件の解決については，町内会の会長や役員も好意的であった．

そこで，支援者は，地域住民との話し合いの結果を伝え，B氏とも話し合い，ガスコンロは使わず，電磁調理器（IH調理器）を使ってお湯などを沸かすことや介護保険の区分支給限度額内で訪問介護員や訪問看護師ができるだけ訪問することとした．そして，そのことについて，B氏からの了解も得られた．

地域住民との話し合いの際，B氏との合意内容を提示し，最終的にB氏が地域で暮らすことについて地域住民との合意が得られた．また，民生委員がB氏の様子を伺うために，ときどき訪問するという提案も出された．B氏と民生委員とは親しい友人でもあったため，民生委員の訪問については，B氏からの了解が得られた．このような地域への働きかけは，サービス利用者個人に対する支援者のアドボカシー（代弁・権利擁護）活動ととらえることができる．

ミクロレベルでの働きかけは，伝統的な方法でもあるので，さまざまな方法があり，在宅ケアにおける知識や技術の蓄積も多い．しかし，在宅ケアにおけるサービス利用者に対する支援では，ミクロレベルにおける働きかけだけでなく，メゾレベルやマクロレベルでの働きかけが伴わなければ，今後，社会資源構造に変化が生じた場合，サービス利用者の生活ニーズに対する適切な対応ができなくなり，生活の質を高く保つこともできなくなる可能性がある．そのため，今後，日本在宅ケア学会においても，ミクロレベルだけでなく，メゾレベルやマクロレベルにおける支援方法に関する研究を積極的に進めていかなければならない．

【第5章参考文献】

Forte JA：Skills for Using Theory in Social Work：32 lessons for evidence-informed practice. Routledge, London（2014）.

Hepworth DH, Rooney RH, Rooney GD, et al.：Direct social work practice：Theory and skills. 7th ed., Thomson Brooks/Cole, Belmont, CA（2006）.

Locke B, Garrison R, Winship J：Generalist social work practice：Context, story, and partnerships. Brooks/Cole Publishing Company, Pacific Grove, CA（1998）.

Sheafor BW, Horejsi CR：Techniques and guidelines for social work practice. 9th ed., Pearson Education, Inc, Boston（2012）.

（岡田進一）

第 6 章

在宅ケアに必要な共通の視点
―― ICF の考え方 ――

I. 疾病及び関連保健問題の国際統計分類（ICD）と国際障害分類（ICIDH）

「疾病及び関連保健問題の国際統計分類：International Statistical Classification of Diseases and Related Health Problems；ICD）」とは，異なる国や地域から異なる時点で集計された死亡や疾病のデータを体系的に記録，分析，解釈および比較を行うために，世界保健機関（World Health Organization；WHO）が作成した国際疾病分類である．最新の分類は，ICDの第10回目の修正版として，1990年の第43回世界保健総会において採択され，ICD-10（1990）とよばれている．

現在，わが国では，一部改正によるICD-10（2003）に準拠した「疾病，傷害及び死因の統計分類」を作成し，統計調査に使用しているほか，医学的分類として医療機関における診療録の管理等に活用している．現行のICD-10は，22章から構成され，死因統計，疾病統計，診断群分類（Diagnosis Procedure Combination；DPC）等さまざまな分野で活用されている．

国際的な障害に関する分類は，1980年に世界保健機関において，国際疾病分類（International Classification of Disease；ICD）の第9版の改訂において，国際障害分類（International Classification of Impairments, Disabilities and Handicaps；ICIDH）を採択した．

「疾病から障害へ」と，病気の治療だけでなく，障害による生活の困りごとを支援する障害者福祉政策が整えられた．

ICIDHでは，障害を，機能障害（impairments），能力障害（disabilities）と社会的不利（handicaps）に分類した（図6-1-1）．機能障害，能力障害，社会的不利は，疾病があることが原因で，当事者に能力障害や社会的不利が発生するという考え方であった．「疾病」が「機能障害」を生じさせ，「能力障害」をまねき，最終的には「社会的不利」をこうむると理解されてきた．細胞・臓器・身体構造に疾病や変調のある人は，（たとえば，50歳の脳梗塞の患者は，梗塞により高次脳機能障害を起こし，パソコンを扱うことができず，職場に復帰できないという）社会的不利を背負わざるを得ないと理解され，ケアプランが策定され，身体障害者手帳が与えられ社会保障が永年に必要であるという考え方になる．

ICIDHの理念は障害者支援事業に多大な影響を与えた一方，その概念に対して批判もあった．現在では，脳梗塞後のリハビリテーションで，元どおりの生活機能の回復が見込めない障害が残った場合でも，福祉機器などでアシストすることが可能となり，障害者も職場復帰を果

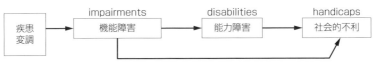

図6-1-1　国際障害分類（ICIDH）

たせる時代になっている．生まれつき身体に障害のある人々が，結婚し社会の一線で活躍している事例が多くなり，「疾病や身体構造に問題のある者は，常に社会的不利を背負っているわけではない」．社会の構成員であるという認識が高まってきた．障害をサポートする福祉機器の発達したアメリカ・スウェーデンの障害者は，社会的不利をサポートして就業し，社会参加し活躍されている例が多くみられおり，このICIDHモデルは，世界のすべての心身機能障害の人々に適応できないのではないかという問いが生まれた．また，心身機能障害があるものは，疾病に罹患した直後の早期からリハビリテーションをすることが重要で，十分な機能訓練をして生活機能を取り戻し，施設に隔離されることなく，個人と社会に貢献することが求められるようになった．

II. 国際障害分類(ICIDH)から　国際生活機能分類(ICF)へ

1. 改訂の背景

2001年，疾病や変調を原因として，そこから生じる心身の機能障害が能力障害をもたらし，社会的不利が一方向性に生じると理解する医学モデル（ICIDH：障害を因果関係で理解する）から，障害の認定だけでなく生活機能として包括的に評価して分類する国際生活機能分類—国際障害分類改訂版—（International Classification of Functioning, Disability and Health：ICF）がWHOで採択された．

ICFには，2領域（domain）がある．①健康状況領域と②健康関連状況領域であり，それらを記述するための統一的・標準的な概念枠組みである．

これまでICIDHで扱われていた領域は，疾病や障害の否定的側面や死亡原因に焦点をあてていたことを再定義し，生活機能のポジティブな側面，エンパワメントに目を向け，個人の強みや能力を評価し，背景因子としての環境要因と個人因子を考慮して，生活機能と障害を包括的にとらえようとする試みである．

1980年のICIDHの改訂版や，ICDの疾病の国際分類に関連する障害分類ではなく，社会生活モデルとして人間の生活機能をとらえるICFが策定された．「医学モデル」から「社会生活モデル」へという支援論への転換が行われた．

ICDは疾病や死因の国際分類であり，ICIDHは，治療（キュア）や障害を重視して利用者を支援する．一方，先進諸国での健康課題である慢性疾患に罹患した人々の増加に伴い，ダイナミックにその時々の健康レベルと生活機能を評価し，有効なケアを提供することが重要となっている．

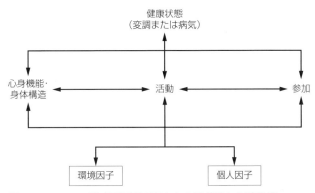

図 6-2-1　ICF の構成因子間の双方向の関係性と生活機能

ICF は，①生活機能に影響する健康状態（health conditions and well-being：変調または病気）の領域と，②健康関連領域で構成される．

②健康関連領域は 3 つの視点で成り立つ生活機能（functioning）を包括的に評価する．3 つの視点とは，ⓐ心身機能・身体構造（body function, body structure：心身の機能と身体の構成部分），ⓑ活動（activity：課題や行為の遂行），ⓒ社会参加（participation：生活や人生への関わり）である．さらに③生活機能に影響を及ぼす背景因子が加わり，それらすべてと生活機能が相互に関係するという，対象を全人的に理解する包括的モデルとして提示されている．背景因子は，ⓐ環境因子（environment factors：社会的環境の因子）およびⓑ個人因子（personal factors：個人の特別な因子）から構成される（図 6-2-1）．

生活機能は，心身機能・身体構造（以下，心身機能・構造と略），活動と参加を含む統合的概念であり，同様に障害（disability）は，機能障害・構造障害，活動制限，参加制約のすべてを含む包括概念である．

2．健康状態

健康状態（変調または病気）は，ICD-10（2003）によって記述されるが，health conditions や well-being 等の客観的健康上だけでなく，主観的健康に関する情報についても記述することが重要である．

3．生活機能

ICF モデルでは，人がよりよく生きるための生活の機能は，心身機能・構造，活動と参加および機能障害・構造障害，活動制限，参加制約のそれぞれの要因の間に，双方向的あるいは包括的な関係性があると理解されている．

ICF モデルは，健康状態と健康関連の状況を記述するための統一的で標準的な言語と概念的

枠組みを提供することを目的とした分類であることから，モデルの臨地への活用により，医療だけでなく，保健・リハビリテーション，幅の広い福祉サービスを含めた他職種連携による社会的支援が可能となった．生活者の視点に立って，利用者中心主義で，社会参加の促進を含めて生活機能の変化をとらえることが必要で，さらに，健康に関連する環境因子や個人因子についても個別的・具体的に評価されている．

ICFは，生活機能全体を包括的に評価するための国際的に統一的に標準化された評価による分類体系であり，病気や変調により健康レベル（health and well-being）がダイナミックに変化する状態を①心身機能・構造，②活動，③参加の肯定的側面と否定的側面から評価する．

ICFにおける生活機能は，人が生きるうえでのライフの3つのレベル（生命，生活，人生）を示している．

①心身機能・構造：body functional and structure（生命レベル）；身体や心理・精神機能の障害，身体構造の障害について評価する．

②活動：activity（生活レベル）；日常生活に必要な動作（activities of daily living；ADL，instrumental activities of daily living；IADL）だけでなく，余暇活動も含まれる．活動制限について評価し，ケアプランに生かすことが可能となる．

③参加：participation（人生レベル）；さまざまな状況に関わる関係性，役割を果たすこと，広義での社会参加や参加制約について評価する．

4. 背景因子

ICFモデルでは，単に疾病がある，ないというだけでなく，健康状態および生活機能，障害に影響する背景因子についても，外的影響因子と内的影響因子について検討し評価する．

①環境因子；物的環境や社会的環境，人々の社会的な態度による環境の特徴がもつ促進的あるいは阻害的な影響力を評価する．

②個人因子；個人的な影響力を評価する．

分類項目は，生活機能を把握するための評価による分類体系であるが，すべての項目について評価することを求めてはいない．生活機能の評価をする分類項目は，どのような項目を用いるかは，その活用の目的に応じて適用する．それぞれの構成要素は，ICIDHの3つのレベルの障害の一方向性に評価するのではなく，ICFモデルはさまざまな要因が双方向に影響を与えており，生活機能に関係する1,573項目を各5段階において評価するものである．

ICFモデルの活用により，障害や疾病をもつ人やその家族，保健・医療・福祉等の幅広い分野の専門職が，障害や疾病の状態についての共通理解をもつことができる．また，さまざまな障害者に向けたサービスを提供する施設や機関などで行われるサービスの計画や評価，記録などのためのツールを提供することができる．

たとえば，骨折をすると治療のために安静を強いられ，活動性が低下する．その結果，廃用性症候群のリスクが高まるが，同時に廃用性症候群により，抑うつ傾向が出て，さらに活動性

が低下し，寝たきりになることもある．このように，それぞれの要素は双方向に関係し合い，脳梗塞後の後遺症という健康障害はあるものの，退院後家族との同居によって生活や心理面でサポートされ，安心して外来通院し，理学療法士（physical therapist；PT），作業療法士（occupational therapist；OT），言語聴覚士（speech-language-hearing therapist；ST）による総合的リハビリテーションを行いながら，日々楽しく暮らせているという状況があるとき，他職種による包括的な評価を共有することが，医療と福祉の連携による最適な支援を提供する条件となる．

ICF モデルは，生活機能を構築している心身の機能・身体構造，活動，参加の双方の関係性から健康状態・環境因子，個人因子までの双方向の関係性を包括する．

III. ICF モデルの活用により在宅ケアに期待される効果

在宅ケアにおける保健，医療，福祉，介護等の幅広い関係者並びに当事者が，生活機能の評価で ICF を活用することにより共通把握が可能となり，在宅復帰が促進される．生活機能に関係するサービス提供者や医療機関で策定されるサービス計画並びにサービス評価と記録等に共通な指標が用いられるため，医療機関でも在宅でも同質のケアが提供される．ICF モデルで活動と参加に関する項目が入ったのは，当事者の主体性と能動性が重視されているからであり，社会との関係性を健康のレベルにかかわらず強化することが求められているためである．

生活機能において活動が困難となることを活動制限，生活の参加に関わりが困難となることを参加制約と評価している．障害の部分をフォーカスするのではなく，当事者のパワーを評価し支援することが求められている．ICIDH による障害別ケアプランだけでなく，ICF の評価と活用によって当事者の生活機能のニーズにも対応可能となった．生活機能に関係する 1,573 項目を各 5 段階において評価する．

ICIDH の機能障害分類が簡素化されて，ICF の活動・参加分類がより詳細となり，環境因子は約 30 倍も増加し，個別性と多様化をもたらした（表 6-3-1）．

病気から生じる生活に焦点をあてる ICF の活用により，個人の健康の構成要素が明らかになり，介入の結果として生活機能の向上を具体的に評価することができる．また，生活の質（qual-

表 6-3-1　国際障害分類（ICIDH）と国際生活機能分類（ICF）の分類と項目数

国際障害分類（ICIDH）		国際生活機能分類（ICF）	
機能障害分類	1,009 項目	心身機能・身体構造分類	542 項目
能力低下分類	338 項目	活動・参加分類	518 項目
社会的不利分類	7 項目	環境因子分類	212 項目

ity of life；QOL）や環境因子の決定や個人因子のパワー測定も可能となる．さらに，直接的な在宅ケアの質の向上につながるだけでなく，地域の社会保障計画の立案・評価にも適用でき，社会政策の改善にも適用可能である．

IV. 在宅ケアにおける ICF の活用

　在宅ケアは，利用者の生活機能を，身近に訪問し評価できる機会が多いため，普段の心身の状態をしっかり観察し，理解したうえで生活機能の支援をする必要がある．高齢者は加齢変化による心身の状態の変化と疾病による悪化が早期に現れる場合があるので，利用者の生活機能の変化をとらえるために ICF により生活機能の変化をアセスメントする必要がある．

　肺炎や骨折により入院・退院のエピソードがあると，ADL が当然低下する．利用者の心身の状況に伴う生活機能によってケアプランが変更される．在宅ケアでは利用者の生活機能を支援する必要があり，肺炎や骨折による臓器や骨格等，心身の状況だけでなく，肺炎による活動性の低下をどうリカバリするのか，昼間ひとりで家にいるため食事をつくることができないなどの生活活動からデイサービスを利用し，サロンに行くための福祉タクシーを活用するなど社会参加までの生活支援の目標を明確にしてケアプランを作成する．在宅ケアでは，利用者 1 人ひとりの固有の尊厳を保持して，その主体性を尊重して自己決定を保障する自立生活を目指してこそ，利用者が要望する生活機能を保持できるということにつながる．

　在宅ケアでは在宅での残された生活機能を生かして生活支援をするために，残存機能を活用することが大切である．生活支援をする場合に，在宅ケアの提供者がケアをするだけでなく，利用者自身が保持できている生活機能を発揮できるようにすることが求められる．在宅ケアで生活習慣病に対してケアを提供する場合には，生活機能に双方向に関与する健康状態，在宅での環境因子や個人因子を適正に把握して，それらも改善するように配慮し，包括的に評価して在宅ケアをする必要がある．そのためには心身の状況に対する医療的な専門性だけでなく，生活機能の全般にわたる因子を考慮できる専門性が求められる．

　また在宅ケアでは，複数の在宅ケアサービスにより生活支援されるため，地域にてチームアプローチできるように地域包括ケアを構築する必要がある．心身の状況を観察して記録したことを，その必要性に応じて主治医や看護師からケアマネジャーや地域包括支援センターまで連絡調整して生活支援をすることが今後ますます必要となる．在宅ケアでは，多職種の連携のために，それらの記録や観察等にも基づいて在宅ケアカンファレンスをする．その場合でも，関係者が知り得た個人情報を守秘する必要がある．在宅ケアでは，利用者の家庭を訪問し，そのプライバシーを直接観察することになるため，利用者に関する重要な個人情報を利用者の同意

と説明なしに，情報収集や外部に漏洩することは個人情報保護に反する．在宅ケアでは，利用者の人権を尊重して，生活機能の向上あるいは保持を行う職業倫理が求められる．

　在宅ケアでは，利用者の健康状態や心身機能と身体構造は訪問看護師から，参加から活動についてはリハビリテーション関係職種から，環境因子や個人因子に関しては訪問介護職やソーシャルワーカーからの報告を総合的に勘案して，在宅ケアプランを作成して相互の連絡調整ができる体制を構築する必要がある．在宅ケアにより生活機能を支援する必要条件には，在宅ケア提供者と利用者との信頼関係の構築が前提条件となる．利用者や提供者には相互の相性もあり，必ずしも構築できるとは限らないという現実もある．利用者や提供者には，信頼関係の構築が困難な場合や生活支援に拒否的な場合，心身の状況による生活機能が理解されない場合などもある．そのような場合もあるために，在宅ケアにはコミュニケーションやソーシャルワークから家政学などの地域包括ケアの構築が必要となる．

　また在宅ケアを行うマンパワーがたいへん不足しているために，在宅ケアのための人材養成と確保が急務であり，安定した社会的待遇が必要である．在宅ケアにおける利用者の生活機能の生活支援を地域包括ケアする必要がある．在宅ケアの人材にはどのような場面でも必要なケアを判断するために，専門性として，ICF に裏づけられた生活機能の支援を理解して修得する必要がある．在宅ケアには利用者の生命と生活の保障をできる理論と実践が必要である．在宅ケアは，家庭にてケアを必要とする利用者が常にそのニーズに合致した適切なケアが受けられるようにするケア過程の繰り返しを通して，複数のサービスを組み合わせて行う一連の活動と参加である．居宅・在宅ケアでは，在宅で生活している利用者のニーズを満たすために，ケアの内容や種類から頻度と時間帯等またケア提供機関等を組み合わせる在宅ケアプランが求められる．

　在宅ケアでは，高度先端医療により診断と治療を組み合わせても，必ず病態が劇的に改善するとは限らず，現状維持あるいは次第に悪化して，生活機能が低下することがある．在宅ケアは，24 時間連続した生活に対するケアであり，病態と障害と生活とは共存している．利用者は多くの病気，生活機能，社会問題などを抱えているため，医療のみでは解決できない介護も在宅を支えている．利用者にとっての在宅ケアはチームアプローチで行う必要性を相互に理解して，これからは職種を超えた地域包括ケアを構築する必要がある．単一職種のみで行う在宅ケアは困難であり，保健医療福祉における多職種と連携するチームアプローチによる地域包括ケアを行わなければならない．

【第 6 章参考文献】

　河野勝行：WHO の新「国際障害分類」を読む．文理閣，京都（2006）．
　厚生労働省統計情報部編：生活機能分類の活用に向けて．厚生統計協会（2007）．
　厚生労働省社会・援護局障害保健福祉部：国際生活機能分類；国際障害分類改訂版（ICF）（2002）．
　諏訪さゆり：ICF の視点を活かしたケアプラン実践ガイド．日総研出版，東京（2007）．
　上田　敏：ICF（国際生活機能分類）の理解と活用．萌文社，東京（2005）．

（狩谷明美）

第7章

在宅ケアの事例展開と多職種連携ケア

I. 子どもを囲む在宅ケア

1. 看護職の視点からみた子どもの「在宅ケア」

　子どもの「在宅ケア」を考える際に重要なことは成長発達，すなわち療育という視点をもつことである．このため，関わる看護職もさまざまな立場にある者となる．

　入院病棟（新生児特定集中治療室 neonatal intensive care unit；NICU・重症心身障害児），退院調整部門，訪問看護，保健師，助産師，学校保健，指導員（療育センター）など，疾患・年齢に応じてさまざまな場所で看護が提供されている．

　しかし，その生活を支えるという視点においては圧倒的に「親」なのである．高医療依存で在宅生活を行っている子どもの正確な数や分布は把握されていないが，日本小児科学会が2007年に8府県で実施した年齢20歳未満超重症心身障害児調査によると，在宅児747人のうち，訪問診療は7%，訪問看護ステーションの利用は18%，ヘルパー利用は12%にすぎないと報告されており[1]，きわめて医療依存度の高い超重症児が家族の力だけで在宅療養生活を送っているといえる．これには，成人に比較して，小児の在宅医療は高度な医療ケアを必要とすることが多いにもかかわらず，社会支援体制が遅れていること，広い地域に散在していること，小児のケアに熟達したスタッフがいないという理由で小児を対象としない事業所が多いなど提供側の要因や，「子どもは親が育てるべき」や「母親であれば子どもを愛するもの」といった無意識な社会規範の要因などが混在しているといえる．

　本稿では，医学的リスクが高い超重症児の事例を通して，看護職の役割について考察したい．

【事例紹介】

＜家族背景＞

　A君13歳，両親と妹（7歳）の4人家族．

　父は，仕事で単身赴任．週末に帰宅し介護をしている．

＜経過＞

　出生時，全前脳胞症と診断，水頭症（V-Pシャント；脳室-腹腔シャント術後），症候性てんかんに対して3歳より大学病院小児科フォローされ，成長した．12歳時の発達レベルは，呼名に反応し，あやすと笑う，喃語，右手を動かす，物をつかむことが可能で，特別支援学校に通学．日常生活動作（activities of daily living；ADL）は，車いす移乗，座位保持は可能であるが，基本的には全介助であった．難治性てんかんで，短時間の発作が頻発していた．

　12歳時，けいれん発作頻発．意識低下し，救急外来受診，抗けいれん薬投与後呼吸停止し，

緊急挿管．コンピュータ断層撮影（computed tomography：CT）上脳室拡大・頭蓋離解所見あり，V–P シャント不全による頭蓋内圧（intracranial pressure：ICP）亢進であった．シャント不全の治療に対する反応が悪く，積極的な手術は適応外であった．

その 3 日後，急性期を脱して一般病棟へ転科となった．

その後，感染症状なく，全身状態は安定傾向．電解質異常で尿量増加，中枢性尿崩症に対して，ディスモプレッシン点鼻によるコントロールなど対症療法が施された．

家族より，在宅療養希望があり，約 90 日後に気管切開施行，その後在宅用の人工呼吸器に切り替えられ，退院準備，地域との関係者会議や試験外泊を繰り返したうえで自宅退院となった．

在宅での支援体制は，小児専門往診医（1 回/2 週），往診診療所からの理学療法士（physical therapist：PT）訪問（1 回/週），訪問看護（訪問看護ステーション 2 回/週），ヘルパー（5 回/週，朝 1 時間），入浴サービス（1 回/週）である．

現在，在宅療養後半年を経過し，療育（訪問教室）が開始され，生活に慣れてきたと同時に，母親の疲労も増してきている．

この事例に対する看護の役割を経過に沿って考えると大きく，①地域移行（退院調整）の時期，②安定した在宅生活への移行，③生活の広がりをもたらす時期，となる．

地域移行の時期では，病院の退院支援チームと同様，地域の地域保健師，障害福祉担当，在宅診療，訪問看護，訪問介護などのチームで支援にあたり，このチーム間の意思統一や目指す方向性の共有が必要である．これには，コーディネーターの存在が欠かせない．コーディネーターは，医学的・社会的リスクに応じて，医療ソーシャルワーカー（medical social worker：MSW）や退院調整看護師が担う場合がある．地域側では保健所保健師への期待が大きい．

移行期の支援では，第一に家族が在宅生活をイメージできるかが鍵となる．医療機器の配置や電力などの療養環境整備，特にさまざまな医療機器や福祉用具を必要とするため，それらの機種選定，入手方法，制度利用の可否に関する情報提供によって，負担を最小限にできる介入が必要である．家族の情報量や思いには，個人差があり，加えて利用できる社会資源は自治体による差が大きいため，それぞれに応じた対応が求められる．また，たとえば，入院中 1 日 6 回経管栄養を投与されていたことに対し，その理由や身体的条件をアセスメントし，生活がスムーズに送れるよう折り合いをつけるというように暮らしのなかに医療が溶け込むような視点が重要である．

第二に，緊急時の対応と病院や在宅医の役割の明確化が必要である．冒頭にも挙げたように，小児を受け入れる医療の絶対数が不足しており，A 君の往診医も片道 2 時間かけて往診している．これは，緊急時すぐに駆けつけられないことを意味している．A 君の場合，呼吸器トラブルに限らず，尿量増加，血圧，心拍変動，SpO_2（経皮的動脈血酸素飽和度）低下，発熱，気管からの出血などの病態からも緊急時の状態は多岐にわたる．各予測されるトラブル内容とその対処法を分かりやすく伝え，観察ポイントとどのような状態（数値や状況）になったらどこに連絡をするのかのシュミレーションを含んだイメージづけが A 君の在宅療養の可能性をより具体化した．

第7章　在宅ケアの事例展開と多職種連携ケア　　131

　第三には，病院と地域関係者とのネットワークづくりである．退院前の関係者会議へ参加することで，病院で行われている指導の実際を確認することができ，より在宅の場に即した対応が可能となる．さらに，保健師の立場では，事例を通した顔と顔のみえるつながりが，その後この地域での小児の受け入れ事業所の増加につながる，すなわち地域を耕す活動にもつながり得る．A君の訪問看護ステーションでは，小児看護に関する定期的な勉強会を企画することによって，関係者が連携を強化している効果を生んでいる．

　家族によっては，多くの支援者が関わることに抵抗を感じる場合もある．そのようなとき，頼りになる訪問看護ステーションが関わりによって信頼関係を築き，他のサービス導入へとつないでいく役割を担う場合もある．

　東京都の場合，重症心身障害児（者）訪問事業があり，大島分類1～4の重症児は，保護者の申請・都の決定に基づき，週1回（3時間程度）の訪問看護が実施されることが可能である．A君の場合，未就学児が優先されることが理由で利用できなかったが，重症心身障害児に専門特化した訪問看護の導入により，在宅生活開始直後の家族の不安やトラブル対応にとどまらず，訪問看護ステーションとの連携により，訪問看護ステーションに慣れていない場合などにも重症心身障害児へのケアのポイントや特徴を具体的に伝達することで，訪問看護ステーションの看護提供の自信にもつながることが期待される[2]．

　在宅療養も3～6か月が経過すると，次第に生活のリズムが整い，生活に広がりをもたせることが可能になってくる．A君の場合，訪問学級を取り入れ，粘土細工や絵画，音楽などの情操教育にも力を入れている．

　「病院に入院していたらできなかった」と，母は療育支援としての広がりに喜びを感じている．定期的な訪問学級によい体調で臨むには，日々の訪問看護での健康観察やケアが重要な役割を担う．さらに，訪問学級指導員に対し，現在のA君のその日の注意点などを伝えることも看護の役割のひとつといえる．このほか，状態が許せば，通所でのリハビリテーションの利用も効果的である．生活が安定し，重症児が介護される存在だけでなく，家庭のなかのひとりの子どもとしての存在が確立してくる．

　同時に，在宅移行当初は無我夢中であった親の負担が表面化してくる時期でもある．24時間休む暇もなく，緊迫した思いを抱いている母の負担を少しでも軽減する方策が求められる．具体的には，ショートステイやレスパイトの充実であるが，医療的ケアの多い重症児のレスパイト入院を受け入れ可能な施設の絶対数が不足している．A君も退院時に，地域の療育センターを受診し，受け入れを依頼したが，レスパイト入院の実現には至っていない．これには，母自身の入院への不安（入院したときにA君が不便を感じないか心配）もある．このため，A君の状態をアセスメントし，安定を確認したうえで，現在ケアしている介護職の第3号研修の受講と実地研修時の指導を行うことを進めている．これにより，特定行為従事者となった介護職は，吸引にも対応できるため，留守番などが可能となり，母が自分の時間をもつということにつながることが期待される．母からは，このことについても，医療職ではない人にお任せして大丈夫かと慎重な発言がきかれる．母にとって，A君はすべてであり，自分がみるのが当たり前と

いう思いが非常に強い．その思いを受け止めながら，A君の安定には，母の健康がなによりも大切であることを伝えること，実地指導を母と共に行い，母の信頼を得られるような働きかけを行っていた．なにより答えを急かさず，可能な限りの選択肢を提供し，母と共に悩む姿勢，そのような経過が，母自身，「困ったときには頼れる先がある．だから頑張れるのです」という安心感につながっていた．

在宅は生活の場であり，子どもの療育と兄弟を含めた家族支援の両方の視点で関わることが求められる．これは，一朝一夕ではない関わりからの関係が構築され，子どもとその両親の成長を共に感じながら，その家族からエネルギーをいただける経験にもつながる．

さらに，小児の特徴的な課題として，生命予後が伸長したことによって，18歳以上のいわゆるポスト小児（学校教育終了後）の居場所のなさ，子どもをみる親の高齢化といった問題がある[3]．これらの課題に対して，看護としてどう役割を果たしていけるのか，その真価が問われている．

【第7章 I. 1. 文献】
1) 日本小児科学会倫理委員会：超重症心身障害児の医療的ケアの現状と問題点：全国8府県のアンケート調査．日本小児科学会雑誌，**112**：94-101（2008）．
2) 川又協子，中澤真由美，石原道子：小児訪問看護の現状．小児内科，**45**（7）：1295-1298（2013）．
3) 東京都立墨東病院編：NICU入院時支援コーディネーターハンドブック．東京都保健福祉局（2012）．

（中山優季）

2．地域一般急性期病院における緩和ケア医の視点から

子どもを対象とした在宅ケアあるいは緩和ケアという用語を使用する場合は，成人と比べて対象となる層が大きく分かれていることを理解するべきである．すなわち子どもに対する緩和ケアの対象は，成人まで生きることがむずかしいと予測される状況（life-threatening conditions：LTC）や，生命を脅かす疾患（life-threatening illness：LTI）という言葉で表現されるように，小児がんなどで死を迎える子どもと家族だけでなく，神経筋疾患や代謝性疾患，重度脳性麻痺などで生活を送ることがむずかしい子どもと家族も対象とされる．一般にこのような幅広い対象に対する在宅ケアとひと口にいっても論ずべき内容は多岐にわたり，本稿で網羅的に紹介することが困難であると考え，小児がん患者で在宅ケアを行った症例の経過を通して，子どもの看取りを中心とした在宅ケアに求められる要因について俯瞰することとした．

1）小児緩和ケアの概観
小児がんへの対応の必要性は，第二期がん対策推進基本計画（2012年6月）でも新たな重点項目として「小児がん」が取り上げられていることから明らかにされており，実際のケアを担当する専門職および専門施設の整備についてもさまざまな取り組みが始められている．なかで

も，日本緩和医療学会や日本小児血液・がん学会が開催している「生命を脅かす様々な疾患の診療に携わる小児科医を対象に小児科医のための緩和ケア教育プログラム」（care for life-threatening illnesses in childhood；CLIC）は，小児難治疾患の診療に従事する小児科医に対して「緩和ケア」に関する基本的知識や技術を身につける機会を提供しており，小児医療の現場に緩和ケアの視点を導入する流れを形づくることが期待されている．もちろん，これまでの小児がん臨床現場に緩和ケアの概念が導入されていないわけではなく，聖路加国際病院小児科において，小児がん治療と同じくらいに小児ターミナルケアを重視して小児在宅ケアをも展開したように，子どもとその家族を対象としたさまざまな取り組みは行われていた．しかしながら，小児がん治療の現場で緩和ケアに関する専門的知識や技術を組織的に継承する動きはみられていなかった．この理由としては，小児がん治療の進歩に伴って7割の患者が治癒するという状況と関連して，小児がん患者の年間死亡数が成人と比べて少ないことから専門職の育成機会が限定されることや，子ども自身の意思を中心としてケアを組み立てることのむずかしさ，終末期の症状の多様性と対応方法の複雑性などが想定できる．

　しかしながら，イギリス・オーストラリアおよびアメリカの小児在宅ホスピスの状況を俯瞰した報告では，これらの国においても「小児医療に存在する壁」によって，緩和ケアへの紹介が遅れており，結果として受けられるべき緩和ケアに到達できないまま亡くなる子どもが多いと指摘している[1]．

　確かに，筆者の体験として，子どもに対する医療（特に根治療法が奏功しうる小児がん医療）において，どこまでが治癒を目指した治療で，どこからが症状緩和を主体とする緩和ケアなのかが，成人のがん医療に比べて非常に分かりにくく，それゆえ，そのターニングポイントの判断は，主治医にとって非常に高いレベルの経験と知識が必要とされるだけでなく，多大な葛藤を生じさせる微妙な作業である．そして，なによりも子どもの治癒を切望している家族に対して，患者にとって最適な治療とケアのバランスを判断し，説明し，患児と家族の残された生活をいっしょに組み立てていくという作業は，主治医ひとりではまず不可能である．そのため，緩和ケアのニーズを適切に把握して明確化するための多職種カンファレンスなどを通して，医療的視点以外の生活的視点を取り入れた包括的な検討の仕組みを現場で確立することが求められている．さらに，このような現場での動きと連動する形で，小児がん治療と緩和ケアを一体的に提供可能な地域包括的な連携システムの構築を目指すことも必要である．

2）小児在宅ケアの概観

　小児におけるLTIは，一般的に下記の類型で考えられている．

- ●タイプⅠ：根治療法が功を奏しうるかもしれないが治癒が不可能な場合もある病態（小児がん，複雑心奇形疾患など）
- ●タイプⅡ：生活の質（quality of life；QOL）維持のために長期に強力な治療を要する病態（後天性免疫不全症，臓器移植，筋ジストロフィなど）
- ●タイプⅢ：進行性の病態で，治療はおおむね症状の緩和に限られる病態（先天性代謝異常

症，染色体異常など）

●タイプⅣ：不可逆的な重度の障害を伴う非進行性の病態（超未熟児，重度脳性麻痺など）

これらの類型については，死亡までの臨床経過はさまざまであるだけでなく，それぞれの生活状況などに応じたケアサービスの提供と，ニーズに沿った療養環境を整備することが必要となる[2]．さらに，これらに対して行われる医療的な支援の内容は，①治癒を目指す積極的治療，②延命治療/生命維持医療，③QOLを最大限に追求する医療，④家族に対する支援（患児の死後のグリーフケア/遺族ケアを含む），⑤医療スタッフを対象とする支援に分けられる．子どもの在宅ケアについては，在宅における医療資源提供と環境整備の限界から，③QOLを最大限に追求する医療と，これと並行して，④家族に対する支援（患児の死後のグリーフケア/遺族ケアを含む）を行うことが主となる．しかしながら，近年の急性期医療現場の機能縮小と在院日数短縮の流れは，タイプⅣなどを中心に施設や在宅でのケアが行われる状況が一般化してきており，なかにはタイプⅠにおける②延命治療/生命維持医療も在宅で提供される状況がみられるようになってきた．このような社会状況の変化による療養場所の推移については，現時点では高齢者を中心としたがん医療では顕在化しているが，今後は小児緩和ケアにおいても一般化する可能性が高いと考えられる[3]．

このために，子どもの在宅ケアを検討する場合には，患者が求めるケアの内容と療養場所をまず正確にとらえることを基本として，次いで家族が求めるケアの内容と療養場所について把握することが求められる．また，緩和ケアにおける判断が食い違う場合に最も多くみられるケースは，判断の基盤となる見通し観の違いである．具体的には，患児がどのタイプの類型に属しており，患児に必要となる治療とケアは，急性期病院/施設/在宅のいずれで適切に提供できるのかという点を，療養場所の選択という面で医療提供側と患児および家族が十分に了解してから，移動するという原則を可能な限り遵守するということである．

3）症例を通して理解する子どもの在宅ケア

（1）症例の概要と初期介入

本事例は，複数の症例を基に作成した仮想である．

●女児（10歳）．父（44歳），母（42歳），弟（9歳）の4人家族

●自宅から徒歩5分の距離に，父方祖父（72歳），祖母（68歳）が居住している．

●横紋筋肉腫術後再発，胸椎骨転移，髄膜播種転移

●大学病院主治医より，患児の母と父に対して「1～2か月の余命」で延命のための抗がん剤治療は無益であるとの説明あり．

●大学病院から子どもの看取りを含む在宅ケアを行える地域の病院を紹介された．

a）緩和ケアおよび在宅ケアの導入

2年前の腫瘍切除術施行以後，抗がん剤治療を繰り返し行ってきたが，一時的に奏功しても何回も再増悪してしまったことから，これ以上の抗がん剤治療が患児の不利益になるという説明を受け入れている母親と対照的に，父親はまだやれる治療が残っているはずで，今回の在宅

ケアに関する患児の希望は一時的であり，自宅で過ごすことが治療を続けていくためのモチベーションにつながると期待していた．また，患児も，自宅で過ごしたいとの希望は明確であったが，今後の治療についての意思表示はなかった．

b）子どもと家族の相互作用の視点から行う在宅ケアに向けた調整

まず，患児が現在の状況を快適な生活として受け止めているかという点については，両親は一致しており，大学病院における生活が限界に達していると考えていた．この共通理解を基盤として，患児が希望している治療とケアの比重をたずねたところ，両親ともに患児がつらい治療を行うことよりも，頭痛や嘔気を和らげるケアをまず希望していると理解していた．

ただし，父は自宅ではそのような症状緩和のケアを受けられないと考え，基本的に在宅ケアには反対であった．これに対して，母は治療とケアのすべてを母に任せている状況で自分に意見する父に対して，「怒り」を表出した．このため，患児がいちばん望んでいることについて明確化すると，患児が両親のいさかいを最も嫌がっているという母の意見に父も賛同する形で，最終的には患児が望んでいる平穏な生活をまず実現して，その後の治療とケアの選択は，それぞれがお互いを思い合う形で実現させるという約束を交わすまでになった．

(2) 在宅ケア実施における関係性調整

a）在宅ケアの提供と患児を囲む家族関係の調整

大学病院退院後，自宅に戻った患児は強い頭痛と嘔気を認めたが，大学病院に戻りたくないという気持ちの表出があったことから緩和ケア医と訪問看護師が自宅を訪れて，問題の確認と初期関係の構築を行った．患児は自室のベッドで臥床しており，苦痛表情というよりも不安が強い状況であるように思われ，連日，夜間の不眠を訴えた．父は自身の不安もあって入院を主張し，母はこのまま自宅で過ごすことを主張した．患児に対してつらい症状が緩和できていない状況での在宅ケアの継続はむずかしいことを伝えたが，患児の激しい拒否があった．このために，まずは患児の気持ちに反する入院は行わない約束をして，初期関係を患児中心に構築した．さらに，患児の意向に沿って，まずは諸症状の原因病態として想定された髄膜播種による脳圧亢進状態を緩和するためのステロイド，不安・不眠症状を緩和するための抗不安薬・睡眠導入薬を投与して笑顔がみられる状況を実現した．

b）在宅ケア提供体制の構築に向けた本格的な調整

患児が在宅ケアを希望しているとしても，その目標が明確になっており家族で共有している状況とはいえない．ここで，母と父のギャップに焦点をあてる前に，患児の弟，祖父，祖母の意見を参照してみると，全員が2年間の闘病生活で患児がよく頑張ったと感じているだけでなく，患児が少しでも和らいで過ごすことに賛成している状況が理解できた．しかしながら，父の治療に固執する気持ちを理解して共有する必要性も感じていたことから，父と母との面談を行ったところ，父が患児の病気をつくった原因として，20年前に自分が罹患した皮膚悪性腫瘍が影響していると感じていることを語った．このような父の思いを母は驚きとともに受け止めたことで，2人の間に深いレベルでの共感関係が成立したように思われた．

この後，患児の精神状態も落ち着き，癌性疼痛のコントロール目的で，モルヒネ注射剤の微

量持続投与など患児の在宅ケアに必要なケア手技のトレーニングを行ったあとで，本格的な在宅ケア体制をスタートした．

　c）在宅での看取りとグリーフケア

　その後，在宅ケア開始後4か月間は，症状も安定しており表情もよく，自宅での生活を送ることができた．しかしながらこの間に，患児の弟の不安定さが出現し，登校拒否が続くようになった．このために，緩和ケアチームは母と弟に対する心理面接を行い，弟を対象とした臨床心理士の面接を定期的に行うこととした．この後，患児は家族とともに最後まで自宅ですごし，穏やかに永眠された．

　家族を対象としたグリーフワークについては，患児の母と父が弟を連れて1か月ごとに3回の外来受診を行い，問題は表出していないように思われたが，父と母は離婚に向けて何回も話し合ったことがその後に判明した．この離婚に向けた話は患児の発病前に出ていたようであったが，患児の闘病支援のために棚上げされていたのである．患児を失った喪失感で父が母の努力を否定した発言によって，再び大きな問題として育ってしまったようであるが，このときにこの問題を収める働きをしたのが患児の弟である．すなわち，弟が「これ以上僕をひとりにしないで」と2人に訴えたことで，父も母も守るものが残っていることに気がついたとのことである（母より聴取）．

4）おわりに

　成人になった家族を失うことは，これまで共に歩んできた過去の時間を共有する人間を失うことであるが，子どもを失うことは，それに加えて，これからいっしょに経験するはずだった未来の時間を失うことである．そしてその未来の時間のなかには，愛する子どもの成長する姿，学校で友だちと楽しく部活動や勉強をする姿，恋人と幸せそうにすごす姿，さらには結婚や就職など，喜びを分かち合えるはずだったたくさんの叶わぬ夢が含まれている．そのため，子どもを看取る場合に，最後まで「これでよかった」と思える時間を過ごすためには，最も愛する者を喪うという悲しみに押しつぶされそうになりながら，その悲嘆と苦悩のなかから「いまこの瞬間があることの幸せ」を，最後まで懸命に生きようとする子どもの姿のなかに見いだしていこうとする思いが必要である．

　そして，その思いは家族だけでなくこれまで共に患児と過ごしてきた医療者が家族と分かち合うことで，より強くしなやかになる．

　成人とは異なる厳しさをもつ子どもの在宅緩和ケアでは，このようにすればよいという方法論があるとは思えないが，最後まで向き合うことができた人が得るなにかが，次の生活の原動力となることを信じて，いまできることをできる範囲で積み上げていくことが，最も大切ではないだろうか．

【第7章 I . 2 . 文献】
　1）岩本喜久子：小児在宅ホスピスの果たす役割とグリーフ教育の重要性；米，豪，英国比較報告と今後

の課題.『在宅医療助成勇美記念財団』報告書(2008).
2) 加藤陽子:小児緩和医療の基本概念. 小児科診療, **7** (17):1117-1123 (2012).
3) 加部一彦:終末期における意思決定;子どもの最善の利益を目指して. 小児科診療, **7** (17):1255-1260 (2012).

(小野充一・鷹田佳典)

II. がん療養者への在宅ケア

1. 終末期のがん療養者支援に関する政策と実査

1) がん対策基本法と2012年度からの新がん対策基本計画

2007年にがん対策基本法とそれを具体化したマスタープランである第一期のがん対策基本計画が施行され,2011年までの5年間に,がん診療連携拠点病院の認可や化学療法や放射線療法や緩和ケアに携わるがん専門医の育成など,がん医療の均てん化を目指したハコやヒトの"量的"な整備が進められ,この5年間で良好な成果を上げてきた.

2012年6月には,2012~2016年度の5年間を対象とした新がん対策基本計画が策定され,がん対策の力点が"量から質へ"転換される内容が提示された.すなわち,今後のがん対策は,到来する高齢社会やそれに伴う医療提供体制の不可避な変革といった社会全体や医療全体に及ぶ課題をとらえ,これらの改善・解決を見据えたうえで,さらなるがん対策の推進を質的な視点を含めて図ることの必要性が示された(図7-2-1)[1].

新がん対策基本計画では,全体目標として「がんになっても安心して暮らせる社会の構築」

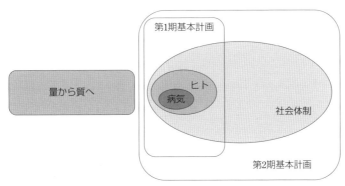

図7-2-1 進化する次期がん対策推進基本計画

が掲げられるとともに，分野別施策と個別目標として「地域の医療・介護サービス提供体制の構築」がうたわれた．このことから，がん医療の分野においても，地域における医療と介護の連携強化策の流れと一貫する形で，治療中のがん患者を支え，また終末期のがん患者の在宅看取りを支えていくために，地域における多職種連携に基づく在宅ケアが強調される方向にあると理解できる[2]．

2）終末期がん療養者の在宅看取り事例

　以下に今後増えていくことが想定される終末期のがん患者の在宅看取り事例を紹介する．

　●Ｓさん，71歳，男性.

　半年前に自宅で意識消失し救急車にて運ばれ入院する．精査を受けた結果，直腸がんの末期で予後3か月と診断される．Ｓさんと家族は，それならば自宅に帰って最期まで自宅で療養したいと希望して退院する．

　退院にあたり，在宅医，訪問看護師，ケアマネジャーが在宅ケアチームとして関わることになる．退院直後は落ち着いて療養を開始するが，退院後2か月がたったころから，Ｓさんは食事が徐々にとれなくなってくるとともに，トイレに歩いていくこともつらくなってくる．このため，看護師は医師と相談のうえでタイミングを計りながら，家族にＳさんの死が徐々に近づいていることを説明し，また最期を迎える場所が自宅でよいかどうかについて確認する．また，看護師はケアマネジャーと連携をとって，自力で体位変換がむずかしくなっていくことを見越してベッドマットを変更する．

　ある深夜，家族から訪問看護師に「Ｓさんが苦しそう．病院に行ったほうがいいですか」と慌てた様子で緊急電話がかかる．訪問看護師は，そのときの家族の慌てた様子から，在宅での看取りはむずかしいのではないかと考え，家族に本当に看取りの場が自宅でよいのかと再確認する．家族は「家が大好きな人ですから家で最期を迎えさせてあげたい」と改めて在宅での看取りを希望する．このため，訪問看護師は，医師とケアマネジャーに連携をとって自宅看取りの方針を共有しながら，その後の訪問の頻度を増やし，その都度時間を設けて，今後のＳさんの状態の変化に家族が慌てないように，「看取りまでの経過のまとめ（表7-2-1)[3]」を渡し，今後の1つひとつの予測される変化を，家族が具体的に目と耳で理解できるように複数回にわたり説明を重ねていく．

　Ｓさんが看取りまであと数日と予測される状態になると，訪問看護師は，看取り後の葬儀や会わせたい人はいないかなどの準備についても1つひとつ提示し，確認を行っていく．家族は「なにも考えつきませんでした」と応えながら，看護師の先導の下，準備を進めていく．医療処置については，あるとき，これまで治療を頑なに拒否していたＳさんが「苦しい．酸素をお願いします」とうわ言のように訴えたことから，家族は医師に連絡し，在宅酸素が開始される．また，徐々に食事や水分がとれなくなっていくＳさんをみて，家族は「何とかしてあげたい．自宅で点滴ができませんか」と希望されたため，医師は家族の思いを受け入れて静脈点滴を実施する．

第7章　在宅ケアの事例展開と多職種連携ケア　　139

表 7-2-1　看取りまでの経過のまとめ

時期		患者さんの変化	家族へのアドバイス	この時期に行っておくこと
終末期前期	看取りまで6か月から数か月	★精神的苦痛の表出 ○「治るのではないか」と常に心が揺れ動いている時期 ○死を受けとめきれず，つらい現実に傷つきやすい状態 ★社会的苦痛の表出 ○徐々に自分を振り返り，大切なことを探したり，これからのこと（自分が亡くなったあとのこと，やり残したことなど）を考えるようになる ★身体的苦痛に対して ○身体的苦痛は比較的安定する時期．薬での症状緩和が可能なため，安定した症状の下，日常生活を送ることができる	→患者さんの気持ちに寄り添うように接し，心を支えていきましょう．また，ご自分もつらいため，気持ちを受け止めてくれる支えとなる人を見つけましょう →「自分が死んだら」というときは，話をそらさずに聞きましょう．元気なうちに気持ちを確かめておくことが大切です．また，それがのちに大切な言葉として残ります →この時期には自立した生活や通院が行えます．旅行や趣味など，本人の意志を尊重した生活を送りましょう	・患者さんとの十分な会話 ・自分自身のつらさの表出 ・財産整理 ・遺産相続 ・遺言 ・旅行や趣味の充実
終末期中期	看取りまで数週間	★身体的苦痛の悪化 ○日常生活が制限される．食欲低下や倦怠感などが生じ，身のまわりの世話が徐々に必要になってくる ★スピリチュアルペインの表出 ○日常生活の制限から，死が近いことを身体で感じてくる時期．喪失感，無価値感，罪責感をもちやすくなる	→医師や訪問看護師と相談したり，本ブックレットなどの冊子を参考にしながら，生活のなかにケアを組み込んでいきましょう →まずは，患者さんの喪失感，無価値感，罪責感などの思いを話してもらい，受け止めましょう →それに伴う自分のつらい気持ちをだれかに表出し，抱え込まないようにしましょう	・日常生活のケア ・症状のケア ・医療処置 ・スピリチュアルペインについての会話 ・自分自身につらさの表出 ・患者さんに最期の場所の希望を確認
終末期後期	看取りまで数日から数時間	★状態の変化 ○意識レベルが低下し，会話がとりにくくなる ○食べ物や水分を飲み込みにくくなる ○眠っている時間が多くなる ○落ち着きがなく，おかしなことを言ったり，よく眠っていたりと意識が時間ごとに変化していく ○排泄に支障がでてくる（尿量の減少や便失禁） ○呼吸が不規則になり，10〜30秒間呼吸をしなくなる ○脈が触れにくくなる ○血圧が測りにくくなる ○手足が冷たく，紫色になる	→左記の変化を観察し，心配であれば医師や看護師に相談しましょう →ここ数週間の介護疲れが蓄積するころです．家族間で介護を交代し，休息の時間をつくりましょう →看護師やヘルパーが毎日入ることも可能です →家族それぞれの心残りがないように，最期の場所や最後に呼ぶ人について家族間の意思を確認しましょう →緊急連絡先を確認しましょう	・状態の観察 ・家族間の連携強化 ・訪問頻度の検討 ・親戚・知人への連絡 ・葬儀や着替への準備 ・医師・看護師の緊急連絡先を確認
お別れ直前		★状態のさらなる変化 ○徐々に家族の呼びかけに反応しなくなってくる ○水から出された魚のように口だけで呼吸するようになり，徐々に呼吸の回数が減ってくる	→最期までかけられた言葉は聞き取ることができます．安心して旅立てるように話しかけましょう →家族で最期を見守りましょう	
お別れ		★亡くなったことを示すサイン ○身体をゆすっても，大声で呼びかけても反応がない ○脈が触れない ○呼吸が止まっている ○瞼が半分開く．目を開けてみると，瞳孔が大きく広がっている ○あごがゆるみ，口が半分開いてしまう	→家族だけで最期を看取る場合は呼吸が止まった時間をみましょう →その後，医師に連絡し死亡の確認をしてもらいましょう	・亡くなった時刻の確認（分からなかった場合は把握した時刻の確認） ・医師・看護師に連絡 ・死亡診断書を医師に依頼

〔福井小紀子，田中千賀子：看取りのケア法②．訪問看護と介護，12（12）：1041，2007〕

Sさんの意識がもうろうとして会話も聞き取れない状況となり，最期がいよいよ近づいてきたと思われたとき，突然，かねてから可愛がっていたインコに「いつまでもよい子でね」と話しかける場面がみられる．

翌朝，家族から落ち着いたようすで「いま，呼吸が止まりました」と連絡がはいる．医師が訪問して死亡確認を行ったのち，訪問看護師と家族でエンゼルケアを行い，家族はSさんに最後の別れを告げる．

自宅での葬儀は，インコへの言葉がSさんの遺言のように残されたこともあり，家族の意向で，遺影と棺の周りにSさんの大切にしていたインコも参列して行われる．

葬儀の1か月後には，訪問看護師がグリーフケアに訪問すると，家族は「看護師さんにも，先生にも，ケアマネジャーさんにも，皆さんに支えられながら，本人が最期まで自宅に居たいという思いを叶えてもらい，ありがたかった．葬儀も自分流に行うことができたので心おきなく逝くことができたと思います．きっと，あの世で自慢しているでしょう」と話される．

3）終末期ケアを支える訪問看護師の役割と多職種連携

上記の事例に示したように患者と家族は，医師や看護師から死期が近いことを伝えられても，「生きたい」「生き続けてほしい」と願い，最期の療養のあり方や看取りの場所について心が揺れ動くことを念頭において，ケアにあたることが重要となる．

看護師は，患者には"死に向かって旅立つ準備"を，家族には"旅立ちを見送る準備"を行えるように，予後の見通しを医師と適切なタイミングで連携をとって予測するとともに，患者の病状と家族の介護力をアセスメントしながら，それぞれの時期に応じて，ていねいに複数回にわたって，そのときの状況を説明していくことが求められる．

いちばん近くで患者と家族の変化をとらえているのは看護師であるため，医師に刻々と変わる状態の変化を伝えるとともに，自らの予後予測に基づいて伝えた説明内容を医師と共有し，対応が異ならないように心がけて連携をとることが重要になる．

ケアマネジャーとは，最初の段階から介護的なサポートが人的（ヘルパーの導入など）にも物的にも（介護ベッドやポータブルトイレのレンタルなど）必要かどうかについて，話し合っていく．そして生活と医療に関する情報を共有し，「患者と家族の思いを尊重し，叶えるための支援である」という共通認識をもって，連携を密に図っていくことが重要になる．特に，がんの終末期の場合は，病状が最後の約1か月で急激に変化することが多いため，適切なタイミングでスピーディーな対応が求められる．

【第7章Ⅱ.1. 文献】
1）厚生労働省：がん対策推進基本計画の概要（http://www.mhlw.go.jp/bunya/kenkou/dl/gan_keikaku01. pdf，2013.12.24）.
2）福井小紀子：がん対策推進基本計画見直しと診療報酬・介護報酬改定の全体像．緩和ケア，**23**（2）：104-107（2013）.
3）福井小紀子，田中千賀子：在宅で療養するがん患者の家族のための事前説明ブックレット第15回；

看取りのケア法②. 訪問看護と介護, **12**（12）：1041（2007）.

（福井小紀子）

2．治療と並行して行うシームレスな在宅ケア支援の実査を通して

わが国における急速な高齢化の進行は，2014年4月の診療報酬の改定において，急性期一般病床から在宅ケアに患者を誘導する方向が明確にされるなど，在宅ケアの今後のあり方にも大きな影響を与えることが予測されている．ここでは，このような社会環境の変化を含めた，がん患者の療養に求められる在宅ケアの基本的条件について，実際の症例の流れを通して解説する．

1）症例を通して理解する在宅ケア

（1）症例の概要と初期介入

- ●34歳，男性．妻（31歳），長男（2歳）との3人家族
- ●横行結腸がん（ステージⅣ）切除断端のがん細胞陽性，ダグラス窩転移
- ●主治医より，患者の妻と母に対して「6か月～1年程度の余命」と説明
- ●父が6か月前に大学病院でがん死しており，医療に対する不信感が強く残っている．自宅で父のつらい症状を母がみて，看取り時も家族中でパニックとなった．

a）手術直後の緩和ケアチーム依頼

直腸がん切除術施行時に，外科医が患者と家族に対する病態と術後化学療法について行った説明に対して「激しい動揺と反発」があったことと，患者の厳しい予後が予測されたために，外科外来における治療と並行して緩和ケアチームによる患者および家族関係の支援が求められた．

b）症例を取り巻く関係性の把握と支援

患者の性格は，優しい面もあるがプレッシャーに弱く，妻に対して「怒り・パニック」をぶつけることも多かった．また，患者の妻は31歳と若く，2歳の息子の子育てという生活面での大きな負担のなかで，現実的な感覚を喪失した「感情鈍麻と乖離」の状況にあると判断された．さらに，患者に強く影響を与える存在として，患者の母親があった．患者の父の看取りの経過を通して得た強い「怒りと否認」の感情を外科医と患者の妻に対して表出していることが判明した．

c）緩和ケアチームの初期介入の実際

患者に対しては，患者が抗がん剤治療を希望していなかったことから，緩和ケアチーム介入の必要性を了解してもらった．患者の妻に対しては，妻の両親と妻の姉が妻の精神状況を心配していたことから，「妻が感情を表出できる場所」を実家との間で設定した．この妻側の支援の導入によって，妻の感情鈍麻と乖離の状況は改善した．

（2）外来通院状況下での関係性調整

a）化学療法の開始と中止

退院後，外科医の意見に従った形で，患者と患者の妻は外来での抗がん剤治療を受け入れて開始した．しかしながら，患者の母は，患者は抗がん剤治療するほど悪いはずがないという思いで，民間療法に頼ることを主張した．この状況で緩和ケア医は，抗がん剤投与をすることで過度の延命期待につながらないように配慮しつつ，患者自身の「生活を快適に行う」ことを推奨した．この後，患者と患者の妻は，抗がん剤投与を受けることにしたが，抗がん剤投与開始後約6か月の時点で，患者は全身倦怠感が強いことを理由に抗がん剤を中止し，仕事にも復帰して安定した生活を送ることができた．

b）ダグラス窩転移の直腸浸潤診断と再手術の施行

その後，手術後約1年6か月の時点で出血と肛門部の違和感が出現したことから，「ダグラス窩転移病巣の悪化」が判明した．この病態について，外科医は再発として説明したが，患者と患者の母は強く反発して医療ミスによる見逃しであると主張した．これに対して，外科医は治癒切除が不可能として，姑息的に「人工肛門増設術」を行う方針を示したことで，患者と母は受け入れず解消困難な対立関係に陥った．この場面で，患者の妻が直腸手術で実績が高い他院でのセカンドオピニオンを持ち出したことで，結果として他院で直腸切除術を受けることになった．そして幸い患者の希望する人工肛門なしでの生活を得た．この展開の背景には，認定看護師が聞き取った患者の妻の他院受診希望を事前に緩和ケアチームで共有し，医学的可能性やケアの視点から他院受診を妨げない方向で妻の意向を支援したことが影響を与えたと思われる．

（3）腹壁転移による疼痛出現と在宅ケアの選択

a）患者の生活をめぐる決定と疼痛に対する支援

直腸手術後約6か月間に行った支援は，患者の仕事の継続と患者の「母との同居」の問題への対応である．患者の母は資産家で患者一家を養っていくことが可能であり，同居により自分の寂しさや不安が紛れるという理由もあって患者一家との同居を望んだ．患者と患者の妻も一度同居を行ってみたものの，患者の妻に対する母の攻撃的言動などのために，約2か月で再びマンションに戻って家族3人の生活を送ることになった．

患者：やっぱり，実家を出ることにした．おじさんも，その決定に賛成してくれたし，なにより妻が喜んでいるので，よかったと思う．

妻：少し安心できた．なにより夫が自分で決断してくれたのがうれしい．

b）緩和ケアの選択と在宅ケア準備

この後，腹壁および肝転移および疼痛が出現したこと，さらに体力面での低下がみられるようになってきたことが課題となった．

患者：外来通院できなくなっちゃった．看護師さんの顔をみるだけで吐くようになった．我慢して治療しても2年程度の余命といわれたので，だったら我慢して続けるよりも，体調よく生活したいと思った．

妻：本当に吐いている姿をみたら心配になってしまった．治療の意義は分かるけど，逆に体力を落とすと思った．

　緩和ケア医としては，転移であることの説明とオピオイド製剤の投与で問題のない生活を送ることができる見通しを伝えて，オピオイド製剤投与を開始した．さらに，患者の妻の希望で，妻の姉とともに面談を行い，今後の見通しとして平均的には疼痛出現から約3〜6か月から1年程度の余命が予測できることや，患者の性格からは最後まで入院を希望しない可能性があること，その場合の介護体制をあらかじめ検討しておく必要性があることなどを伝えた．

　c）在宅ケア提供の開始

　その後，腸閉塞様症状がみられたために1週間の入院を行ったが，患者が通院困難とのことで在宅ケアを希望した．患者は，経口摂取不良の状況でも体力を維持することを希望し，通常の半量程度の在宅中心静脈栄養法と疼痛コントロールを行った．このときの2人の会話は以下のように，ややギャップがみられるもののお互いを気遣う気持ちの交流がみてとれる．

　患者：痛みが強いときは，もうこのまま仕事し続けて，最後はころっと逝かせてもらえればと思ってたけど，いまは食欲もでてきて，もうちょっと生きててもよいかなと思うようになった．

　妻：病院の請求書（月8万円）をみてすごく落ち込んでいた．自分もパートをしようかと思う．痛みはあると思うが，いわないで我慢しているように思う．

　患者：僕が妻と子どもに残してやれるのはお金しかない．だから高い鎮痛剤を出してもらわずに，できるだけ安く抑えることが目標なんだ．

　(4)在宅における看取りの実際

　a）看取りまでの経過

　退院後，在宅ケアの提供は約1年に及んだが，その1年間は，患者の動揺などから決して平坦な在宅ケアではなかった．

　患者：(妻がPTA役員を引き受けたことに対して)俺，死んじゃうぞ．

　妻：まだ大丈夫なんだから引き受けたと思ってほしかった．私も外に出ないとやっていけない．

　患者：全体的にだるくて，つらい．夜も眠れず，痛みも強い．身の置き所のないつらさがあるけど，痛み止めは増やしたくない，飲み薬も嫌だ．入院も嫌だ．

　b）最期の看取りの場面

　亡くなる前日は，腹部膨満，腹痛強く，以下の会話を訪問看護師との間で行った．

　訪問看護師：明朝，先生といっしょに来ます．痛みが強くなるようであれば，入院なども考えましょう．

　患者：痛みには慣れてしまったよ(笑う)．

　翌朝4時ごろに隣で寝ていた妻を起こさないようにトイレに立ち，そのままベッド脇に置いてあるいすに腰かけた姿勢で亡くなっているところを妻が発見．

　妻：私に寝ておけという言葉が最後．うたた寝している間に逝ってしまった．

２）在宅緩和ケアにおける基本的条件

　以上，がん療養者における在宅ケアの流れを追ってきたが，この経過についてはさまざまな見方やとらえ方ができる．すなわち，どのような結果が正しいとすることもむずかしく，どの手法を提供したから適切であるといえるものでもない．あえて示すべきことがあるとすれば，患者と家族が在宅ですごすことを希望した場合に，最後までその希望に沿い続けることを地道に追及し，患者と家族がこれでよかったと思える毎日を積み上げていくことが大切であるということくらいであろうか．

　以下に本症例の経過を通して，筆者が在宅ケアの要点として必要と思える条件を提示する．

　（1）治療と並行して提供する緩和ケア提供の意義

　本症例では手術直後より外科からの依頼で，緩和ケアチームの介入が行われた点が重要である．主治医の外科医が病態と家族関係から最後の結末までにさまざまな問題が起きてくることを想定し，外科単独では対応困難と判断したことが依頼のきっかけとなった．このようなむずかしい緩和ケアの症例を，主治医科が緩和ケアチームにスムーズに依頼することができたのは，普段から，主治医科と緩和ケア科の間で良好な信頼関係が成立していたからである．この相互の信頼関係は，よりよい緩和ケアを提供する意味できわめて重要である．そして，早期からの緩和ケアチームの関与は，本症例のように治療に関する前向きな気持ちを尊重しながら，よりよい生活を送ることを患者自身が選択できる余裕と時間を提供できるというメリットが生まれる．

　（2）長期の在宅ケア提供における家族支援の必要性

　本症例は特に家族ケアの必要性が高かった実例である．緩和ケアの特色は，患者だけでなく家族をもケア対象とすることである．がん治療の現場で，このような家族に関する不安要素を抱えている例は非常に多いと予想されるにもかかわらず，家族に対する緩和ケアの支援が導入される機会は非常に少ない．特に，在宅医療の場合，在宅でのケアの開始と同時に家族のケアも新たに始めることはむずかしいため，在宅ケアを開始する前の準備期間内に家族ケアを始めていることが望ましい．一般に，がん拠点病院や地域拠点病院などで展開される緩和ケアチームの活動は，疼痛などの身体症状の緩和に主眼がおかれ，家族のケアまで至っていない状況が見受けられるが，今後は家族も含めた包括的な緩和ケアが広がることが期待される．

　（3）在宅緩和ケアの基本原則は「すべての方向でつながり続けること」

　緩和ケアを受ける患者は病状の進行などに伴うつらさのために，前向きな生活を送ることがむずかしくなることが多い．このときに，必要なことは「患者があきらめないこと」である．この言葉の意味は，単純な延命期待を持ち続けるべきということではなく，少しでも「良質な生活を送ること」をあきらめないことである．すなわち，患者や家族が「仕方がない」とあきらめてしまうことは，総合的にはつらさを乗り越えて必要な薬物やケアについて自ら口に出して要求できる範囲を狭めてしまい，ケアチームの力量を活用する基盤を崩してしまう危険性につながる．このために，緩和ケアチームはどのような状況になっても患者や家族のつらさを減少させる目標を捨てずに，いつまでもつながり続けることを約束して守ることを明確にする必

第7章　在宅ケアの事例展開と多職種連携ケア　　145

表7-2-2　"在宅で死を看取ること"を可能にする条件

●絶対条件
　・患者の強い在宅希望（病状を理解したうえで）
　・家族の受容と積極的了解
　・介護者の存在
　・症状の安定
　・医師および看護のサポート体制
　・緊急時の受け入れ病床
●必要条件
　・生活環境の安定
　・非同居親族の賛成

要がある．すなわち在宅ケアの根幹は「できることを約束して，最後まで向き合う姿勢」を伝えることである．

（4）お互いに"かけがえのないもの"としての愛情の再認識

　自宅で過ごしたいと切実に願う心の奥底には，愛する家族（あるいは愛する家や土地）との"他と取りかえることのできない絆・愛着"があることが多い．自分の生命に終わりがきて，自分を形づくってきた身体もやがて消滅するのだと心の底から認識したとき，最後に思い浮かぶのは自分を愛してくれた人や場所との思い出，感謝の思いである．もしまったくこうした気持ちがなければ，最期にすごす場所は病院でもどこでもよいであろう．

　そして，こうした思いを向けられた家族は，遺族となったあともそれを心の支えとして生きていける．在宅緩和ケアでは，特にこのような気づきを大切にしたい．

3）おわりに

　一般に在宅で死を看取るために必要な条件は表7-2-2に挙げた内容となる．

　しかしながら，在宅で死を看取ることを唯一の目標とすることは避けるべきである．一般に，多くの患者が自宅での生活を選ぶ理由は，自宅であれば楽に生活が送れるからである．

　すなわち，自宅で死ぬことは家族に迷惑をかけることにもつながると考えて，ためらいを感じる人がいるのが普通であるとして，患者と家族が自宅で生活を楽しむことを支援するとともに，むずかしさがある場合はいつでも病院に戻ってこられる選択肢を提供する必要があると考える．

（小野充一・鷹田佳典）

III. 医療的処置を伴う療養者への在宅ケア

1. 医療処置を伴う療養者の入院から，在宅療養を支援する連携

1）医療的処置を伴う療養者の在宅ケア移行には看護職同士の連携が鍵

　現在，在宅医療推進の政策より，医療的処置が必要な状態で自宅へ退院するケースが増加している．医療的処置が必要な患者が在宅療養移行するにあたっては，療養者本人や家族が入院中にいかに在宅を早期にイメージして準備を進めるかが重要となる．医療処置が必要な状態で自宅退院する場合は，看護職が中心となって退院支援を行う場合が多い．そのため，療養者の入院中の退院支援にあたっては，病棟の看護職，退院支援部署の看護職と訪問看護職が連携することが重要と考える．病棟看護職が行う医療処置が必要な患者への退院支援の課題について調査した大竹ら[1]の結果で，訪問看護職には，入院病院の看護職に①「医療処置の手技を習得できるまで指導してほしい」，②「衛生材料の調達方法を指導してほしい」，③「医療廃棄物の処理方法を指導してほしい」，④「在宅で継続できる処置の方法を指導してほしい」等の要望がある．①については，平均入院日数が年々短縮し，急性期対応の患者の入院が増加しているなかで病院看護職のみで実施するのは困難となってきている．また，②については，まず，④で挙げられた要望のように，在宅で継続しやすい，なるべく衛生材料を使用しないシンプルな方法にして指導すること，また，基本的には診療報酬上，主治医等の在宅療養指導管理料を算定している医療機関が支給することとなっているため，主治医と調整したうえで，療養者自身が準備する衛生材料について指導していく必要がある．また，③については，療養者の居住している地域によって廃棄物の処理方法が異なるため，地域の事情を知ったうえで療養者に合った指導を行う必要があり，いずれも病院看護職のみで指導することが不可能であると考える．そのため，医療処置が必要な状態で退院することが予定されている患者がいる場合は，早めに患者が退院する予定の地域にある訪問看護事業所に連絡し，できる限り患者の意思決定の場面から訪問看護職に直接関わってもらい，その後の指導も訪問看護職と共に行ったほうが効果的であると考える．特に，患者や家族が自宅に退院するかどうかと悩んでいる段階から訪問看護職に関わってもらうことにより，さまざまな不安を表出しても在宅ケアを引き受ける立場で責任をもって不安や疑問に回答することとなり，患者や家族の退院に関する意思決定が円滑になされることが期待される．この際に，在宅においては，地域によって利用できるサービスや制度が違うため，患者の居住している居住地にある訪問看護事業所と連携することで，利用可能な社会資源やサービスについての相談にものってもらうことが可能となる．現在，訪問看護職が入院中から退院支援に関わることで算定される診療報酬が増えているため，それらを活用して

第 7 章　在宅ケアの事例展開と多職種連携ケア　　147

表 7-3-1　訪問看護職が退院支援に関わることによって算定できる診療報酬

診療報酬名	概要
退院時共同指導料 1	退院後の療養を受け持つ診療所の医師や看護師，訪問看護ステーション看護師が病院で共同して退院時の指導を行った場合に算定する．
退院時共同指導料 1 特別管理加算	退院後，特別な管理が必要な者に対して，在宅医療機関の保険医，もしくは当該保険医の指示を受けた看護師，または，訪問看護ステーションの看護師が，退院時共同指導を行った場合のさらなる評価である．
退院支援指導加算	厚生労働大臣の定める疾病等の利用者等および訪問看護において特別な管理を必要とする利用者，および診療により，退院当日の訪問看護が必要であると認められた者に該当する場合に，保険医療機関から退院するにあたって，訪問看護ステーションの看護師等（准看護師を除く）が，退院日に当該保険医療機関以外において療養上必要な指導を行った場合の評価で，退院後初日の訪問看護管理療養費に対して加算する．
訪問看護基本療養費（Ⅲ）	＜算定要件＞ 入院中に外泊する患者であって，次のいずれかに該当するもの． 　①特掲診療料の施設基準等別表第七に掲げる疾病等の利用者（末期の悪性腫瘍，多発性硬化症等） 　②特掲診療料の施設基準等別表第八各号に掲げる者 　③診療に基づき，試験外泊時の訪問が必要であると認められた者
特別訪問看護指示加算	患者の主治医が，診療に基づき急性増悪，終末期，退院直後等の事由により，週 4 日以上の頻回の指定訪問看護を一時的に当該患者に対して行う必要性を認めた場合であって，特別訪問看護指示書を当該患者が選定する訪問看護ステーションに対して交付した場合に算定する．

早期から病院看護職と訪問看護職と連携することが重要である．表 7-3-1 に訪問看護職が退院支援に関わることによって算定できる診療報酬を掲載した[2,3]．

2）入院中・退院直後の支援における看護連携

　医療的処置が必要な状態で退院した療養者や家族は，退院後 2〜3 か月はさまざまなトラブルや混乱を経験することが多いことが報告されており[4]，在宅療養を成功させるためには，退院直後から療養生活が軌道に乗る前までの間に療養者と家族に療養生活の挫折感を感じさせないことが重要である．患者の外泊中に訪問看護できる診療報酬である「訪問看護基本療養費（Ⅲ）」（2012 年度新設）や，2012 年度から患者が退院直後という理由で算定することが可能となった「特別訪問看護指示書」（この指示書があると毎日訪問看護することが可能となる）を病院がじょうずに活用して，退院後，療養者や家族が不安にならないように支援することが重要である．訪問看護は診療報酬のみではなく，介護保険によっても利用できるが，介護保険を利用する場合は，要介護度によって利用限度額が決められており，療養者や家族が福祉系のサービスを多く利用したいと希望すれば，福祉系サービスに比較して単価の高い訪問看護は敬遠されることも多い．そのため，退院後の不安軽減のために介護保険によらない診療報酬を利用することもひとつの方法である．診療報酬利用の場合は，前述したように病院の退院直後という判断のみで「特別訪問看護指示書」を出すことが可能であり，これがあると診療報酬を利用して訪問看護を利用することができ，療養者は介護保険を上限額まで訪問看護以外のサービスで

利用することが可能となる．このように，制度上，どのようにすると療養者にとって安心できる療養生活を送ることができるかについても訪問看護職が詳しいため，そういう意味でも訪問看護職と早期より連携していくことが必要である．介護保険を利用する場合，サービスを調整するのは介護支援専門員であるが，介護支援専門員はあくまでも介護保険制度上のサービスを調整するのが役割である．また，介護支援専門員の基礎職種が必ずしも医療職とはかぎらないため，医療上の潜在的リスクを含めて，介護保険制度以外の制度を踏まえて，どのようなサービス体制が必要かを判断することがむずかしいこともあるため，医療処置が必要な療養者の在宅ケアの場合は，訪問看護を中心として調整していくことが効果的である．訪問看護職は，地域の診療所や主治医との連携も多く，診療所の特徴や療養者に必要な医療に合う診療所や主治医のことについても情報を多く把握している．たとえば，緩和ケアが必要であれば，麻薬を取り扱うことのできる医師が主治医となるほうがよく，地域のどの医師がなりうるか等の情報を最も把握しているため，退院後の主治医が決まっていない場合も相談にのってもらうことが可能な場合もある．この点においても，早期から訪問看護職と早期に連携していくことが重要と考える．

3）医療的処置を伴う療養者の円滑な在宅ケアに必要な看護職と多職種・機関との連携

　社会福祉士及び介護福祉士法の一部改正によって，2012年4月1日から介護福祉士および一定の研修を受けた介護職員等による喀痰吸引や経管栄養等の一部の医療行為の実施が可能となった[5]．このような医療行為の実施にあたって必要な研修は登録研修機関で実施され，医師・看護師等が講師となることが規定されている．また，実施にあたっては介護職と看護職との間で対象者の心身の状況に関する情報の共有を行う等の連携体制の確保・適切な役割分担を行うことが前提となっている．このため，痰の吸引等の一部医療行為は研修を受けた介護職が行うことが今後増加していくと予想される．しかし，現在，行われている医療行為は対象者に効果的なケアとなっているのか，対象者の健康状態を査定し，その状態に応じた医療行為の方法や頻度に変更する必要がないかどうか等について，常に評価していく必要があり，それは看護職等の医療職が役割を担っていかなければならない．そのため，介護職員が医療行為を担う登録事業者や訪問看護ステーション管理者はお互いにそれらの役割分担や連携する体制を普段から構築しておく必要がある．この制度改正に伴い，当該サービスを行う事業所に対し，医師が訪問介護等のサービスを受けている患者の痰の吸引等の指示を行った場合に算定できる「介護職員等喀痰吸引等指導料」が2012年度の診療報酬改定で新設された．したがって，医療機関の医師も診療報酬を活用しながら，対象者の個別性を考慮して介護職員へ必要な指導や緊急時の連絡体制等を確認していく必要がある．

　医療処置を伴う療養者が生活するためには多職種連携が必須である．多職種連携のためのコーディネーターは，介護保険制度を活用できる療養者の場合，介護支援専門員がその中心的役割を担う必要がある．しかし，介護支援専門員は必ずしも医療職が基礎資格であるとは限らないため，医療職以外の資格が基礎資格である場合は，医療的にどのようなことを考慮してい

く必要があるのか検討するために医療機関や訪問看護事業所等と連携する必要がある．そのため，介護支援専門員や医療職は普段からお互いに相談や助言ができる関係を構築しておく必要がある．また，介護保険制度対象外の療養者については，たとえば，難病，小児慢性特定疾患については，医療費負担軽減の制度があり，それらの窓口は保健所となっている．そのため，保健所保健師に相談し，コーディネートを依頼することが必要である．また，それ以外の疾患で介護保険制度を越えた制度の支援や連携が必要な場合は，市町村にも保健師がいるため，保健師に相談するのも有効である．地域の資源についての情報提供やコーディネーターとしては，地域包括ケアシステムの方向性が打ち出され，その拠点となることを期待されている地域包括支援センターに相談するのも有効である．

　近年では，医療処置を伴う小児療養者も増加しており，学校に通学中にも医療処置や，その支援が必要な療養者も増加している．このようなケースの場合，学校との連携も欠かせない．現在，保険で提供できる訪問看護は居宅のみしか法律上，認められていないため，学校に通学中，必要な医療処置の支援をどのようにしていくかは，学校，地方自治体と連携しながら検討していく必要がある．

【第7章Ⅲ．1. 文献】
1）大竹まり子，進藤真由美，森鍵祐子，ほか：医療処置のある患者の在宅移行の課題；病棟看護職に求められる退院支援．山形県公衆衛生学会講演集，**36**：59-60（2010）．
2）岩崎充孝：スーパー図解・診療報酬のしくみと基本平成24年度改定対応版；5分でわかる，保険診療＆看護に役立つポイント120．180-202，メディカ出版，大阪（2012）．
3）日本看護協会：平成24年度版診療報酬・介護報酬改定概要＋Q＆A．48-52，日本看護協会出版会，東京（2012）．
4）樋口キエ子，丸井英二，田城孝雄：重度要介護者の家族介護者が医療処置になれる過程で体験する出来事の意味．日本家族看護学会誌，**13**（1）：29-36（2007）．
5）厚生労働省：介護職員等による喀痰吸引等の実施のための制度について（http://www.mhlw.go.jp/seisakunitsuite/bunya/hukushi_kaigo/seikatsuhogo/tannokyuuin/dl/1-1-1.pdf，2013.12.2）．

（叶谷由佳）

2．在宅医療と医療安全

　高齢者人口の増加に加え，急性期病院での入院期間短縮，高齢者外科手術の増加，看取りの在宅ケア移行等の政策誘導により，在宅ケアの場では医療処置が明らかに増え，今後も増加が見込まれる．現在，まだ在宅医療事故が大きな問題となったという報告はされていないのは幸いである．しかし，どのような医療行為も本質的に危険（医療事故）が伴うことを，患者も医療提供者もあらためて肝に命ずる必要がある．

1）医療とリスクマネジメント
　現代医療の基本原則は安全確保と患者主体である．表7-3-2に示すように，医療安全の対策

表 7-3-2 医療安全の歴史

2001 年	厚生労働省　医療安全対策会議設置
2002 年	医療安全推進総合対策を策定
	特定機能病院および臨床研修病院における安全管理体制強化
2003 年	厚生労働大臣医療事故対策緊急アピール
2006 年	医療法改正で無床診療所にも医療安全対策を義務づけ
	臨床研修病院, 一般病院, および有床診療所に指針と院内報告制度の義務づけ,
	安全管理委員会の設置, および職員研修の義務づけ
2007 年	無床診療所にも指針と院内報告制度の整備, 職員の研修を義務づけ

表 7-3-3 安全管理体制の整備

1．医療安全確保
　　ａ．安全管理指針の作成と職員への周知
　　ｂ．職員研修の実施
　　ｃ．自己報告体制等の確保
2．院内感染制御体制の整備
　　ａ．指針, マニュアル作成
　　ｂ．職員研修の実施
　　ｃ．感染症発生状況報告と改善方策等
3．医薬品の安全管理体制の整備
　　ａ．管理責任者の設置
　　ｂ．業務手順書の作成と実施の確認
　　ｃ．研修実施
　　ｄ．安全使用のための情報収集
4．医療機器の保守点検・安全使用に関する体制の整備
　　ａ．管理責任者の設置
　　ｂ．研修実施
　　ｃ．保守点検計画策定・実施・記録
　　ｄ．安全使用のための情報収集

の義務化は, 在宅医療の推進とともに在宅療養支援診療所などの無床診療所にも義務づけられるようになってきている. これらの規制は当然, 在宅医療の現場でも適応されることになっている.

　医療安全管理の原則は, 患者・医療関係者の安全や医療の質の確保を図るため, 医療現場で起こりうるあらゆるリスク（危機・危険性）への対処方法を組織的に構築していくことである. 人間はミスを犯すということを前提として, リスクを減少させる姿勢が重要である. 医療機関に求められていることが表 7-3-3 である.

　これを受け, 病院など大規模医療機関では, 具体的には次のような対応がなされてきている.

①医療事故を防止する事前対応に加え, 事故発生時には再発防止を含めた事後対応を行う

②医療事故防止対策委員会を設置し, マニュアル作成を行う

③患者と医療従事者の間や医療従事者間で十分なコミュニケーションをとる

④現場に必要かつ十分な人材を配置する

⑤複数の人間による何重ものチェック体制を構築する

表7-3-4　在宅療養指導管理料

退院前在宅療養指導管理料
在宅自己注射指導管理料
在宅小児低血糖症患者指導管理料
在宅妊娠糖尿病患者指導管理料
在宅自己腹膜灌流指導管理料
在宅血液透析指導管理料
在宅酸素療法指導管理料
在宅中心静脈栄養法指導管理料
在宅成分栄養経管栄養法指導管理料
在宅小児経管栄養法指導管理料
在宅自己導尿指導管理料
在宅人工呼吸指導管理料
在宅持続陽圧呼吸療法指導管理料
在宅悪性腫瘍患者指導管理料
在宅悪性腫瘍患者共同指導管理料
在宅寝たきり患者処置指導管理料
在宅自己疼痛管理指導管理料
在宅振戦等刺激装置治療指導管理料
在宅迷走神経電気刺激治療指導管理料
在宅肺高血圧症患者指導管理料
在宅気管切開患者指導管理料
在宅難治性皮膚疾患処置指導管理料
在宅植込型補助人工心臓（拍動流型）指導管理料
在宅植込型補助人工心臓（非拍動流型）指導管理料

⑥医療従事者は常に最新の知識と技術を習得するよう努力する

⑦医薬品・医療機器の使用状況の把握，管理体制の徹底を図る

⑧リスクマネジャーをおく

⑨まちがいが医療事故に直結しない方策が必要である

2）在宅における医療処置の現状

　在宅医療は国の方針により近年急速に推進されており，現在では在宅医療として診療報酬上多くの処置が保険診療で可能になっている．表7-3-4は診療報酬点数表（2012年4月改定）の第2章第2部からの引用であるが，現在在宅ケアの現場ではかなり高度な医療処置が在宅で行われていることがわかる．

　また，具体的には，表7-3-5のような医療処置が現在在宅医療処置として広く行われている．

3）在宅医療の特性と在宅医療事故の報告例

　病院との比較において，在宅医療ならではの特性を挙げる．

①医療の場は患者と家族の生活の場

②通常専門職ひとりによる訪問

③多職種・多機関による複数の従事者が関わるケア

表 7-3-5　主な在宅医療処置

在宅酸素療法
気管カニューレ・人工呼吸器
経管栄養と中心静脈栄養
胃ろう管理
膀胱留置カテーテル
喀痰吸引の安全管理
在宅自己腹膜灌流（CAPD）
疼痛管理
ストーマケア
インスリン自己注射

表 7-3-6　頻度の多い在宅医療事故

誤薬
本人・家族への感染
カテーテル閉塞などのトラブル
点滴・注射の漏れ・痛み
バルーン・胃チューブ・カニューレなどの交換時の挿入ミスおよび出血
浣腸・摘便時の出血・ショック
人工呼吸器の停電などによるトラブル

④限られたスペースと物品

　公的機関からの集計報告はまだなされていないが，しばしば現場で報告される例は表 7-3-6 のようである．

　これらの特徴から，大規模医療機関で確立されてきた医療安全対策のみでは適切とはいえないものもある．在宅医療においては，介護従事者を含めた医療介護チームによる予防がその根幹になる．処置を行う者すべてが，日々の身近な心がけこそが，大きな事故や問題発生を未然に防ぐことにつながるからである．

4）在宅医療安全チームの立ち上げ

　病院などの従来の医療チームは，医師を中心とし，看護師や薬剤師をはじめとするその他の医療者は医師の指示下で活動することを基本とし，各職種が主体的に活動する仕組みにはなっていなかった．しかし，医療の専門分化や高度化により，各職種の専門性を生かした主体的な活動と，それらの医療サービスの連携が求められるようになった．また，現在は医療チームの中心に患者を据え，患者の必要に応じて各職種が連携し，最適な医療を提供する患者中心の医療チームをつくることが求められている．多職種で構成される医療チームには，患者の医療を目的としたチーム以外にも救急，リハビリテーション，院内感染対策，栄養管理・褥瘡対策のチームがあるが，医療処置の医療安全の観点もチームによる解決が最も必要とされている．

　特に在宅医療チームには患者・家族の参加が必要とされており，医療者間だけでなく，患者・家族との情報共有と相互の連携も重要となる．さらに，介護従事者とのチームづくりも病

院にはない重要な課題である.

在宅医療処置を指示責任者の医師の視点として，留意すべき点を以下に挙げる.

①医療処置の目的をチームメンバー全員へていねいに説明すること

②可能な限り簡単な処置を選ぶこと，複雑な指示はしないこと，あいまいな指示はしないこと

③医療事故発生時に緊急対応できる連絡体制をつくること

④介護者を含むチームによる情報共有および研修の場を設けること

⑤処置記録を管理すること

5）おわりに

生活を営む在宅ケアの環境では，リスクと手間のかかる医療処置は少なければ少ないほどよい．なぜなら，生活の障害を極力減らすことが在宅ケアだからである．そして，介護者の負担を減らすためでもある.

とはいえ，病院での医療処置を継続したまま退院となり，やむを得ず，高度医療処置を継続しなければならない重度な処置を必要とする患者が増加していることも現実である.

生活の場の特殊性，介護負担から考え，在宅は病院ではないことを忘れてはならないが，今後さらに医療処置の増えるであろう在宅医療の現場で，医療処置に関わる者は医療事故防止のための真摯な準備と努力がなされなければならない．そのキーワードは，医療と介護のチームアプローチであろう.

【第7章Ⅲ.2.参考文献】
嶋森好子：医療安全研修マニュアル：小規模医療機関を中心に．じほう，東京（2011）．
日本在宅医学会テキスト編集委員会：在宅医学．メディカルレビュー社，大阪（2008）．

（辻彼南雄）

Ⅳ. 在宅リハビリテーションを行う療養者への在宅ケア

1. 中途障害者，高齢者への視点と訪問診療の実際

1）はじめに

2001年，国際障害分類（International Classification of Impairments, Disabilities and Handicaps；ICIDH）から国際生活機能分類（International Classification of Functioning, Disabilities and

Health：ICF）に変更されたきっかけは，障害当事者が障害者のみを分類しないように問題提起したためであると聞いている．そして，検討委員会に障害当事者が3分の1を占め，わが国でも，障害者差別禁止法（最終的に「障害者差別解消法」になったが）の審議会に障害当事者が多く参加した．このように，21世紀に入り障害者等の検討会には当事者が参画するようになってきた．

　筆者は1982〜1998年まで世田谷区の病院のリハビリテーション病棟（現在の「回復期リハ病棟」に準じる）で，1998〜2011年まで世田谷区内の診療所で，外来，通所リハビリテーション，訪問診療に携わった．2011年以降現在まで三軒茶屋リハビリテーションクリニックで，筆者は外来，訪問診療を理学療法士（常勤2人，非常勤1人），常勤作業療法士1人の訪問療法（リハ）と共に行っている．

　これらの実践から在宅ケアについて述べる．

2）中途障害者への視点と対応

　脳血管障害などの中途障害者は突然発症するため，発症前の状態と現在の状態を比較して，そのギャップにおおいに悩み，いつまでたっても「よくなって（治って）いないから，なにもできない」と思う．治すために，あるいはさきがみえないために，医療機関での理学療法などに黙々と励むことになるが，「障害が治って元に戻る」わけではないので，障害者―支援者が「してもらう」―「してあげる」共依存関係に陥りやすい．

　周囲の状況がみえないときは自らの状態を客観的に判断できず，「自分は重症でいちばん苦労している」と感じる．片麻痺，車いす，杖の姿では，近所の人の視線が気になり，そして「家族に迷惑をかけたくない」などと外出に消極的になり，自宅に「閉じこもり」やすい．

　家庭では，家族は「健常者」で自分だけが「障害者」と孤独を感じるときがある．いずれにしても，「きわめて自信がない」心理状態が続く．

　このような心理状態に対し，医療者は「意欲がない」とか「閉じこもり」は「だめ」と非難しても解決するわけではなく，出発点であると認識する必要がある．その間は，全身状態や歩行などの能力を保ちつつ，障害者の「障害があるからなにもできない」から「障害があってもできることがある」という考えに変換するきっかけづくりが必要である．

　一般的に診療・療法などは，「トイレ」など日常生活活動や歩行などの具体的な目標にはなるが，障害者の考えを変えるには本人の興味・楽しみや役割（仕事）など，できない，無理と思っていたことを実現することであり，それによって，徐々に「主体性が再構築」される．主体性が出ると，生活リズム等を自ら見直し，自己管理や自主練習が積極的になって日常化され次の目標も具体化しやすくなり，発症から年単位の時間がたっても能力が改善する．そして，自らの生活の内容を再検討することになり，生活の質も向上する（図7-4-1）．ただし，ここに到達するのに3〜5年を要することが少なくなく，周囲の人々には根気が求められる．

　それと並行して，医療者の視点も変える必要がある．発病初期の入院中は「患者」としてどうしていいかわからず，医療者が主導的で患者は受動的になることがほとんどである．ところ

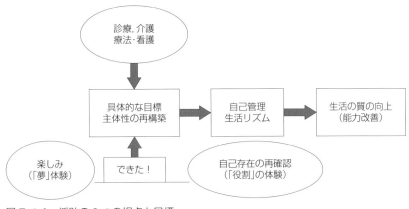

図7-4-1 援助の3つの視点と目標

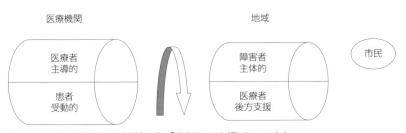

図7-4-2 医療機関での関係から「逆転」の立場（3〜5年）

が，退院後の地域では，医療者と障害者との関係は医療機関内での関係を継続するのではなく，不安などを軽減しつつ障害者として主体的になる方向を目指す必要がある．そのためには，それまで主導的であった医療者は医療機関内での関係をシームレスに続けるのではなく，「逆転」の立場となり後方支援になることが重要である．さらに，障害者は「障害者」から「市民」としての参加になるよう，地域住民などの協力を得る必要がある（図7-4-2）．

3）高齢者への視点と対応

　一般的に，自分の能力の2〜3割程度を使用しない（目安は「外出しない」状況）と徐々に筋力が低下し，さらに1週間寝込んで動かないと約1割の筋力が低下するといわれている．80歳代で能力が低下すると，「年だからしようがない」と思う人々が少なくない．確かに，若年者のように短期間に改善していくことはむずかしいが，地道な努力で少しずつ改善していくことはできる．

　たとえば，80歳代で大腿骨頚部骨折後2年間，自宅内でも伝い歩きでめったに外出しない生活から，訪問理学療法と自主練習で徐々に筋力が改善し，数年後には列車や飛行機で旅行ができるまでになった例がある．90歳代半ばに大腿骨頚部骨折でスクリュー術後に大腿骨骨頭壊死で人工骨頭置換術を施行し，術前は室内歩行レベルであったが，筋力が改善し近所歩行まで可

能になった例もある．このように，「高齢だから無理」というわけではなく，高齢者でも練習の意図を理解し自主練習をすれば年相応に筋力が改善する．

パーキンソン病者は「パーキンソン病」と指摘されると，このまま進行し悪化していくと思い込み，うつ的になる人が多い．そして，教科書的には現状維持か悪化するとなっているが，外出ができなくなり生活圏が自宅内にとどまると，先述のように徐々に筋力低下をきたす．そこで，股関節周囲筋，大腿四頭筋，足関節筋の筋力評価を行うと，股関節周囲筋，特に外転筋，伸展筋が低下していることが多い．これらの筋力強化をすると，歩行が安定する．

高齢者，難病者でも評価に基づいた自主練習を地道に続けることで筋力強化はできるため，「年だから」と簡単にあきらめるのは早すぎる．

4）訪問診療の実際

2013 年 10 月時点での訪問診療の主疾患別では，脳損傷者が 86 人，整形疾患者が 46 人，神経難病者が 15 人，脳性麻痺者が 12 人，認知症者が 8 人，不活動者（廃用症候群者）が 7 人，呼吸器疾患者が 2 人で，計 176 人である．

訪問診療の頻度は月 1 回が約 8 割，月 2 回が約 2 割である．筆者の訪問診療以外に当クリニックからの理学療法士，作業療法士の訪問，あるいは他の訪問看護ステーションからの同職種の訪問がある．

筆者の訪問診療では，まず，当事者の評価と予後予測を立てる．脳損傷者に関しては，脳卒中はある程度パターン化できるが，脳外傷は当初重度でも 1 年過ぎから改善することもあり，予後予測は 3 年まで経過をみながら慎重に行っている．症状の評価は高次脳機能障害と身体障害に分ける．高次脳機能障害は多くの症状があるが，障害以外は普通であり，半年〜1 年単位で改善することを念頭におき，当面半年後までどのようにしていくかを本人，家族と協議する．身体障害では，運動麻痺より感覚障害を重視し，歩行などの予後予測をする．

高次脳機能障害は性格と誤解されやすく，家族は「注意すれば直せる」と期待を込めていうことが多いが，症状であり簡単に修正できないと認識して話すように家族に助言する．家族には根気のいることではあるが，そうしないと，言葉のトーンがきつくなり，本人は「責められている」という印象だけが残りかねない．

そして，障害者，家族が本人の症状を理解することにより，われわれと両輪になって同じ方向に向かうことができるため，筆者らは，症状の説明は何度でも根気強く行う．本人の希望が願望的であっても否定せず，実現可能な具体的な目標を提示し協議する．目標達成はわれわれの力のみでは無理であり，本人が日ごろ自己の状態を振り返ることができ自主練習を実践できるかが鍵であり，結果的に，われわれが週 1 回関与するだけでも改善する．

また，目標に向かう途中に転倒などのリスクを伴うことがあるが，家族には通過点でありそれを超えるとリスクが小さくなることを説明し理解を得る．

このような実践を積み重ねて，理学・作業療法士の訪問は，目標の達成，自己管理ができる等を判断し修了が可能となっている．当クリニックが訪問療法をした 2011 年 5 月〜2013 年 3

月までに死亡や入院などで中断した人を除いた総計 105 人のうち，修了者は 45 人である．

整形疾患等は前述の「3)高齢者への視点と対応」に述べた視点を重視して，予後予測をしている．

5）まとめ

「健康寿命」を長くするためには，理学療法士などの関わりを通じて，自主練習・自己管理を主体的に行えるかどうかが，鍵と考えている．障害がある体で自主練習や自己管理はむずかしいと考えがちであるが，状態の説明を繰り返し，理解が深まることで少しずつ行えるようになってくる．「障害があるから」「年だから」などとあきらめるのではなく，当初は医療関係者などの介入が多いが，障害者の主体性に粘り強く焦点をあて，徐々に「後方支援」に回れるようにすることが重要である．

そのことを達成するには，医療・保健・福祉関係者は「障害者は大きな弱点はあるが，いつか主体的に行動してくれる」と期待をもちつつ，年単位で関わる粘り強さが求められることを覚悟する必要がある．

【第7章Ⅳ. 1. 参考文献】
　　長谷川幹：主体性をひきだすリハビリテーション．日本医事新報社（2009）．

（長谷川幹）

2．作業療法士による在宅リハビリテーションの実践

筆者が作業療法士（occupational therapist；OT）として勤務してきた 25 年間で，日本の高齢社会は確実に進行した．それに合わせ，保健・医療・福祉制度も変遷し，同時に在宅ケアの重要性も増してきた．ここでは，在宅ケアのなかではまだ歴史の浅い在宅リハビリテーション（以下，在宅リハ）の実際について述べる．

1）一般病院における在宅リハビリテーション

以前勤務していた病院（以下，A 病院）では，1989 年に在宅サービス委員会を立ち上げ，在宅医療を推進してきた．リハビリテーション部門からは主に OT がその委員会に参加することになった．OT の業務は，相談業務（1991 年に制度化され，地域包括支援センターの基となった在宅介護支援センターに似た機能をもたせた場所を団地の一室に開設した），退院準備患者への訪問指導，定期的訪問リハビリテーション（以下，訪問リハ）であった．そのなかで，退院準備患者への訪問指導と訪問リハの対象となった例を紹介する[1]．

A さんは，50 歳代（当時）の女性．

クモ膜下出血，右片麻痺，全失語．家族は夫と娘 1 人で，2 人とも有職者であり，住居は公

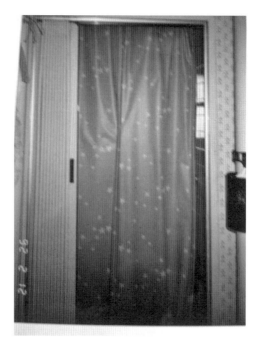

車いすで浴室に入れるようにするため，ドアをはずし，アコーディオン・カーテンに変更した．

図 7-4-3　浴室のドアの変更

団住宅であった．発症から1年5か月後に，他院よりA病院に転院し，その1年7か月後（発症から3年後）に自宅退院となった．また退院から1年11か月後に訪問リハを開始した．

　入院中は，理学・作業療法が実施された．入院4か月後にアキレス腱延長術を行ったことが奏功し，立ち上がり・立位保持能力は向上した．しかし，歩行は要監視で数メートルのみ可で実用移動は車いすにとどまり，麻痺側上肢は廃用手のままであった．入院11か月ごろ（発症2年4か月後）より，自宅退院に向け，本人・家族と主治医，看護師，ソーシャルワーカー，OTとで調整を開始した．OTは，業者と共に，入院中の本人・夫・娘の待つ自宅へ訪問し，トイレの段差解消や手すり設置，浴室のドアの変更（図7-4-3）など5点の住宅改修を指導した．この訪問の際，娘が，「お母さんがこんな状態で帰って来るなんて聞いていない．歩けるようになってからでないと困る」と泣きながら訴える場面があった．OTは，障害の状態と訓練経過，いま家に帰れないということは一生病院を転々としなければならない可能性があるということ，ホームヘルパーの活用等を説明した．また，後日，ソーシャルワーカーが中心となり，夫や娘の不安を取り除くよう援助した．住宅改修完成後，数回の外泊を経て，自宅退院となった（発症3年後）．

　退院後は，外来診察のみの利用が続いたが，退院1年11か月後に，本人・家族の希望により，OTによる訪問リハが開始された．その初日に，家でみたAさんの姿はいまでも忘れられない．病院での姿とは大きく異なり，生き生きとした表情で，笑顔が素敵であった．全失語に

より意味のある発語はなかったが，声を出しながら話しかけてくれた．

身体機能や日常生活活動能力には，退院時と大きな変化はなかった．週1回の訪問リハでは，立位バランス・歩行・更衣・発語・書字訓練やコミュニケーションボードの作成，装具修理，車いす調整などを必要に応じて行った．

いま振り返ると，自宅退院が発症3年後というのは遅すぎたと思う．また退院直後から訪問リハを行うよう働きかけたほうがよかったのではないか，あるいは通所系サービスにつなげることを考慮すべきではなかったか，とも考える．しかし，当時の自分としては，医師，看護師，ソーシャルワーカー，業者との連携を意識しながら，できる限りのことはしたのではないかとも思う．Aさんへの臨床経験は，多職種連携の重要性，家族に障害の状況を理解してもらうことのむずかしさ，そしてなにより，障害をもちながらも家族と共に住み慣れた自宅で過ごすことの素晴らしさなどを教えてくれた．Aさんやそのご家族にはいまでもたいへん感謝している．

2）老人保健事業における訪問指導

「おむつを替えるときに足が開かないので本人も介護者もたいへんである．下肢関節可動域訓練［以下，下肢ROM（range of motion）訓練］を知りたい．また家族にも教えてほしい」との保健師からの依頼があり，保健師，訪問介護員，OTとで訪問した．

Bさんは80歳代の女性で，脳卒中により，1日のほとんどをベッド上で過ごしていた．車いすに乗ることもあまりない，とのことであった．失語や知的低下・意欲低下もみられた．股関節，膝関節共に拘縮がみられた．OTは，下肢ROM訓練を行い，家族にも教えた．老人保健施設（以下，老健施設）において半年ほどの下肢ROM訓練を行うことでおむつを替えやすくなった人を経験していたため，その話もした．

家族の話では，「毎日，ベッド上でなにもしていない」とのことであった．しかし下肢ROM訓練を行いながら，Bさんのようすをうかがってみると，なにかしら意味のある活動ができるのではないか，と思えた．そこで，下肢ROM訓練終了後，家族に紙とペンをもってきてもらい，塗り絵を行ってみたところ，Bさんは不十分ながらも行ってくれた．それをみた家族は，「こんなにできるとは」と驚いていた．

家族，保健師，訪問介護員に「下肢ROM訓練だけでなく，残存機能を用いてできる活動を探しましょう」と話し，もう1回訪問することとした．2回目訪問時には，家族は，部屋の壁に，Bさんが行った塗り絵を貼っておいてくれた（図7-4-4）．また書字などにも挑戦し，車いすに乗る時間も増えた，とのことであった．

OTは，機能障害をもちながらも対象者が意味のある活動に従事できるよう援助する職種である．Bさんにとっての塗り絵はささいなことだったかもしれないが，本人と家族がより意味のある活動を探すためのひとつのきっかけになってくれていればと考える．またそれは，病院よりも在宅におけるケアでより重要なことなのではないかと思う．

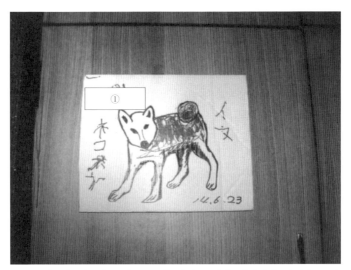

2回目の訪問時に壁に貼ってあった．①の部分は，家族が名字を書いたあとに，本人が書いた名前である．

図7-4-4　Bさんが塗った塗り絵

3）老健施設における在宅リハビリテーション

　老健施設は，入所者の在宅復帰を目的とする中間施設として1986年に創設された．筆者はある老健施設で，1996年より14年間，週1回の臨床を行ってきた．その老健施設では職員が入所者の在宅復帰を目標として頑張っていたが，長期入所となる人も少なくなかった．そのなかで筆者の役割は，施設内で訓練を行うこととともに，在宅復帰の可能性のある入所者に対して，自宅での活動能力評価，自宅環境の評価や住宅改修指導，家族介護力の評価などを行うことであった．

　70歳代の脳卒中の女性が自宅に退所できた例を紹介する．医師・看護師との連携はもちろんであるが，介護職から夜間のようすを聞いたり，相談員に行政サービスの調整を依頼したりしながら，在宅復帰の可能性を探った．本人，相談員と共に自宅に訪問し，自宅での日常生活活動能力を評価し，住宅改修計画を作成した．家族はその計画どおりに自宅を改修し，本人は在宅復帰をした．このとき，病院勤務時代には気がつかなかったが，老健施設における介護職の重要性を痛感した．特に，夜間のようすを把握してくれているというのは，在宅復帰を考える際に重要な情報となることがわかった．

4）おわりに

　筆者は以前，障害をもつ子どもともたない子どもの総計100人くらいと，夏の5日間キャンプに行くというボランティアをした．そこでの経験が，「地域でともに暮らすこと」や「地域医療や在宅リハ」に関心をもつきっかけになった．

　そのキャンプを通して知り合った現在，40歳代の女性は，筋疾患をもちながらも，父親と2

人で，自宅で暮らしている．訪問看護・介護・リハや有償ボランティア，友人など，フォーマル・インフォーマルな社会資源を活用しながら生活している．その生活を垣間見て，住み慣れた地域で家族といっしょに暮らし，できる限りいろいろな活動に従事しながら生活することの大切さを感じてきた．一般社団法人日本作業療法士協会は，OT が障害をもつ人の地域生活を支えることに，いまよりさらに貢献できるようになることを重点的な活動計画としている．筆者は現在，直接的に在宅リハの臨床に貢献することはなくなっているが，教育や研究を通して，今後も微力ながら在宅リハに貢献していきたい．

【第 7 章Ⅳ. 2. 文献】
1) 下田信明：作業療法士による訪問リハビリテーション・サービスの実際．作業療法，**14**：235-240（1995）．

（下田信明）

Ⅴ. 虐待など権利擁護を必要とする人への在宅ケア

1. 看護職からみた高齢者虐待とその対応

　権利擁護は，アドボカシー（advocacy）ともいわれ，特定集団・個人の権利を守り，主張すること[1]とされている．自身の権利を主張することや身を守ることが困難な高齢者や子ども，障害者等の社会的弱者のために支援し，権利を守ることである．対象者の生命を守り，尊厳ある生活を保障していくことが，権利擁護の第一の目的であるといえるだろう．近年は，児童虐待や DV 等，本来であれば共に暮らし，支え合うはずの家族による権利の侵害ともいえる事例が頻出している．ここでは，在宅ケアに関わる職種が最も多く接する可能性が高い，高齢者虐待に対する権利擁護のための支援についてふれる．

　高齢者虐待の定義は，2006 年 4 月 1 日に施行された「高齢者虐待の防止，高齢者の養護者に対する支援等に関する法律」（以下，「高齢者虐待防止法」とする）に定められている．この法律は，国と地方公共団体，国民の責務，被虐待高齢者の保護措置，養護者への相談・指導・助言などの支援措置を定め，施策の促進と権利擁護を目的としている．家族による虐待防止だけでなく，要介護施設（老人福祉施設等）や要介護事業（居宅サービス事業等）の従事者による虐待防止を明記した点が，児童虐待防止法にはない特徴とされている．さらに，高齢者とその養護者の双方の支援と予防活動も重視した福祉法的色彩をもっている．このような養護者を支援する視点をもっていることは，アメリカなどの虐待防止に関する先進国でもみられず，わが

国独自の画期的な取り組みとして，その動向が注目されている．市町村の第一義的責任として，通報義務と通報者の保護を明確化し，早期発見を意図している点や，「早期発見・見守りネットワーク」「保健医療福祉サービス介入ネットワーク」「関係専門機関介入支援ネットワーク」の3層構造による支援ネットワークづくりの構築などを特徴としている．

この法律において，高齢者虐待の定義は次のように定められている[2]．

「高齢者が他者からの不適切な扱いにより権利利益を侵害される状態や生命，健康，生活が損なわれるような状態におかれること」

ここでは虐待が意図的かそうでないかは問わず，このような状態であることを意味している．

また，この法律において「養護者による高齢者虐待」とは，次のいずれかに該当する行為をいう．

身体的虐待；高齢者の身体に外傷が生じ，または生じるおそれのある暴行を加えること．

ネグレクト；高齢者を衰弱させるような著しい減食または長時間の放置，養護者以外の同居人による身体的，心理的または性的虐待行為と同様の行為の放置等，養護を著しく怠ること．

心理的虐待；高齢者に対する著しい暴言または著しく拒絶的な対応その他の高齢者に著しい心理的外傷を与える言動を行うこと．

性的虐待；高齢者にわいせつな行為をすることまたは高齢者をしてわいせつな行為をさせること．

経済的虐待；養護者または高齢者の親族が当該高齢者の財産を不当に処分することその他当該高齢者から不当に財産上の利益を得ること．

具体的には，身体的虐待とは平手打ちをする，つねる，殴る，蹴る，むりやり食事を口に入れる，ベッドに縛りつけたりする等のことである．ネグレクトとは，入浴させないため異臭がする，髪が伸び放題だったり皮膚が汚れている，水分や食事を十分に与えず，脱水や栄養失調の状態にある，室内にごみや排せつ物を放置するなど，劣悪な住環境のなかで生活させる等である．心理的虐待とは，怒鳴る，ののしる，"早く死ね"など悪口をいう等のことであり，性的虐待とは，同意を得ずに性的な行為を強要する，排せつの失敗に対して懲罰的に下半身を裸にして放置する等である．経済的虐待とは，本人の自宅等を無断で売却する，年金や預貯金を本人の意思・利益に反して使用する等のことを示す．

いずれにしても，被害者が加害者である家族等をかばったり，過度におびえて虐待されていることを口にできなかったりすることで，問題が表面化しにくいという課題を有することが多い．

高齢者虐待の発生要因の主なものとしては，まず，高齢者側の要因として，ADLの低下（要介護状態），過去からの虐待者との人間関係の悪さ，認知症の発症や悪化，判断力や金銭管理能力の低下，低収入などが挙げられる．

また，虐待者側の要因としては，虐待者の性格や人格傾向（特異な人格，性格・アルコール依存，精神障害，共依存等）や介護負担感（介護疲れ，認知症などの介護への無理解等），人間関係・家族関係（高齢者と虐待者のこれまでの人間関係，配偶者や家族，親族の無関心），経済

第7章　在宅ケアの事例展開と多職種連携ケア　　163

的困窮等が挙げられる[3].

　虐待の発生には，高齢者側の要因，虐待者側の要因，社会的支援の状況が絡み合っている．社会的な支援がしっかりしていると，高齢者と虐待者側の均衡を保つことができるが，人間関係や社会的支援の状況のバランスが崩れると虐待を起こしやすくなると考えられる．高齢者およびその家族の生活を総合的に把握し，支援につなげることが必要である．

　高齢者虐待のリスクが高い場合の対応としては，まず養護者支援をするためのサービスの検討が挙げられる．次いで養護者の介護方法の改善や，見守るための保健医療福祉機関からのケア提供（定期的な声かけ，訪問など），予防的保護の適応，調整等が考えられる．

【事例：介護者の息子が要介護状態の母に身体的虐待】

　82歳のA子さんは，若いころからあまり体が丈夫ではなく，寝たり起きたりの生活をしていた．5年前に脳梗塞を患い，右側の片麻痺と軽度の嚥下障害が生じ，要介護2の認定を受けている．訪問介護サービスを週1回利用する以外は，49歳の息子がすべての介護を担っている．

　ある日ヘルパーが訪問すると，A子さんの体に青あざがいくつかみられ，おびえているようすがみられた．息子は，ひとりでトイレに行こうとして転んだのだといっている．A子さんは，この件については歯切れが悪く，否定も肯定もしない．もともと息子と2人暮らしで，息子がなにかと身の回りの世話をしていた．しかし最近，失禁や食事の食べこぼしが多くなり，着替えやシーツ交換等の機会が増えてきたという．このため介護量が増え，1年前からは息子が仕事を辞め介護に専念するようになった．最近では食事にかかる時間がたいへん長くなり，むせることも多くなってきた．そのころから，徐々に息子からの暴力が増え始めたようである．A子さんは「本来ならこんなことをするような息子ではない．子どもの育て方をまちがった」といっている．

　高齢者虐待時の介入方法としては，本人・養護者と家族との信頼関係の樹立や養護者や家族のストレスの軽減，養護者や家族への専門的・治療的対応，介護方法への具体的助言，知識・技術の伝達，人間関係の調整と再構築，社会サービスの導入（デイケア，デイサービス等），経済的問題への支援，環境整備が挙げられる．また，男性介護者による虐待の場合は，今後の生活の方向づけへの支援や今後の生活の決定への誘導，虐待者のための分離の勧め，虐待者や家族が虐待を認めるきっかけづくり，介護負担の軽減，地域で生活を見守る体制の整備等の介護者の孤立した状況を改善させるための働きかけ等が中心になることが多い．

　それぞれの虐待事例に合わせて重点化する内容は変わるが，たとえば事例のような男性介護者による身体的虐待が中心である場合は，以下のような介入方法が効果的と考えられる．まず，嚥下障害による食事介助等が大きな負担になっているため，訪問看護の導入や訪問介護の回数を増やし，要介護者に適した食事の介助方法を修得できるよう支援する．訪問看護からは，障害の程度に合わせた食事の進め方や食事の形態について指導を受け，適切な食事をつくる等の調理に関することは，ヘルパーをじょうずに利用していくことが望ましいだろう．このようにして，介護に関する直接的な介護量や負担感を減じることが必要である．次に，本人の話を傾

聴し，現在の生活状況を放置しないための支援の提案を行う．息子（虐待者）に対しても，その訴えを十分に聞き取り，虐待者自身のつらさに寄り添う．両者からの情報をよく整理し，虐待者と被虐待者の関係調整につなげていく．また，直接的な介護負担を軽減させ，かつ心理的にも抵抗感を抱かせずに短期的な分離を行うために，レスパイトケアやショートステイの利用を勧める．さらに状況から嚥下障害が進行していることも考えられるため，医療機関の早期の受診や介護保険の再認定を受けることも検討する．息子は壮年期の男性であるため，介護以外の社会との関わりが失われていることでより心理的に追い込まれていることも考えられる．関係性を確立したのちに，脳梗塞の家族会を紹介したり，就労支援に関して福祉職との連携や，公的機関（ハローワーク等）・公的扶助の情報を提供することもあるだろう．

高齢者虐待の介入に向けた留意事項[4]としては，次の点が挙げられる．

①虐待に対する「自覚」は問わない．

②高齢者の安全確保を優先する．

③常に迅速な対応を意識する．事例を把握後，早期に訪問する．

④必ず組織的に対応する．困難事例にはチームで対応する（特に医療上の対応が必要な際は，保健師と社会福祉系の職員がいっしょに訪問するなどの工夫が必要である）．

⑤関係機関と連携して援助する．

⑥適切に権限を行使する．

高齢者虐待は生じたあとでは改善することがむずかしい[5]．このため，地域において虐待を予防するとともに，虐待を早期発見し適切に対応することが重要である．虐待予防につながるきっかけは，在宅ケアに関わる場面に多く存在していると考えられる．現状では，保健師が地域における高齢者虐待防止機能を担う部署である地域包括支援センターへ配置されている[6]ことに始まり，各種ネットワークの構築，地域づくり等から，高齢者虐待の予防や早期発見への対策が進められており，その効果が徐々に上げられてきている．

高齢者虐待を予防するための重点項目としては以下の点が挙げられるだろう．まずは，高齢者の自立した生活を推進すること（健康寿命の延伸）．次いで，虐待に関する啓発活動を強化すること．高齢者・養護者の孤立化を防止すること，介護を担う養護者のサポートを強化すること，高齢者・関係者の組織活動を活発化すること．行政・関係機関・住民とのネットワーク・協働活動をさらに推進することなどを通して，高齢者虐待を起こさない地域づくりをすることも必要である．

これらを通して，高齢者の生命を守り，尊厳ある生活を保障していくことがより重要である．

【第7章V.1.文献】

1) 伊藤正男，井村裕夫，高久史磨編：医学書院医学大辞典．第2版，医学書院，東京（2009）．

2) 門脇豊子，ほか編：看護法令要覧平成25年版，731-734，日本看護協会出版会，東京（2013）．

3) 髙﨑絹子，谷口好美，佐々木明子，ほか："老人虐待"の予防と支援；高齢者・家族・支え手を結ぶ．63，日本看護協会出版会，東京（1998）．

4) 厚生労働省：市町村・都道府県における高齢者虐待への対応と養護者支援について（http://www.mhlw.

go.jp/shingi/2006/08/dl/s0801-3k02.pdf, 2015. 1. 9).
5) 小野ミツ, 髙﨑絹子, 佐々木明子, ほか：都市部と郡部における在宅要介護高齢者虐待の比較検討. 高齢者のケアと行動科学, (2)：53-60 (2007).
6) 佐々木明子, 髙﨑絹子, 小野ミツ, ほか：高齢者の虐待と支援に関する研究 (2). 保健婦雑誌, **53** (5)：383-391 (1997).

（佐々木明子・田沼寮子）

２．虐待の「発見」「予防」「脱却」のカギを握る在宅スタッフ

１）「高齢者虐待防止法」と「障害者虐待防止法」の制定と施行

2012 年 10 月 1 日「障害者虐待防止, 障害者の養護者に対する支援等に関する法律」（以下, 「障害者虐待防止法」）がようやく施行された. 2006 年 4 月 1 日施行の「高齢者虐待の防止, 高齢者の養護者に対する支援等に関する法律」（以下,「高齢者虐待防止法」）に遅れること 6 年半のことで, これで「児童虐待の防止等に関する法律」「高齢者虐待防止法」「障害者虐待防止法」の 3 つの「虐待」に対する法律が制定・施行されたことになる. 児童虐待に関しては別稿に譲り, ここでは高齢者と障害者への虐待と権利擁護についてふれることにしたい.

２）「虐待」とはどんなことか

「虐待」という言葉を聞くとなにかとんでもない行為で, よほどのことがなければ起こり得ないと思う人もいるのではないだろうか. 虐待は死に至るほどのものも少なからずあるが, たとえ命が失われなくとも心身を大きく傷つけられる行為である. また虐待をした側に自覚がない, つまり気づかずに虐待行為をしている場合もありうる.

虐待の定義については本稿での詳細は省略することとするが, 人が人として生きるうえで他者から不当な扱いを受け, 権利を侵害され, 生命・健康・生活をおびやかされることが虐待なのである.

３）虐待の行為者は養護者（家族）が大多数を占める

それでは虐待とはだれが行うものなのであろうか.

高齢者虐待の場合, 厚生労働省による 2012 年度の全国調査結果によると, 養護者（実際に高齢者・障害者を養護している人で, 主に家族・親族や同居している第三者など）によるものは, 相談・通報件数 23,843 件（うち虐待と判断された件数 15,202 件）, 養介護施設従業者等によるものは, 相談・通報件数 736 件（うち虐待と判断された件数 155 件）であり, 虐待のほとんどが養護者によるもので, 家庭という閉ざされた空間のなかで起こっている（図7-5-1)[1].

一方, 障害者虐待に関しては, 厚生労働省が 2012 年 10 月 1 日の「障害者虐待防止法」施行を受けて, 2013 年 4 月 1 日〜2014 年 3 月 31 日までの 1 年間に関する全国調査を行っている.

養護者による虐待は相談・通報件数 4,635 件（うち虐待と判断された件数 1,764 件, 1,811

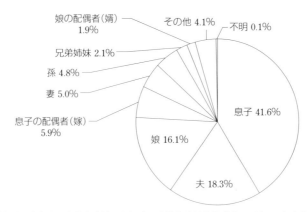

〔厚生労働省老健局高齢者支援課認知症・虐待防止対策推進室：平成24年度高齢者虐待の防止，高齢者の養護者に対する支援等に関する法律に基づく対応状況等に関する調査結果（http://www.mhlw.go.jp/stf/seisakunitsuite/bunya/hukushi_kaigo/kaigo_koureisha/boushi/index.html, 2015.1.7)〕

図7-5-1 被虐待高齢者からみた虐待者の続柄

人），障害者福祉施設従事者等によるものは相談・通報件数1,860件（うち虐待と判断された件数263件，455人），使用者（障害者を雇用する事業主等）によるものは相談・通報件数628件（うち虐待と判断された件数253件，393人）であった．高齢者に比べ障害者虐待のケースでは施設・事業主等の割合が多くなっているが，高齢者と障害者の生活状況に違いがあるということも考慮に入れておいたほうがよいだろう．いずれにせよ養護者による虐待の割合は高い[2]．

また割合は少ないが，訪問系の福祉サービス従事者や入所・通所系のサービス従事者による虐待の報告が上がってきていることも忘れてはならない．

なお，これらの調査結果はあくまでも市町村に通報があった数字であり，表に現れていない虐待はこれらの件数からは想像できないほど起こっていると考えられる．

4）早期発見，予防のカギを握っているのは在宅ケアのスタッフ

虐待の相談・通報は基本的には市町村で行われる．「虐待防止法」にはいずれも虐待を発見した者への「通報義務」が明記されており，特に福祉・介護・医療に関係する職にある者は「早期発見」の努力義務が課せられている．

在宅ケアに関わる職種の人々は虐待の早期発見，予防にいちばん大きな役割を担っているといってよい．特に家庭という閉ざされた空間に入っていくのであるから，虐待の兆候がみえたならば，すぐに相談・通報をする必要がある．

虐待と疑われるケースを発見した場合には，「もしかしたら違うかもしれない」という躊躇は捨てたほうがよい．通報を受けた市町村の「虐待防止センター」（名称はそれぞれ違いがある．また高齢者虐待の場合は地域包括支援センターがその役割を果たす場合もある）では，基本的に訪問・目視による安否確認と事実確認を行う．もちろん家族による虐待の疑いがある場合に，

家族に対して「あなたは虐待をしているのですか？」というような直接的な問いかけをするわけではない．また通報者がだれかわからないように保護される．

事実確認をしたうえで本人と家族に関わっている福祉・介護・医療の専門職や地域の関連機関を含めたメンバーでケア会議を開催する．虐待と認定された場合だけではなく，このまま手当をしないと虐待につながると思われるケースであってもケア会議は開催される．ケア会議でアセスメントを行い，支援計画を立て，虐待を視野に入れたケアを実施，その後はモニタリングを行う．

緊急性や生命の危険がある場合は緊急保護（入院や施設へのショートステイなど）や分離（施設への措置入所など），警察の介入を要請する場合もある．

虐待は通報したら終了ではない．虐待を受けている本人とその養護者（家族）を専門職や地域で見守っていく体制をつくっていかなければならない．具体的な見守りやケアは在宅ケアに関わるメンバーがチームをつくって，その中心になっていくことはいうまでもない．

虐待の発見，通報，その後の対応等については以下のマニュアルが参考になる．

- 厚生労働省：市町村・都道府県における高齢者虐待・養護者支援の対応について（http://www.mhlw.go.jp/topics/kaigo/boushi/060424/）
- 厚生労働省：市町村・都道府県における障害者虐待の防止と対応（http://www.mhlw.go.jp/seisakunitsuite/bunya/hukushi_kaigo/shougaishahukushi/gyakutaiboushi/dl/1001-1.pdf）

なお，市町村・都道府県ではこれらに基づいてそれぞれの地域に即したマニュアルを作成しているため参照してもらいたい．

5）家族のケアが虐待の発生を予防し虐待状態からの脱却を促す

虐待の構図を「加害者」対「被害者」ととらえると虐待のメカニズムは理解できなくなる．

高齢者や障害者を養護している者にとって，介護現場の現実はより厳しいものになっている．家族構成や社会状況が急激に変化したわが国では「ひとり介護」「通い介護」「介護離職」「老老介護」「認認介護」など，家族だけで介護を担うことは困難を極めている．

適切な福祉サービスにつながらないまま，孤立して介護をしている養護者は少なくない．孤立して疲弊した挙句，そのつらさを養護すべき対象者に向ける形で虐待が生まれ，それが日常化していく．また「介護離職」が社会問題になっているように，経済的な逼迫は必要なサービスを受けるどころか，一家の日常生活のための金銭さえもおびやかし，経済的虐待や，放棄・放任にもつながっていく．一方，介護の技術や知識がないままに，「しつけ」と思い込んで行った行為が，身体虐待や心理的虐待を生むケースもある．この場合，虐待者は虐待をしているという自覚はない．

誤解をおそれずにいえば「虐待者」も「被害者」なのである．

在宅ケアでのアセスメントは当事者に対して行うことはもちろんだが，家族を主とした実際の介護者のアセスメントが重要である．アセスメントでは適切な福祉サービスが利用されているか，経済面・家族関係・本人の意思などを考慮してサービスの利用は可能なのか，養護者の

介護知識と介護力はどれくらいあるのか，養護者がどれくらい疲弊しているのか，家族の歴史をさかのぼってこれまでの当事者と養護者の関係はどうであったのかなど，養護者に焦点をあてたアセスメントを行い，支援計画を立て，ケアを実践していく必要がある．すでに虐待が発生してしまった場合であっても同様で，改めて当事者と養護者の両面からみていくことが重要である．

　もちろんケアの主体は養護される高齢者や障害者にあることは当然であるが，虐待の予防と虐待状態からの脱却には，家族ケア・養護者ケアは不可欠なのである．

【第7章Ⅴ. 2. 文献】
1）厚生労働省老健局高齢者支援局認知症・虐待防止対策推進室：平成24年度高齢者虐待の防止，高齢者の養護者に対する支援等に関する法律に基づく対応状況等に関する調査結果　平成25年12月26日（http://www.mhlw.go.jp/stf/seisakunitsuite/bunya/hukushi_kaigo/kaigo_koureisha/boushi/index.html，2015. 1. 7）．
2）厚生労働省　社会・援護局障害保健福祉部障害福祉課地域生活支援推進室：平成25年度「障害者虐待の防止，障害者の養護者に対する支援等に関する法律」に基づく対応状況等に関する調査結果報告書　平成26年11月（http://www.mhlw.go.jp/stf/houdou/0000065128.html，2015. 1. 7）．

(國安眞理)

Ⅵ. 精神障害のある人への在宅ケア

1. 社会福祉の視点から

　精神障害のある人の定義は，精神保健福祉法第5条に規定された精神疾患を有する者（mentally disordered）という医学的概念と障害者基本法第2条で規定された精神障害者（mentally disabled）という福祉的概念の二重規定となっている．

　医学的概念でいうわが国の精神障害者数は，約320万人（2010年6月30日現在）と報告されているが，これは年間の精神科における入・通院者の実数である．そのうち，32.3万人が入院・入所（精神科病院313,000人，福祉施設10,000人）者である．また，福祉的概念で狭義にとらえた精神障害者保健福祉手帳の取得者は695,699人（2012年3月末現在）と身体および知的障害者と比べると取得率は増加傾向にあるもののいまだ高くはない．そのため，精神障害のある人とは，精神疾患と障害の併存（以下，精神障害のある人）を特徴としている．

　さて，在宅ケアをコミュニティケアという語源の意味に置き換えて述べると，精神障害のある人へのコミュニティケアは，すでに30年余以前から世界基準である．つまり地域での生活支

援が基本である．入院はあくまで特別かつ一時的なことである．では，わが国はどうであろうか．

本稿では精神障害のある人のコミュニティケアの今日的課題を論考の中心としているが，他の先進諸国とは異なり歴史的には負の遺産（社会的入院）を抱えての出発であることも述べておきたい．そのうえで，今日の精神障害のある人へのコミュニティケアの課題と方法を，福祉の立場からチームアプローチに引き寄せながら考察したい．

1）急がれる社会的入院の解消

政府（精神保健福祉対策本部）は2004年9月に，精神保健福祉施策の改革ビジョンを決定し「入院医療主体から地域生活中心としたあり方への転換」を掲げ，受け入れ条件が整えば退院可能な者（約7万人）の退院促進（ひいては約7万床の病床数削減）を基調とした．この背景には，わが国の精神医療改革の著しい遅れがある．全世界の精神科病床は165万床であるが，世界人口の2%にすぎないわが国が全世界の20%の精神科病床を保有している．先進諸国はほぼ人口万対10床を切り，先進地域は3〜5前後の水準になっているが，わが国の利用率は人口万対27.1床である．20万人を超える長期入院者がいまだ存在するが，こうした長期入院の弊害は明らかである．精神障害のある人は，社会との隔絶や孤立の状況におかれ，社会性や生活技術や能力や意欲の低下を余儀なくされ，これまで築いてきた家族や仕事を失うこと，その人らしい人生や希望，誇り，そして生きていく力の喪失につながっていくからである．

政府は，2003年度から精神障害者退院促進支援モデル事業を県レベルで試行的に始め，2008年度からは，地域体制整備コーディネーターや個別支援を担う地域移行推進員（自立支援員）を配置した精神障害者地域移行支援特別対策事業による退院促進に拡大し，さらに，地域生活への移行支援にとどまらず，移行後の地域への定着支援も行う事業へ見直しを進め，2010年度から「精神障害者地域移行・地域定着支援事業」を開始した．しかし，同事業で退院・地域移行できた精神障害のある人は7年間で2,819人と振るわなかったことで，2011年度からは，新たにアウトリーチ推進事業を開始した．この事業は，各都道府県において精神科病院等に多職種チーム（アウトリーチチーム）を設置し，精神疾患が疑われるが未治療の者や治療を中断している在宅の精神障害のある人などについて，新たな入院や病状再燃による再入院を防ぎ，地域で生活が維持できるよう，医療や保健，福祉サービスを包括的に提供する体制を構築するものである．

2）地域で暮らす精神障害のある人の生活の充実

第二の課題は，居住・仕事・人とのつきあい・相談や医療など，地域で暮らす精神障害のある人の生活の充実である．

まずは居住支援が柱になる．2005年に「公営住宅法施行令」が改正され，精神障害のある人の公営住宅への優先入居や単身入居，そしてグループホームの設置も可能とされた．しかし，グループホームやケアホームの量や確保のスピードは遅く，かつ地域における多様な暮らし方

や生活様式のバリエーションも広がっていない．政府は 2012 年に「障害者自立支援法」を「障害者の日常生活及び社会生活を総合的に支援するための法律（障害者総合支援法）」に改め，ケアホームのグループホームへの一体化を進めるとしているが，はたして他人といっしょに住むことがその人にとって究極な意味でのリカバリといえるのだろうか，疑問の残る点でもある．

　次に就労支援である．精神障害のある人にとって，働くことは，①労働は障害者の基本的権利（憲法 27 条・「障害者の権利宣言（1975）」），②生計の手段，収入の獲得，③個性の発揮，自己実現，自己効力感，④社会的役割の実現，社会参加，スティグマの軽減，⑤所得税収入の増加，社会保障費の軽減，社会統合の促進など多用な価値をもつ．しかし，就業の実態はどうであろうか．15 歳以上 64 歳以下精神障害者保健福祉手帳保持者のうち，全国で 61,000 人が就業（2008 年 1 月発表，厚生労働省職業安定局高齢・障害者雇用対策部調査結果）しており，80％以上は就業していない．その就業も，常用雇用は 32.5％で，多くがパート，アルバイトなどの不安定な就業か小規模作業所や授産施設などでの福祉的就労である．就労したい希望は各種の調査で 6，7 割あるが，現実には働く場と機会が絶対的に不足している．また，精神障害者の場合，一般就労の平均収入（月）が 15 万円と比較して，平均収入が 1，2 万円の福祉的就労の収入では生活できない．

　それでも最近の就労をめぐる環境の変化には明るい兆しもみえる．「障害者雇用促進法」の改正により，2018 年 4 月からは精神障害のある人も法定雇用率の算定基礎に加わることになったことである．また，アメリカの IPS（individual placement and support：個別職業支援）アプローチが紹介されてきたこともある．これは，科学的根拠に基づいた（エビデンス・ベースド）実践であり，精神障害のある人の一般雇用の実現を目標として成果を上げているからである．就労支援は，本人の希望，興味，ストレングスに応じた支援であり，place then train（就職してからの支援）アプローチを基本としている．

　そして，人とのつきあいである．日常的にだれと交流があるかの自治体や施設の調査では圧倒的に家族が多く，次いで障害者仲間や専門家となっており，精神障害のある人が望む同じ病気や障害のない社会人との交流の機会は少ない．相談や地域医療の体制では，精神科デイケアや市町村レベルでの障害者の支援施設の普及，計画相談の開始などコミュニティケアの整備はいちじるしいものがある．しかし，それらの多くは「可能性の閉ざされた生活の場」を用意するだけで，精神障害のある人のニーズにこたえているとは言い難い．これらの結果から，精神障害のある人の地域での生活の質（QOL）は高まっていないのが現状である．

3）精神疾患と障害に対する国民の正しい理解の促進（アンチ・スティグマ運動による偏見の軽減）

　第三の課題は，精神疾患と障害に対する国民の正しい理解の促進の取り組みである．いまだに精神病者・精神障害のある人へのイメージは，「なにをするかわからない」「こわい」人である．これは，これまでの入院中心主義のケアと閉鎖的精神科病院の存在や，犯罪・事件報道で繰り返される危険人物視など根強い偏見などマスコミ報道などを通じて増幅されつくられたイ

メージによることが多い. 実は, 40人に1人が毎年, 罹患し, 入院患者32万人, 外来患者260万人を超えている身近な病気であるが知られていない. 精神疾患を有しない者の犯罪率が精神疾患を有するものより倍以上高いことも知られていない.

1996年, 世界精神医学会は, 統合失調症に対する偏見と差別と闘う世界的プログラムである「アンチ・スティグマ」キャンペーンを始めた. わが国ではNPO法人が中心となり, さまざまな活動が開始されている.

4) 精神障害のある人への支援の新戦略

1995年から始まった「医学モデル」から「統合的生活モデル」へという「第3のパラダイム転換」も2014年で20年間の区切りを迎え, ほぼ確立した支援戦略である. この新戦略は,「それぞれの地域で, 継続した良質な治療・リハビリテーション・生活支援が総合的に具備され, 包括的な生活上の必要に応じ, 生活の継続性と充実をもたらすために, いつでも, だれにでも, どこでも, 支え合うシステムを形成していく」という地域での総合的包括的な生活支援である.

そこで, このコミュニティケアを推進する有力な方策としてチームアプローチが注目されてきた. チームアプローチとは, 共有する目標の下に複数の人の知恵と力を結集する総合的な援助の布陣であり, 問題解決の手法である. その目的は, クライエントの自己決定の行使を支えることにあり, ケア判断の客観化やケアのパッケージ化により, サービスの質と効率性を確保し, ケアの安定性と継続性を図ることにある. 世界では精神障害のある人のアウトリーチ型支援では, 包括型地域生活支援（assertive community treatment；ACT）プログラムが最も普及している. このチームは, 多職種で構成され, ときには精神障害のある人もトレーニングを受けたスタッフとして参加する.

わが国では緩やかなチームのスタッフとして, 地域の非医療関連の専門職または準専門職であるケアホームやグループホームの世話人, 障害のある人の支援施設の職員, ホームヘルパー, 公共職業安定所の職業相談員, 地域障害者職業センターの職業カウンセラー, 福祉事務所の現業員, 保護観察所の社会復帰調整官, 社会福祉士, 介護福祉士, 介護支援専門員なども参加する. さらには, 障害当事者自身, 利用者の家族や友人, 近隣の人々, 民生委員, ボランティアなどインフォーマルな人的資源もチームに加わることが重要になってきている.

5) 価値とエビデンスに基づく新たな挑戦；結びにかえて

近未来のわが国の精神障害のある人へのコミュニティケアにおいて, 社会的入院という不名誉な言葉がなくなるのが前提である. 加えて, 非自発的な入院の責任を家族に負わせている保護者制度を廃止して, 何らかの形で保護者に責任を負わせない仕組みづくりを設計し直す制度改革が急務である. また, 日常生活自立支援事業や成年後見制度など現行の権利擁護制度をいっそう利用しやすい制度に改善することも課題である. そのためにも, 精神障害のある人の発言力を高めることが重要になっている. 精神障害のある人の地域生活支援の新パラダイムは, エビデンスベースの実践（evidence-based practice；EBP）と精神障害のある人の価値観を

重視するバリューベースの実践（value-based practice；VBP）を統合し，障害のある人自身が前に出て，障害のある人主体の時代を開くことである．

(田中英樹)

2．精神看護の立場から

1）変わろうとする精神科医療；地域ケアへの取り組み

わが国の精神科医療は，精神障害者が地域で自分らしい暮らしを続けられるリカバリ（回復）をケアの方向性として定め，いま変わろうとしている．

2006年に決定された精神保健福祉施策の改革ビジョンでは，「入院医療中心から地域生活中心へ」という方針が明確にされた．諸外国と比べて格段に多い精神科病床数（図7-6-1）を適正な数にすること，精神医療の機能を明確にして効果的な医療をできるだけ短期間の入院で提供しようとする方針は，今日さまざまな制度に具現化されつつある．

2010年には，精神医療福祉に関する7つの取り組みが閣議決定を踏まえて実施されたが，取り組みの2番目には「できる限り入院を防止しつつ，適切な支援を行うアウトリーチ（訪問支援）の充実」が挙げられている．2011年からは，国のモデル事業として「精神障害者アウトリーチ推進事業」が開始された．受療中断や引きこもり状態の人など，これまで医療の枠組みで支援の手が届かなかった対象者に対しても制度の枠組みを拡大させた当事者（ピアサポーター）を含む多職種チームによるアウトリーチケアを提供し，その内容を研究事業で把握し，制度化するための取り組みが行われた．

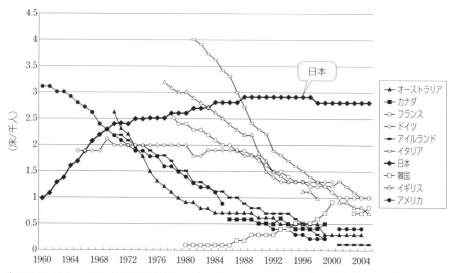

〔OECD Health Data 2002（1999年以前のデータ），OECD Health Data 2007（2000年以降のデータ）〕
図7-6-1　病床数（諸外国との比較）

2011年には，医療法改正に伴って，都道府県の策定する地域医療計画策定の5番目の対象疾患として精神疾患が指定された（従来はがん，糖尿病，心疾患，脳血管疾患の4疾患であった）．都道府県の地域医療計画は「発症から診断，治療，地域生活，社会復帰までの支援体制を明示すること」とされており，都道府県は，精神障害者がどのような医療の支援を得て地域生活を継続することが可能であるかについて，2013年から具体的な医療計画を策定して取り組んでいる．

2）精神科訪問看護基本療養費の創設

精神科訪問看護に関するさまざまな制度は，こうした政策の流れを受けて充実しつつある．2012年の診療報酬改定では，それまで精神科の医療機関（病院および診療所）から提供される精神科専門療法の一環としての精神科訪問看護に限定されていたいくつかの機能が，訪問看護ステーションから提供される訪問看護でも可能となった．精神科訪問看護基本療養費が新設され，複数名・複数職訪問加算や，精神科特別訪問看護指示書による訪問看護が算定できるようになった．この改訂によって，精神科訪問看護は明確に活動の場を広げた．その理由のひとつは，訪問看護の対象を「通院による療養が困難な者」から，「精神疾患を有する入院中以外の患者又はその家族等」に変えたことであった．通院ができても，生活リズムや対人関係，服薬や就労などに援助を要する精神障害者は多い．治療や療養がうまく行われていたとしても，それが家族や本人の大きな努力や無理のうえに成り立っている状況の場合，膠着した状況の家族には，家の外から心配してくれる専門家が訪問することで，緊張や負担が軽減されることもよくある．改訂ではそのような「通院できる人の生活への目配り」をも精神科訪問看護の対象と明記された．看護職と多職種の同行訪問が加算されるようになったことで，暴力等のおそれがある場合に限られ，訪問対象者への配慮から自己負担のときの加算額の説明がしにくいといわれていた複数名訪問が提供しやすくなった．暴力等がなくても，地域生活継続のために必要ならば同行訪問が保険診療で加算されることで，よりよい地域生活の継続という視点からの多様な支援が可能となった．

精神科医療機関から提供される訪問看護では，退院前に対象者との信頼関係を確立しているスタッフによって，スムーズな地域移行への支援ができることを目的として，退院前訪問が6回（入院期間3か月以上の場合）提供可能となっている．また，退院前の地域移行支援加算や精神科退院指導料が算定できることにより，対象者1人ひとりの特性を反映した，個別的な退院支援の提供が期待されている．

3）看護職に求められるモデルの転換：ストレングスとリカバリ

地域ケアを志向した流れのなかにあって，ケアを提供する看護職にもまた，価値の変革が求められている．長期間の入院治療を前提とした精神科医療では，ケアを計画するときに問題解決モデルが活用されてきた．ケア対象者の生活環境がコントロール可能で，危険や健康生活への悪影響を予防しうる入院生活では，問題解決モデルによるアプローチには一定の有効性が

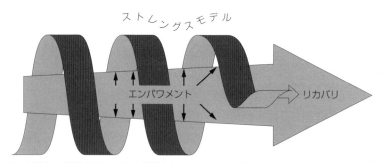

ケア対象者の回復（リカバリ）を目指すためのツールがストレングスモデルであり，ケア対象者がエンパワメントされることを目指して用いられる．リカバリのエネルギー源となる．
〔萱間真美：ストレングスモデルを習いに出かける（第2回）リカバリー，エンパワメント，ストレングスモデルの関連．精神看護，16（6）：68-71，2013〕
図7-6-2　リカバリ，エンパワメント，ストレングスの関連

あった．しかし，地域で生活する人を支えようとするとき，まったく問題やストレスのない状態を目指すことは現実的ではない．もし，地域で看護職が入院生活と同じように対象者の生活をコントロールしようとした場合，それはもはや自立した地域での生活ではなくなってしまう．地域ケアの考え方として有効なモデルは，ケア対象者のリカバリを目標とした，ストレングス志向のアプローチである．リカバリ（回復）という概念は，病気や障害が存在しなくなることを目標としているわけではない．場合によっては一生それを抱えながら，生活のなかで新しい目標をもち，なにかを楽しんだり，やってみたいと願ってチャレンジできることが，リカバリの状態である．そして，このリカバリを促進するためにケアの技法として用いられるのがストレングスモデルである．ストレングスとは，強み，長所，できることを指す概念で，ケアを提供する支援者は，対象者のこの強みに注目してケア計画を立てる．強みや長所は，自己決定をし，成功する体験を通してさらに育まれる．そのため，ケアを提供するプロセスでは，本人が「自分で選んだ」と思える場面を意識的に増やしていく必要がある．これが対象者へのエンパワメントである．その結果「自分で決めた」，そして「成功した」体験をすることができるようになり，地域での生活でも生かすことができるようになる．これらの概念相互の関連を図7-6-2に示す．

　ストレングスモデルによるアプローチは，入院中のケアから意識的に導入する必要がある．前述した精神保健福祉施策の改革ビジョンでは，効果的な急性期医療を提供するために，病床の機能分化を推進した．その結果，多くの医療機関は急性期治療病棟，救急病棟を擁するようになった．これらの病棟では，3か月以内に退院する患者が一定割合を占めることが認定・維持の条件とされている．また，退院患者には，これらの病棟から退院後，地域で6か月以上生活を維持することも求められる．3か月の入院治療の間に退院に向けた有効な準備をするためには，地域生活で必要となる能力を身につけるために有効な支援を早期に開始する必要がある．

第7章　在宅ケアの事例展開と多職種連携ケア　　175

【事例：入院中のＡさん】

　Ａさんは，精神科病院の急性期治療病棟に入院した．統合失調症の診断で，入院は8回目になる．抗精神病薬の服用を退院後間もなくやめてしまうこと，持病の糖尿病がコントロールできないことが原因である．入院後3か月が経過し，退院支援が計画された．病棟の受け持ち看護師と精神保健福祉士（psychiatric social worker；PSW）はＡさんの外泊時に退院前訪問を行い，生活の実態を把握することにした．退院後は病院の訪問看護部門の看護師とPSWが訪問看護を行う予定のため，本人を交えた関係者によるカンファレンスも予定している．

4）看護職が用いるストレングスモデルの課題：情報の統合

　医療でストレングスモデルを使うとき，統合される必要があるのが，ケア対象者の疾患の状態や治療，その効果や副作用を身体・心理の両面から理解することである．特に身体合併症は，精神障害者が高齢化し，生活習慣病をもつ人が大幅に増加していることにもよる．精神疾患の治療に用いられる非定型抗精神病薬は，パーキンソニズムによる流涎や歩行の障害など，錐体外路系の副作用を大幅に軽減し，精神障害者の生活の質を向上させた．その一方で，脂質代謝系の副作用は増加し，血糖値のコントロールや脂質代謝の異常による平均余命の短縮が起きている．精神障害を理解することは，地域生活のなかでストレスを受けたときに症状がどのような影響を受けるのかの予測を可能にし，ケア対象者や周囲の人たちが不利益をこうむることを予防しうる．また，周囲の人にとって理解がむずかしい多様な症状を適切に理解することは，ケア対象者の生活の場を拡大することにもつながる．問題解決モデルを基盤とした考え方で収集される医療情報と，その人の言葉で，その人の強みを知るストレングスモデルが，どのような形で統合できるかが今後の課題である．

【事例：退院後のＡさん】

　Ａさんは退院し，訪問看護を受けている．妄想はあるが，得意の料理を友人に振舞うなど，生活を楽しんでいる．血糖値のコントロールのための食事について，看護師は病院の栄養士に依頼して同行訪問し，模型を用いて高血糖がどんな問題を起こすかの説明を依頼した．Ａさんは模型を用いた説明にたいへん驚き，デイケアでの運動プログラムへの参加と，1日2回の配食サービスの利用を表明した．昼食だけは，友人との楽しみのために，内容を工夫しながら料理をすることにした．

　精神障害者には，多様な生活支援へのニーズが存在する．従来の訪問看護に含まれない専門職やピアサポーターの参加も効果的であることがアウトリーチ推進事業を通じてわかってきている．今後，新しい枠組みの精神障害者の在宅支援が展開されることが期待される．

【第7章Ⅵ. 2. 参考文献】
　厚生労働省社会・援護局障害保健福祉部精神・障害保健課：第1回 精神障害者に対する医療の提供を確保するための指針等に関する検討会　平成25年7月26日　資料3（http://www.mhlw.go.jp/stf/shingi/2r98520000037jdi.../2r98520000037jxk.pdf, 2013. 8. 1）.

萱間真美：ストレングスモデルを習いに出かける（第2回）リカバリー，エンパワメント，ストレングスモデルの関連．精神看護，**16**（6）：68-71（2013）．

萱間真美：障害者対策総合研究事業（精神障害分野）アウトリーチ（訪問支援）に関する研究．平成23年度厚生労働科学研究費補助金，56-81（2011）．

（萱間真美）

VII. 在宅ケア連携ノート活用と多職種連携

1. チームアプローチと在宅ケア連携ノート

1）現場で，医療と介護の統合のために

　厚生労働省は2012年を「新生在宅医療・介護元年」と位置づけ，地域における医療と介護の連携を強く推進している．ひとりの要介護者の生活を支えていくには，医療を提供する者と介護を提供する職種の円滑な協働が求められているが，そのためには多職種間の情報共有が正確かつ迅速に行われなければならない．施設ケアにおいては，チームメンバーはほぼ一定であり，情報共有もしやすいが，在宅ケアの現場では，異なった事業所の流動的なメンバーによる初対面の仕事であることがあり，チームメンバーの価値観を相互に知り合い，サービス利用者の変化する情報を共有する方法が確立していないため，ケアの向上や安全を高めることがむずかしい，という特性がある．

　医療と介護の連携を進めるために，チームメンバーは具体的にはどのようなツールを用いて，どのようにコミュニケーションをすればよいのか，についてはまだ今後の試行と研究が必要な状況である．

2）在宅ケア連携ノート（ミシガンノート）の誕生

　財団法人長寿社会開発センターが1992〜2000年にかけて，わが国の保健・医療・福祉の実務家約20人を毎年ミシガン大学医療センターに派遣し，学際的チームによる高齢者のケアについて学ぶ「ミシガン大学老年学夏期セミナー」を開催した[1]．在宅ケア連携ノートは，そのセミナーを受講した医師，看護師，社会福祉士等の専門職の有志で構成された在宅ケア連携ノート作成事業委員会（委員長；亀井智子聖路加国際大学教授）が開発した．

　在宅ケアの現場では多職種の情報共有を目的とした連携連絡ノートはすでに多用されているが，規格は現場に任されており，すべてのケースで行われているわけでもなく，その目的も有効性も明確ではない．しかし，この在宅ケア連携ノートは単にチームメンバーの情報共有にと

どまらず，ケアの向上とチームづくりを目標に学際的チームアプローチをキーワードにつくられていることが最大の特徴である．在宅ケアに関わる多職種が作成過程に参加している．この在宅ケア連携ノートは，文字どおり，医療と介護の連携＝在宅ケアの統合を目指したチームづくりのためのノートである．ミシガン大学で研修を受けた者たちの協働成果物のため，通称，ミシガンノートとよばれている．

3）ミシガンノートの特徴と3つの目標

在宅ケア環境は技術，制度など日々変化しており，そのなかでよりよいケアを提供し続けるには，日々の改善が必要である．この連携ノートは，当初から3つの目標を達成できるように作成された．

第一は，チームメンバー間でケアの情報共有ができることである．第二は，チームで行うケアの内容をケアを受ける人の立場に立って改善することである．第三は，上記の過程を本人，家族にもそれを公開することである．

作成に携わった医師の立場として，具体的には下記の目的が達成されることを目指した．

①ケアチームの情報共有を効果的に行う

②ケアチームのケア改善サイクルをつくる

③ケアチームメンバーの距離を縮め，一体感をもつ

④チームメンバーが自律的に動ける環境をつくる

この連携ノートは，ケアを受ける人の立場からは，日常生活記録，症状や思い，ケア内容の共有，各人の思いの発露を患者（サービス利用者）を中心にして書き連ねることが特徴である．単なる情報共有のメモではなく，シンプルな4つの項目で，コミュニケーションの誘導が自然にできるようになっている．市販のノートを利用した連絡ノートでは，各人の気ままな介護記録で終わることが多いが，この項目を目安に各メンバーがスムーズに書き込むことができる．

このノートは，次の4つの記入欄からなっている（p.182参照）．

①記入者/所属

②今日の出来事・楽しんだこと・心配なこと・身体の調子など

③血圧・体温・食事・便・尿・服薬など

④質問・伝言

これによって，医療チームは，バイタルサインや症状の確認，処方や処置内容の確認ができ，医療処置の安全確認もできる．介護チームと家族は介護の内容が確認できる．そして，本人家族が確認し，介護内容や心配なことなどを書き込むこともでき，ケアを受ける本人や家族の希望や評価を確認することもできる．

これを日々繰り返すわけであるが，ほかのメンバーの記録を読むことで，患者の様態を多角的に把握できると同時に，他職種の考え方，見方を知ることができる．また，自分が書くことで，専門職としての見方と仕事をアピールでき，多職種間の相互評価や意見交換の材料になるわけである．

表7-7-1　連携ノートを使った振り返りガイドライン

STEP 1	自分のケアを思い出す
STEP 2	うまくいったケアを確認する
STEP 3	うまくいかなかったこと，問題点を洗い出す
STEP 4	原因を検討する
STEP 5	改善策を考える
STEP 6	試したいことを考える
STEP 7	試すことを選ぶ

４）専門職同士が問題意識を共有し，ケアの内容を振り返る

　医療チームにとって，症状と医療処置の共有記録，症状変化・ケア内容・医療処置のチームモニタリングツールとして，医療安全のための記録にもなることは重要であり，具体的には次の項目が書かれることが多い．①体温，血圧などのバイタルサイン，②褥瘡など皮膚の状態，③痛み症状の変動，④食事量の把握，嚥下の状況，⑤転倒・歩行の問題，⑥排尿排便回数，⑦服薬管理，⑧認知症など精神症状，⑨医療処置の実行記録，⑩ターミナルケア，⑪意思決定支援．

５）ケア内容を振り返り，ケアの質を改善する

　このノートは，単なる情報共有のみではなく，ケア内容の改善を目指すための工夫がある．

　①今日したこと，よかったことを書く

　②悪かったこと，問題点を挙げる

　③改善ために今後やってみることを書く

　この3つの視点で日々のケア業務を振り返り，記録することをメンバー全員で繰り返す．

　非常にシンプルなガイドラインだが，これを念頭に日々の記録を各職種が行い，相互チェックできる．各職種のもつ問題意識の共有ができ，今後の計画を知ることができ，その結果を共有できることになる．日々のケア業務の振り返りをチームメンバーが書き継ぎ，それを繰り返すことでチームワークを改善し，その後のケアの向上に利用することができる（表7-7-1）．

　これはKPT（けぷと）法といわれるビジネス分野のフレームワークの応用で，在宅ケアの現場にも導入ができると考えている．keep（いいところ），problem（悪いところ），try（改善のためにやること）をチームでしっかり共有するだけで，業績とチームワークを向上させ，ケアの質を改善するためのきっかけをつくる手法である．実際にはそれぞれを毎回ノートに書き継ぎ，チームで共有し，改善の行動となるきっかけをつくることになる．これを継続的に行うことによりチームケアの日々の改善を図る．

　例として挙げれば，食事量が減っているときや，転倒しやすい環境などに，各専門職種がそれぞれアプローチし，多職種がそれを共有し，改善につなげていくことが在宅ケアノートのもうひとつの目的になる．

６）連携ノートがチームを育て，ものがたりを残す

　連携ノートを情報共有とケアの振り返りの場ととらえると，その蓄積はチームづくりにつな

がる．多専門職との言葉のやりとりが人間のつながりをつくり，サービス担当者会議などの会議の基礎資料になる．多職種のコミュニケーション，顔のみえる関係づくり，地域のネットワーキング，多職種とのつながりをつくるという点でも，連携ノートは意味があると思われる．

現場のチームワークのつくり方には課題がまだあるが，在宅ケアのように異業種や異文化の人が集まることが，新たな視点や解決策のヒントになり，お互いの力を引き出し合う働き方のために，チームアプローチは可能性を秘めている．

筆者の経験では連携ノートを使用した場合，チーム全体の雰囲気もよい方向に進んでいくようである．それは自分たちの仕事が自分たちの手によって改善されていくことを見通せるからであろう．

また，連携ノートは家族と専門職のコミュニケーションの場にもなっている．ケア期間が数年にわたるなど，ノートが何冊にもなる事例などでは，情報の共有と同時に，療養生活の「ものがたり」にもなっている．ケアは共同作品といわれるが，その経過の貴重な記録として残り，看取り後にケアの思い出として家族や専門職に残るのもよい点である．

7）在宅ケア連携ノートの課題と将来

連携ノートの課題もある．専門職には各事業所の記録記入の義務があるが，連携ノートに記録する時間がとれないこともある．また，連携ノートへの記入は義務ではなく，プライバシーの観点から参加しないメンバーの意見は不明であることである．

医療と介護の連携が合言葉になっている現在，多職種の参加する在宅ケアの現場での情報共有手段としては，連絡ノート，電話，ファクス，電子メール，メーリングリストが利用されているが，急速なインターネットの普及によって，インターネットを使った情報共有システムも注目されてきている．医療機関の電子カルテの普及と地域医療連携での情報共有推進の政策もあり，地域ケアの情報共有のIT化のモデル事業が推進されている．

しかし，紙ベースの連絡ノートの優位性は，安価であること，コンピュータの操作に不慣れでも参加できること，情報が流出しにくいことが挙げられ，インターネット全盛の現在でも現場では十分有用であると考える．IT化は時代の流れであるが，専門職側の論理で進められており，ケアを受けるものの視点は置き去りにされているため，安価で患者家族の手元に残る連携ノートの存在意義と普及はまだ必要と思われる．

【第7章Ⅶ.1.文献】
1）黒田輝政，井上千津子，加瀬裕子，ほか：高齢者ケアはチームで：チームアプローチのつくり方・進め方．ミネルヴァ書房，京都（1994）．

（辻彼南雄）

180

2．在宅ケア連携ノートの活用例

1）在宅ケア連携ノートの必要性

　在宅ケアでは対象者の自立した生活やQOLの高い生活を目指し，保健・医療・介護・福祉にわたる多職種がチームをつくり，サービス目標を共有し，必要なサービスを明確化したうえで，サービス相互の調整を図り，実施されたサービス内容と利用者の心身の変化を継続的にモニタリング（監視）することが不可欠である．

　介護保険制度においては，ケアプラン作成にあたっては，サービス担当者会議や各事業者間の連絡調整が必須であり，在宅ケアを支えるために，チームアプローチが取り入れられる．

　効果的なチームアプローチを行ううえでは，チームメンバー間で速やかに情報を共有することが重要である．在宅ケアではサービスを提供する場は対象者の自宅などであり，1週間や1か月という単位のなかで，複数の職種が利用者宅を別個に訪問して，限られた時間のなかでアセスメントやケアを実施しているため，情報を速やかに共有できるようにする方策が課題である．

　そのために利用者宅にノートを置いて，家庭訪問した各職種が実施したケアの記録を行う方法をとっていることも多いが，記録の内容は処置や実施したケアなどにとどまることがあり，他の職種がどのようにアセスメントや判断を行い，そのケアを行ったのかについては把握できにくい．また利用者本人や家族の生活全体のようすが把握できないため，ケアサービスがQOLにどのように影響しているのか把握することが困難であるという課題もある．

　この課題を解決するひとつの手段として，在宅ケア連携ノート（p.176，181参照）がある．このノートは，医師，看護師，訪問看護師，保健師，理学療法士，社会福祉士，介護福祉士，臨床心理士で構成する在宅ケア連携ノート作成委員会により，連携ノートの理念や目的の明確化，文献検討，試作版連携ノートの作成，利用試行調査，本調査，専門職へのフォーカスグループインタビュー，家族からの意見収集を経て最終的に完成したものである[1]．

　在宅ケア連携ノートは，表紙には本人の写真を挿入するポケットをつけ，利用者が「私のノート」として認識できるように工夫している．デイサービスを利用する利用者では，ノートをデイサービスに持参して，自分のノートであることを自慢するなどの姿もみられている．

　表紙の内側にはケアプランを挿入できるポケットを具備し，介護保険制度とも連動するよう配慮している．利用者と家族のプロフィール記載欄には利用者の趣味や好きなこと，日常生活の状況など，初めて対面する専門職が利用者の背景を速やかに理解するうえで役立つ情報を書く欄を設けている．ほかにはサービスを提供する専門職者リスト，生活上の注意点，緊急連絡先の欄を設けている．利用者が自由に使用する今日の出来事・楽しんだことを記載する日記欄，血圧・体温・食事量・排せつ・服薬の状況を自由に記載できる欄，質問・伝言欄があり，利用者本人のノートに介護支援専門員や家庭訪問した各職種が記録を残していくという利用者主体の生活を支えるものとしている．伝言欄には，家族から専門職への伝言や，専門職相互の質問や伝言のいずれを記載してもよく，実際に最も効果的に活用されている[1]．このように，利用

第7章　在宅ケアの事例展開と多職種連携ケア　181

図 7-7-1　連携ノートのフェイスシート

者を中心として利用者を主体としてつくられた連携ノートには，情報が1か所に集まり，訪問した別の専門職にも情報が伝わり，チームアプローチのために情報が生かされ，さらにサービスのモニタリング（監視）のための情報にも役立つものとなっている．

2）在宅ケア連携ノートの活用方法

72歳，男性．

要介護1の人が利用した在宅ケア連携ノートを示す（図7-7-1，2）．妻と2人暮らしで週3回のデイサービスを利用している．連携ノートの記載は，妻，嫁，デイサービスの看護師，理学療法士，在宅ではホームヘルパーが行っていた．デイサービスではできるだけ体を動かし，立位や坐位姿勢の保持を維持することが目標であった．結婚40年を迎え，妻は単身で海外旅行を行う計画を立て，その間ホームヘルパーを利用することとなった．連携ノートには，妻の積極的な介護への思い，海外旅行への思い，ケアマネジャーへの伝言などが綴られている．デイサービスの職員は，血圧，食欲などの体調面，入浴，ゲームなどデイサービス参加中の様子を簡潔に記載していることがわかる．この事例では，連携ノートが妻の介護記録として活用され，専門職側は家庭での本人の様子や妻の思いを把握することに有効な情報源として活用していた．旅行から帰宅した妻は，夫の様子を連携ノートから知ることができ，情報の共有や経過の把握に有効であった．

連携ノートは利用者と専門職間の情報交換や情報共有の媒体として，本人・家族を含めた在

ノート記入例 ヘルパーと医師の訪問を受けている人の例を示しましたが，皆様ご自身のノートとして自由にお書き下さい.

月/日	記入者/所属・職名	今日のできごと・楽しんだこと・心配なこと・身体の調子など	本人・家族・専門職などのコミュニケーション	
			血圧・体温・食事・便・尿・服薬など	質問・伝言など
4/6(金)	東○高○	やっと暖かくなってきた．午後からホームヘルパーの○本さんが来て，買い物と，好物の煮物を作ってくれた．この頃は食欲があって何でも美味しいが，入れ歯が合わなくなったような気がする．明日は長男の成○が来るので，楽しみだ．	残さずに食べた	東○成○（長男）さんへ入れ歯がゆるくなったご様子です．かかりつけの歯科医はありますか？ヘルパー○本より
	○本 ヘルパー	13時～14時訪問　やや硬い便がありました．	便1回 昼の服薬確認しました	
	東○成○			○本ヘルパーさんへ歯科の橋○先生に診ていただきたいといっていましたので宜しくお願いします．長男の成○より
4/7(土)	辻○/医師	9：30往診　仙骨部，左足踵部に褥瘡あり．圧迫・ズレが原因と考えられるため今後，体位変換，車いす移乗時要注意．	130/80　36.5℃　○　×　5回/日	次の往診は4/16（辻）体位変換時上向きは圧迫がかかるので注意をするよう辻先生からいわれました．（ヘルパー○本）
	○本/ヘルパー	9時－10時訪問		
	東○高○	長男と桜川へ車いすで散歩に行った．桜の花が満開でした．気分転換できるので，お天気の良い時には時々外出したいものです．	花見弁当をおいしく食べた．	

専門職のリスト（あなたの生活と健康に必要なサービス提供者）

機関名称	電話・FAX 番号	担当者氏名	職 種	住 所
○○アンド○○	082-1234-××××	○本	ホームヘルパー	広島市○区○○ 5-6-2
辻○医院	082-1234-××××	辻○	医師	広島市○区○○ 2-3
訪問看護ステーション○○	082-1234-××××	○井	看護師	広島市○区○○ 1-2-3

生活上の注意点（あなたが生活を送る上で気をつけるように説明されていることなど）

・入浴はぬるめのお湯で入るようにする
・4/7　かかとの水疱は圧迫，ズレがないように注意を．（辻医院・辻より）

緊急連絡先

氏名・続柄・住所／機関名	電 話 番 号	備 考
東○成○・長男	082-××××-××××	勤務先　○○商事 082-××××-××××

図 7-7-2　日々の記録帳

宅ケアチームのメンバーをつなぎ，情報をスムーズに伝達することに生かされている．

【第7章Ⅶ. 2. 文献】
 1) 亀井智子，小見光子，神山裕美，ほか：在宅高齢者と家族へのチームアプローチを支える「在宅ケア
　連携ノート」の開発と評価．聖路加看護大学紀要，28：50-61（2002）．

（亀井智子）

第 8 章

在宅ケアと災害支援

I. わが国の災害対策の動向

わが国では，多くの被害をもたらした1959年の伊勢湾台風を契機に，1961年に災害対策基本法が策定された．その後，度重なる自然災害による課題に対応すべく関係する法律の見直しが行われてきた．そして，2011年の東日本大震災を踏まえ，2013年に災害対策基本法等の一部を改正する法律が公布され，①大規模広域な災害に対する即応力の強化等，②住民等の円滑かつ安全な避難の確保，③被災者保護対策の改善，④平素からの防災への取組強化などの対策がとられている．これを受け，避難行動要支援者の避難行動支援に関する取組指針を基に，市町村を中心に防災対策が強化されている．この指針において，①全体計画・地方防災計画の策定，②避難行動要支援者の名簿の作成等，③発災時等における避難行動要支援者の名簿の活用，④個別計画の策定，⑤避難行動支援にかかる地域の共助力の向上が，市町村の取組むべき課題として挙げられている．

II. 在宅ケアにおける緊急・災害時に備えた支援体制の整備

自然災害による被害の程度は，災害の種類や規模によっても異なるが，近隣住民の自助・共助の考え方，在宅サービス提供機関の分布や協力体制にも影響を受ける．地震の多いわが国では地震や火山活動の活発化への対策はもちろんのことであるが，近年の異常気象に伴うゲリラ豪雨，竜巻，土砂崩れなどへの対策にも着目する必要がでてきた．その地域にどのような災害が発生しやすいのか，どのような防災対策がとられているのか，行政機関の防災担当等から情報を収集し，地域特性に応じた対策を考えることが重要である．

在宅療養者は，電力に依存した医療機器や介護機器類を使用していることが多く，災害が生命の危機につながりやすいため，迅速な安否確認と対応が必要である．災害時の安全を確保するためには，特に発災直後のフェーズ0（初動体制の確立）からフェーズ1（緊急対策—生命・安全の確認）の対応に重点をおき，災害時の具体的な行動と，それらの行動が効率的かつ効果的に自立して遂行できるための日ごろの準備について，在宅サービス提供機関から専門的なリスク管理の支援を受けながら，個別に対策を考えていくことが求められる．

以下，予測がむずかしい地震を中心に，フェーズ0〜1を生命の危機管理を鑑みたステージ

災害発生時になにが起こるのか，自分はなにをすべきか，日ごろからのイメージづくりが大切！

◆家具や照明器具，医療機器等の倒壊　　◆ライフラインの遮断　　　　　　◆支援者も被災者に
●医療機器類の散乱・破損　　　　　　●ガス→火災，お湯が沸かせない　　　自分の身は，自分で守ることが
●ガラスによるケガ　　　　　　　　　●電気→医療機器類等・電話が使えない　できるように支援する！
●脱出・交通経路の遮断　　　　　　　●水道→清潔が保持できない

	災害発生 0〜2分	災害発生 2〜5分	災害発生 5〜10分	災害発生 10分〜半日	災害発生 半日〜3日	災害発生 3日以降
現状	とにかく，自分と家族の身を守ろう！	なによりも，出火防止！あわてず落ち着いて行動しよう 火の始末をしたらわが家の安全確認！家族の身の安全は？医療機器の安全は？	トリアージ どこで過ごす？どうやって過ごす？治療は必要？支援は必要？	隣近所と親戚で安否を確認し合い助け合おう！個人や家族だけでは活動に限界があります隣近所で協力し合って乗り越えよう！	2〜3日は，自分たちでしのごう！ライフラインや食料の流通が途絶えても自分たちでしのげる備えを日ごろから病状の安定を図り支え合おう！	地域力を生かした復興を進めよう！通常の生活に戻るためには，地域のみなが相互に協力し，行政機関や支援サービス提供機関が協働することが大切です
対策	わが家の安全点検をしよう！①耐震診断を受けよう②家具類の固定・補強や落下防止を強化しよう③療養室の安全スペースを確保しよう④ストーブなど火気器具・危険物の管理・保管に注意しよう⑤医療機器類の管理に注意しよう	いざというときのために，日常点検と訓練を欠かさずに！①防災訓練に参加しよう②蘇生バッグ等を日常的に活用しよう③医療機器の日常点検を実施しよう④バッテリー等の代替機器類の確保と日常点検を実施しよう	落ち着いて判断し，行動できる準備と訓練をしよう！①日常的に症状のアセスメントをしよう②救急処置の訓練に参加しよう③救出用具の準備をしておこう④緊急時の支援体制を確認し，連絡網をつくっておこう	普段から隣近所の協力体制をつくっておこう！①定期的に家族で防災会議を開こう②隣近所に自分たちの状況を知ってもらおう③災害用連絡方法の確認をしておこう④緊急連絡先のリストを作成しよう⑤電力会社・消防等の協力体制の確認しておこう	日ごろから"暮らしを守る"と"命を守る"備えを！①療養者と家族に合った防災用具の備蓄をしよう②医療用災害バッグの準備と日常点検をしよう③日常的に外出を実施し，外の環境に慣れておこう	平常時から地域づくり活動に取組もう！①地域の会議に積極的に参加して，災害時の対応を話し合おう②支援サービス提供者（訪問看護事業所等）と災害時の対応をいっしょに考えよう③自分たちがどのような行動ができ，隣近所にどのような支援が提供でき，求められるのかイメージしておこう

〔小西かおる：在宅重症療養患者にかかる緊急・災害時の支援体制の構築に関する研究．厚生労働科学研究費補助金健康安全・危機管理対策総合研究事業　平成20年度総括研究報告書，2009〕

図8-2-1　災害発生時行動マニュアル

Ⅰ〜Ⅵに区分し，ステージ別に現状と対策としての日ごろの備えについて説明する（図8-2-1）．

1．ステージⅠ：災害発生0〜2分

1）現状

災害発生から身を守り，地震の大きな揺れ等がおさまるのを静かに待つ時期である．揺れ等がおさまったらすぐに，家族の身の安全を確認し，次のステージへの対応と続いて起こる余震等への対応を行う．

2）支援のポイント

地震等に伴う家屋や家具の破損，落下による二次的な災害を最小限に防ぎ，医療機器類等を使用している療養者は，生命維持の確保が自立して行えるよう支援する．

3）日ごろの備え

（1）家屋の安全性のアセスメント

①耐震・免震診断；家屋の耐震・免震性能について理解し，立地条件等から起こりやすい災害を想定し，必要に応じて耐震強化を行うなど正しい対策や準備をする．

②家具類の落下防止；家具類の転倒・落下防止，収納しているガラス類の飛散防止，医療機器類の転倒やチューブ類の断裂・破損等の原理を理解し，家具類の正しい設置・固定を行う．

（2）居宅における安全地帯の確保

①療養室の安全スペースの確保；家具類の転倒・落下の危険が少ない安全スペースを確保し，避難や救出行動がとれるよう出入口付近や廊下・階段に物を置かないように整備する．

②火気器具類・危険物の管理；地震等による電気機器類のショート防止対策としての配線やコンセントの手入れ，防炎素材のカーテンやシーツ，衣類等の正しい情報を収集し，対策を行う．

③医療機器類の管理；チューブ類等が引っ張られて療養者に侵襲を及ぼしたり，消毒液等が転倒して医療機器類を破損したりしないよう，地震等による揺れを想定した配置や管理を行う．

２．ステージⅡ；災害発生 2〜5 分

1）現状

冷静さを取り戻す時期であり，地震等がおさまったら出火防止の確認を行い，療養者・家族の安全と医療機器・介護機器類の安全を確認し，次のステージにとるべき行動の判断を速やかに行う．

2）支援のポイント

災害の恐ろしさから冷静さを取り戻すため「とりあえず」とる行動を決めておき，療養者・家族や機器類等の安全確認を判断し，正しく行動できるような準備と訓練を日常的に行えるよう支援する．

3）日ごろの備え

（1）防災に向けた準備と訓練

①防災訓練への参加；地域の防災訓練等に積極的に参加し，防災に関する知識を身につけ，「とりあえず」の行動を落ち着いて安全に行える訓練を定期的に行う．

（2）医療機器・介護機器類の日常点検

①医療機器・介護機器類の日常点検；機器類が正常に動作しているか日常的に確認し，正常に動作していない場合の対応方法を正しく行えるよう訓練を定期的に行う．

②代替機器類の確保と点検および日常的活用；必要に応じ蓄電池，医療機器専用の外部バッテリー等の電源確保，予備のポータブル機器，手動の代替機器類等を確保し，災害時に確実に

使用できるよう日常的に活用する.

3．ステージⅢ；災害発生 5〜10 分

1）現状
　療養者・家族および医療機器・介護機器類等の安全確認により，救護，救済，避難，待機等の行動に対する適切な判断を下す時期であり，安全な療養の場を確保するための行動を起こす.

2）支援のポイント
　療養者の病状や被災状況を的確にアセスメントし，救急処置や救助活動，応援を求めるなどの判断力を身につけ，速やかに安全な場所への避難行動がとれるよう支援する.

3）日ごろの備え
　（1）安全な医療処置管理
　①日常的な症状アセスメント：主治医や訪問看護師等の指導を受け，症状の観察や判断のポイントを理解し，異常時や緊急時の対応等について取り決めをしておく.
　（2）救急処置訓練
　①救急処置訓練の実施；災害に伴う外傷等に対する応急処置や蘇生方法等についての一般的な知識・技術，チューブ類の抜去等の想定される救急処置を確実に実行できるように，主治医や訪問看護師等の指導を受け定期的に訓練する.
　②救出用具・持出物品等の準備；救出が必要な場合の観察ポイント，注意すべき点，具体的な救出方法，持出物品等について取り決め，定期的な物品の確認・訓練を行う.
　（3）緊急・災害時の連絡・対応手順の整備
　①緊急時の支援体制の確認と連絡網の作成；在宅サービス提供機関の緊急・災害時の支援体制を確認し，連絡網を作成する．災害を想定した連絡のシミュレーションを行い，連絡体制が機能するか確認する.

4．ステージⅣ：災害発生 10 分〜半日

1）現状
　状況に応じた待機や避難等の判断の下，安全な療養の確保に向けた具体的な準備を進めるが，専門職による支援はまだ届かず，近隣者も自分たちの避難行動で精一杯な状況である.

2）支援のポイント
　災害時にどのような対応を望むのか，家族や親戚等とよく話し合い，事前にお互いの意思を確認し，近隣者に理解を得て協力が得られやすい体制がつくれるように支援する.

3）日ごろの備え

（1）緊急・災害時の支援方針の意思決定

①防災・緊急対応に関する家族会議；さまざまな災害の状況を想定し，どのような対応を望み，だれがどのように対応可能なのか，具体的な方針について定期的に話し合う習慣をもつ．

（2）近隣の協力体制の確保

①近隣の理解を得る；近隣者に日ごろの療養状況を知ってもらう機会をつくり，近隣者が協力できる内容について話し合い，自発的な協力体制が得られるように日常的な交流を図る．

②災害用連絡方法の確認；家族や親戚，支援提供者との安否確認，情報交換の方法を確認し，災害時でも確実に使用できるように練習し，災害に関する情報が入手できる方法を確保する．

③電力会社・消防等の連絡体制の確認；地域のよっては電力会社等への登録制度があるところもある．電力会社等が地域の状況を把握することにもつながるため，積極的に活用する．

5．ステージⅤ；災害発生半日～3日間

1）現状

当面どこでどのように過ごすか大まかな方針が決められ，近親の支援を受けながら，病状の安定を図る時期である．情報が入りにくく，地域によって支援に格差が起こることも考えられる．

2）支援のポイント

ライフラインや食料等の流通が途絶えても，最低3日間は過ごせるように，生活物品や医療・介護物品の準備と管理を行い，日常的に外出をし，家以外で過ごすことになれるよう支援する．

3）日ごろの備え

（1）防災用具の整備

①生活物品の整備；暮らしを守る必需品について，療養者・家族と共にリストアップし，約3日分を準備する．使用期限等の確認も含め，定期的に内容の交換・補充を行う．

②医療・介護用物品の整備；搬送に必要な医療・介護機器類，医薬品，療養生活に必要な物品について，療養者と家族の分をリストアップし，約3日分を準備する．医療・介護機器類や衛生材料は，製品名等の詳細な情報をリスト化し，使用手順を写真等で示した個別マニュアルを作成し，継続支援に役立てる．

（2）外出支援

①日常的な外出；近隣地域の散歩から，徐々に3日間程度の旅行に向けて，少しずつ外出経験を積み重ねることができるよう日常のケアプランに組み込み，必要物品の整備や工夫に役立てる．

6．ステージⅥ；災害発生 3 日以降

1）現状
　ライフラインが徐々に復旧し，被害状況や支援状況の情報も安定し，地域の復旧が進められ，当面の生活の見通しについて考え始める時期である．

2）支援のポイント
　在宅療養者は，支援を受けることは多いが支援を提供することが少ないため，地域における役割意識がもちにくく，精神的なストレスを受けやすい．地域住民との交流により，相互に理解する関係づくりの支援を行う．

3）日ごろの備え
　（1）地域の緊急・災害対策の理解
　①地域の防災会議等への参加；地域の防災会議等に積極的に参加し，地域の災害に対する考え方や取組を理解するとともに，在宅療養者の情報を提供し地域住民の理解を得るようにする．
　（2）緊急・災害時の避難施設の確保
　①避難所等の確認；被災状況により避難する場所について，場所や移動手段，避難所での生活について情報を収集し，必要物品やケアの留意点等について専門職と話し合い，必要に応じて手続きや準備・訓練等を進める．
　②共助力の確認；災害時に近隣者にどのような支援を求めることができるのか，地域住民が話し合える機会を設け，相互が理解し協力できる体制を構築していく．

Ⅲ．まとめ

　在宅ケアにおける災害対策においては，療養者の病状や症状変動の程度，家族の介護状況や対応能力，家屋や地域の災害に対する脆弱性，療養者や家族の意向などを評価し，災害支援計画を盛り込んだ個別のケアプランを検討することが重要である．ここでは地震等の予測がむずかしい災害を中心に述べたが，台風等の気象情報により予測がある程度可能な災害については，早めに避難行動をとることが大切である．発災時は近隣住民の支援が最も有効であるため，近隣住民が理解し合い協力し合える体制づくりに，療養者と家族が積極的に関与できるように支援することが求められる．

【第 8 章参考文献】
　小西かおる：在宅重症療養患者にかかる緊急・災害時の支援体制の構築に関する研究．厚生労働科学研
　　究費補助金　健康安全・危機管理対策総合研究事業　平成 20 年度総括研究報告書（2009）．

（小西かおる）

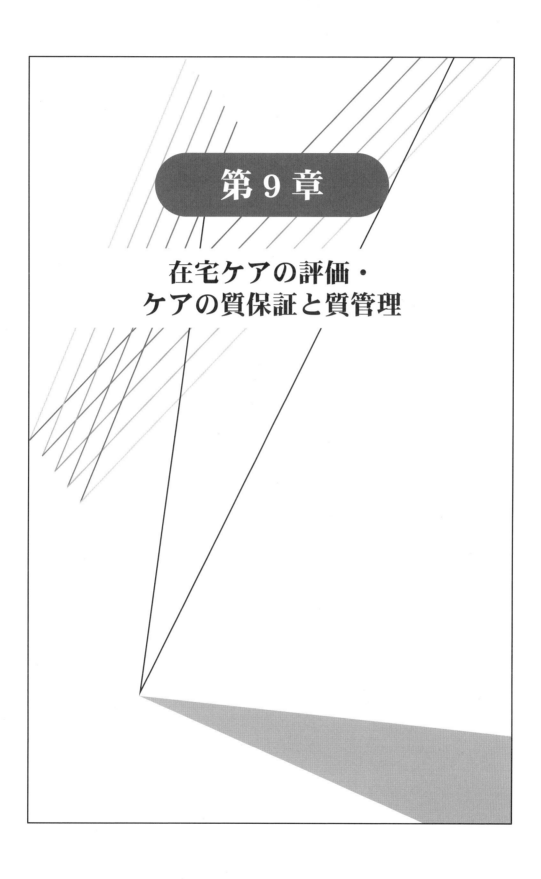

第9章

在宅ケアの評価・ケアの質保証と質管理

I. 在宅ケアの評価・ケアの質評価・ケアの質改善とは

　在宅ケアにおける評価とは何らかの評価基準に照らして価値を決める，すなわち「値踏みをする」ことである．ここでいう評価とケアの質改善は，利用者にとってケア計画やケア実践が価値があるかどうか，すなわち「利用者のニーズを充足する」こと，「よりよい健康と生活状態を目指して維持または，改善する」こと，「利用者と家族のケア満足度を高める」ことである．

　在宅ケアを評価するにあたって，在宅ケアの定義と目的を確認する必要がある．

　在宅ケアの定義と目的とは，在宅生活者で健康問題や生活障害を有する，あるいはリスクが高い状態の人々に対して，健康問題や生活問題発生の予防，現状維持，健康回復，リハビリテーション，安全や安楽，自立促進，自己実現，安らかな死を可能にするために，家庭・地域・社会において社会生活者としての価値と尊厳を確認できる方法で，生活圏を拠点にした保健医療福祉とインフォーマル・サポートを含めた統合的なケアを提供することである．そのためのケア体制づくりも重要である．

　在宅ケアの質の評価は，この在宅ケアの定義や目的を実現していくことと密接に関わっているからである．

　利用者の心身社会的健康と生活状態・条件および要望を正確にとらえ，専門家の判断を加えたケアによって健康と生活状況の維持や改善度・悪化度を測るのがケア評価（アウトカム評価）である．できる限り心身社会的ニーズに合わせた内容と方法でケアの質を保証し，さらにニーズを短期間に高いレベルで改善していくために，よりよい方法を検討していく．これら一連の過程をケアの質管理という．

II. 在宅ケア事業所および利用者の評価とケアの質改善の視点

　在宅ケア領域における評価対象の分類は，①人の管理，②金と物の管理，③ケアの質評価と改善がある．このうち③ケアの質評価と改善には，ⓐ構造をみる（病院機能評価があるが，在宅ケアでは公のものはない），ⓑケア提供過程をみるものとしてクリニカルパス，ⓒアウトカム結果（成果）をみるものとして利用者の身体社会的ニーズ・精神的ニーズの改善と利用者や家族のケアに対する満足度がある．

医療の質を評価するためのモデルは，1960年代なかばDonabedian A.[1,2]によって初めて提案された．このモデルは医療の質を構造・過程およびアウトカムの視点から打ち出され，さまざまな分野でも採用され広く使われてきた．しかし患者・利用者のケア成果を定義し，測定することは困難なために，アウトカム測定よりも構造や過程の測定がさかんに行われるようになった．

クリニカルパスも過程に着目したものである．医療費の高騰などの理由から経済効率を考慮した医療の質を問う必要性が行政や保険制度の側に生じたり，消費者運動の結果として1970年代に患者満足度という概念が注目された．コンピュータが発達し幅広いデータセットの使用が可能になったことにより，再びアウトカム測定に関心が向けられるようになった．

利用者アウトカムはいかなる質保証や質改善においても，最も重要な要素と考えられている．

III. 在宅において利用者アウトカム測定を基盤にしたケアの質保証と質改善のプロセス

ここで特に求められているのは利用者にとってのケアの質をアウトカムでみるものであり，以下，これについて述べる．

在宅ケアのアウトカム測定のシステムについて，アメリカコロラド大学のShaughnessy P. W.ら[3~5]は1980年代後半から全米各地の在宅ケア機関（home care agencies）での利用者のアセスメントを繰り返して，アセスメント指標を精選し，そのデータの変化からアウトカム測定の信頼性と妥当性を検証してきた．OASIS-OBQI（the outcome assessment information set-the outcome based quality improvement：アウトカム・アセスメント情報セット―そのアウトカムに基づくケアの質向上）とよばれるもので，OASISによるアウトカム測定は，在宅ケアにおいて利用者のアセスメントをコンピュータに入力して，そのデータすなわち心身状態の変化をアウトカムとしてとらえ，アメリカの在宅ケアにおいて1999年からこのアセスメントシートを用いることが，行政的にメディケア（65歳以上高齢者と障害者向けの国の公的医療保険制度）の対象者のうち死亡前事例を除いて義務化され継続している．OBQIはそのアウトカムに基づいてケアの質向上のために対策を検討し，実施することを提示した．Shaughnessy（2002年）[5]はOBQIをアメリカ合衆国27州の在宅ケア機関で実施したものを公表した．国際的にもこれほど大規模な調査を行って，ケアに実施されているものはないため参考になると考える．

OASIS-OBQIによる，質改善はサービス機関の全体のケアの質の向上を目指している．全国値と各機関値を比較して，各機関の利用者をできる限りよい状態へ変化させるケア提供の方策を探り，アクションプラン（行動計画）を立ててケアを実施して，アウトカムの向上によってケアの質改善を目指している．OASISは同じアセスメントシートを2か月ごとに用いてアウトカムを測定している．このアウトカム値を用いてよりよいケアへと導くためのアクションプラ

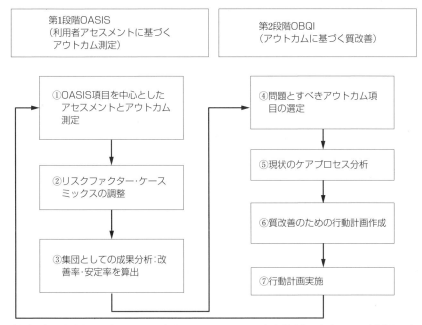

〔島内　節，友安直子，内田陽子編：在宅ケア；アウトカム評価と質改善の方法．16，医学書院，東京，2002 を参考に修正〕

図 9-3-1　利用者のアウトカム測定とそれに基づくケアの質改善のサイクル

ンに結びつけている点が優れている．

　OBQI にさまざまな思想（価値観）を盛り込むことができる．統計的なものの見方と手法でアウトカム測定→それを根拠に target-outcome（多数のアウトカムではなく，1〜2 項目の焦点化すべきアウトカム項目を限定する）を高めるために，アウトカム評価データに基づいて→ケアメンバー参加による改善策の討議による検討→課題の絞り込みによるケアの質管理手法・プロセス管理の重点管理が含まれる．

　図 9-3-1 はこれらのアセスメントによるアウトカム測定→ケアの質改善のためのアクションプラン→ケアの実施→アセスメントによるアウトカム測定のサイクルを繰り返し行う過程である[6]．

　これら OASIS の発想を用いて日本版アセスメントシートを用いて島内ら[7,8]は，わが国で介護保険制度をスタートした 2000 年に北海道から四国（網走，山梨，横浜，山口，高知）の在宅サービスを行っている機関で，同様な方法で行ったものを公表した．また OBQI にあたる内容は，アウトカム評価に基づいてアクションプランを立てて実施後にアウトカム評価を行った[7]．このツールは日本でも利用可能である．

IV. 在宅ケア利用者のアセスメントデータ収集によるアウトカム測定と表示方法

　アセスメントデータ収集方法は，チームリーダーが看護師であるため，受持ちの訪問看護師が在宅ケアの各メディケア対象者についてコンピュータを利用者宅に持参して入力し，点検のうえで各在宅ケア機関がまとめ→電子データで各州に送り，国で集約→Shaughnessyを中心にコロラド大学ヘルスサイエンスセンターで分析している．在宅ケア機関の利用対象者の変化の各アセスメント項目値について，2か月ごとに全米値と各機関値を比較し（各項目2本の横棒グラフ比較値で表示）作成している．これを各在宅ケア機関に配信すると同時に，国のデータとして保有し国家のデータとして在宅ケアの現状把握とケアの質改善を促しつつ，将来予測可能データおよび在宅ケア改革にも活用できるシステムである．これらのアウトカム各項目の測定比較値は改善（improvement）と安定・維持（stable）で示している．このアセスメントデータを各州に提出しなければ，メディケアからの在宅ケア料金は支払われないという拘束力によって，在宅ケア対象のデータが集約できるアウトカム評価システムである．このアセスメントシートは在宅ケア機関ごとに全国値と比較・表示することで各機関の改善すべき点や長所を見つけることが主目的である．一方アセスメントは対象者の個々人のシートとして，各利用者のデータ変化をとらえて，ケア改善に活用することも可能である．

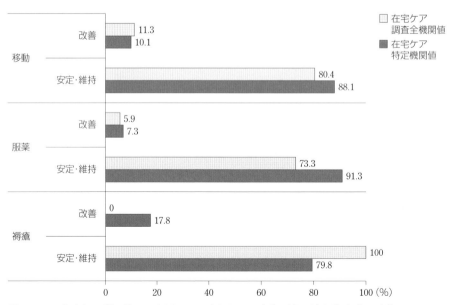

　　図9-4-1　在宅ケア利用者の2か月間のアウトカムの変化（全国値と特定訪問看護ステーションの例示）

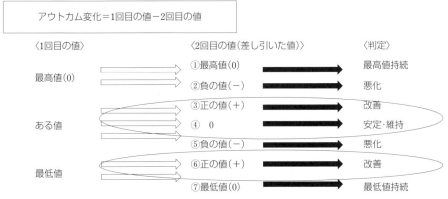

図 9-4-2　アウトカム値の判定方法

　アウトカムについて，全国値と各在宅ケア機関値の比較を改善と安定・維持について図 9-4-1 に例示した．ここでは悪化は示していない．示さなくても改善と安定・維持で差し引けばわかるというものである．多くのパーセントが改善と安定・維持のなかに入っている．これはアメリカで行っているパターンで例示した．

　アウトカムの改善と安定・維持に注目して図 9-4-2 に示す．

　この考えはアメリカ OASIS の方式，①〜⑦は島内らの提案で，これらすべてをアウトカム値として図示するとはん雑ではあるが，目的に応じて利用すればよい．

V. 在宅ケア利用者のアウトカム測定に使用できるアセスメント項目

　利用者のアウトカム評価には，アセスメント項目で 2 時点の変化をとらえる．

　ここでは紙面の都合でアセスメント項目を示す評価段階は，各項目について 2〜5 段階評価になっている．Shaughnessy によれば，在宅ケアの事業所の短縮版を各項目について 25 項目で在宅ケア機関の事例のアセスメントを集計し，その平均値の変化（改善，安定，継続，悪化）によって，在宅ケア事業所のアウトカムの概要は評価できるとしている．しかし実際にアメリカで使用されているアセスメント項目は多すぎるため，島内ら[8]の研究によって，わが国特有の利用者のアセスメント指標と家族の介護力評価を加え，必要な内容を選定したものを表 9-5-1 に示す．さらにこのアセスメント方法を表のなかに例示した．

　これらの発想に基づいて島内ら[9]による軽度要介護在宅高齢者の自立支援プログラムを開発して，その介入効果を公表したものがある．

表 9-5-1　利用者アセスメント項目（36 項目）によるアウトカム測定指標

　次のようなアセスメント項目を用いて測定する．項目ごとに回答があり，いずれも利用者の現状に最も近い回答を選択するようになっている．

Ⅰ．ADL に関する項目（日常生活動作）
　1．障害老人の日常生活自立度（寝たきり度）　2．整容　3．上半身の更衣　4．下半身の更衣　5．入浴・身体の清潔　6．排泄　7．移乗　8．移動　9．食事　10．1 日の飲水量

Ⅱ．IADL（手段的日常生活動作）に関する項目
　1．電話の使い方　2．買い物　3．食事の支援　4．家事
　5．洗濯　6．移動・外出　7．金銭の管理
　8．冷暖房の管理　9．服薬

Ⅲ．精神能力に関する項目
　1．意思疎通　2．判断力　3．意欲　4．徘徊行動

アセスメント質問例（専門職による記入）
4：相手に意思を伝えることができる
3：おおむね意思を伝えることができる
2：食事やトイレなど具体的な欲求のみ伝えられる
1：ほとんど，またはまったく意思の伝達はできない
99：不明

Ⅳ．症状に関する項目
　1．尿失禁の有無　2．尿失禁の状態　3．転倒頻度　4．痛み　5．呼吸　6．褥瘡　7．創傷　8．皮膚の状態

Ⅴ．介護力に関する項目
　1．身体的疲労/健康問題　2．精神的疲労　3．介護知識・介護技術　4．時間的余裕　5．介護継続の意思

表内のアセスメント方法の例示「意思疎通」は自立度が高いほど高得点に修正
〔島内　節，友安直子，内田陽子編：在宅ケア：アウトカム評価と質改善の方法．26，医学書院，東京，2002〕

表 9-5-2　利用者・家族の在宅ケアの満足度評価指標

ご本人，ご家族の状態はサービスを受けてどうでしたか			いずれかに〇印		
			はい	いいえ	非該当（必要がなかった）
サービスの効果	ご本人	1．本人の病状が安定した			
		2．本人の生活が安定した			
		3．本人の精神的安定が得られた			
	ご家族	4．家族の介護力が向上した			
		5．家族の精神的安定が得られた			
		6．家族の生活全般が安定した			
サービスの満足感		7．必要な制度やサービスなどの情報を教えてもらった			
		8．サービスの説明や方針は，わかりやすかった			
		9．本人や家族の生活のしかたや意思を尊重し，サービスしてもらった			
		10．利用したい種類や内容のサービスを利用できた			
		11．サービスの回数や時間帯はよかった			
		12．健康状態や状況が変化したときに，早く対応してもらった			
		13．緊急時の連絡先や窓口を教えてもらった			
		14．サービスする人たちから，質問や不安を受け止めてもらった			
		15．サービスする人たちは，ていねいで礼儀正しく接していた			
		16．サービスする人たちの知識や技術は適切であった			
		17．サービスは，金額に見合った内容だと思う			

〔島内　節，友安直子，内田陽子編：在宅ケア：アウトカム評価と質改善の方法．67，医学書院，東京，2002 を一部修正〕

　アウトカム評価は表 9-5-1 の事例の心身変化と表 9-5-2 の利用者と家族の満足度から，在宅ケア事業所単位の評価を行い，次の取り組みについて特に注目すべき課題を焦点化し，重点的対応策を検討する．すなわちアクションプランを立てる→ケア実施→再度アセスメントにより，アウトカム測定のサイクルを通して，ケアの質評価と質改善を図っていくことができる．

【第９章文献】

1) Donabedian A：The Methods and Findings of Quality Assessment and Monitoring：An Illustrated Analysis. Vol. 3, 528, Health Administration Press（1985）.

2) Donabedian A：The role of outcomes in quality assessment and assurance. *QRB Quality Review Bulletin*, **18**（11）：356-360（1992）.

3) Shaughnessy PW：Outcome-based Quality Improvement：A Manual for Home Care Agencies on how to Use Outcomes, National Association for Home Care, U. S.（1995）.

4) Shaughnessy PW, Crisler KS, Schlenker RE：Outcome-based quality improvement in home health care：the OASIS indicators. *Qual Manag Health Care*, **7**（1）：58-67（1998）.

5) Shaughnessy PW, Hittle DF, Crisler KS, et al.：Improving patient outcomes of home health care：findings from two demonstration trials of outcome-based quality improvement. *Journal Of The American Geriatrics Society*, **50**（8）：1354-1364（2002）.

6) 島内　節，友安直子，内田陽子編：在宅ケア；アウトカム評価と質改善の方法，16，67，医学書院，東京（2002）.

7) 島内　節，清水洋子，友安直子，ほか：在宅の利用者アウトカムに影響するケア項目と実施度. 日本地域看護学会誌，**4**（1）：26-33（2002）.

8) 島内　節，友安直子，内田陽子編：在宅ケア；アウトカム評価と質改善の方法，26，医学書院，東京（2002）.

9) 島内　節，内田陽子，成　順月，ほか：地域在住軽度要介護高齢者の自立を目指す16タスク自立促進プログラムの効果. インターナショナルNursing Care Research，**12**（3）：11-19（2013）.

（島内　節）

第 10 章

在宅ケアの倫理

I. ケアと倫理

　ケア（care）は，広く「配慮」や「世話」と訳される対人的な支援行為の総称であり，医療，看護，福祉などの共通概念として汎用されているが，それぞれの領域で用いられる意味はその領域の特性に応じて特異的であり，同時にひとつの構造を構成している．

　ケアにおける最も基底的行為は，自己の生命の保存とその特質の維持・向上に集約される行為である．これはヒトを含む生命自体が本質的に有する属性であり，人間においては自己の生命の保存と精神的および社会・文化的主体としての「自己」を重んじ，その性質を高めようとする価値的行為である．Foucault M. がその思想において「自己への配慮」と名づけた一連の自己の心身の主体的管理をその本質とするもので，現在では保健医療・看護の領域でセルフケアとよぶ行為がこれと大きく重なり，思想史的には「養生」と称されてきた行為がこれにあたる．Foucault は，「養生 diaeta」について次のように述べている．

　「この養生生活は，普遍的で単一の諸規則の総体と考えられるべきものではないのだ．むしろ，人々がおかれる可能性のある各種の状況に反応するための一種の手引書であり，さまざまな状況に応じて自分の行動を調整するための一つの協定である」[1].

　「要するに暮らしの技法としての養生生活の実践は，病気にかからぬための，もしくは病気をすっかり治すための注意の全体とはまったく別のものである．自分の体への正しい，必要にして十分な配慮をいだく，そうした主体として自己を構成する一つの方策の全体である．その配慮たるや，日常生活をつらぬく配慮であり，体とそれをとりまく諸要素とのあいだに，情勢についての戦略を定める配慮であり，しかも最後に，個人自身を合理的な行ないで武装させることを目ざす配慮である」[2].

　Foucault の指摘に従えば，養生はまさに自己の生への配慮を通じて状況に反応するための方略であり，それを通して自己自身をよりよき存在に形成していくあり方にほかならず，それ自体がきわめて倫理的行為なのである．Foucault によれば，人間は，自己への配慮を通して世界と関わり，その関わりのなかで自己を形成していくのである．

　20 世紀最大の哲学者のひとりである Heidegger M. の「顧慮」（Fürsorge）の概念は，ケアは何らかの意味で「気遣う」ことであり，Heidegger は，この「クーラ」すなわち自らが属する人間存在への関心とそれに基づく行為としての「配慮」すなわち「ケア」が人間性の完成をもたらすとする．Heidegger は，以下のように論じる．

　「人間の〈完成〉すなわち人間がかれの最も自己的な諸可能性に向ってのかれの展けた存在（投企）において，かれが在りうるところのものに成るということは，「関心」の「おこない」です」[3].

この自らが属する人間への主体的関与としてのケアの意識と感覚，そして行為を，可能性に満ちた人間は，その発達の過程で遭遇する事物や現象，そして関係性に対してその身体の全機能を十全に働かせて認識し反応する過程で獲得していく．Heidegger においては「関心」の「おこない」としてのケアは，人間の可能性を発展させるうえでの最も根源的な営為としてとらえられていた．それは，同時に世界に自分自身を拓いていくことであり，世界の認識と形成の過程でもあったのである．

　ところで，「関心」としてのケアは，人間が社会的な動物（son politicon）であること（アリストテレス）に由来し，ポリス的市民の優越性は，他者を知り，すべての人を愛する社会性と公共性にあるとされる．すなわち他者へ働きかけることそれ自体が社会をつくる原動力になるのである．この自己への配慮を核として，とりわけ親密な関係をもつ他者（子や親，兄弟，妻や夫，友人に対して，自分のことと同じように親密な「他者」を気遣うことが「相互的ケア」を派生させる．特に家族はこの相互ケアの拠点であり，血縁と愛情を核としながら生活経験の共有によって心身両面でのあついケアの層を形成する．そして，相互のケア的関係は，安全な自己のケアの基盤でもある．家族は，基本的なニーズ（衣食住など）を満たしながらケア（世話）することが快楽であることを経験的に学習する基礎的共同体（ポリス）である．この家族でのケアはやがて外在化し，医療や看護におけるケアの基盤を形成する．

　しかしながら，社会の発展は，やがてケアの「社会化」とその下でのケアの主体性の課題を内包する．すなわち，社会に生まれ落ちた人間の行動半径が拡大することにより，家族以外の人々との接触が新たな他者の存在を知る機会となる．いうなれば関心（Sorge）の拡大としての新たなケアの対象の派生であり，同時にそれは家族を相対化する原基でもある．そこからそれまでは見知らぬ異性との関係が形成され，新たな家族の可能性をはらむとともに，家族以外の共同体への参加の契機ともなる．

　ここでの「ケア」は，自らが生まれ落ちた家族のように無条件で愛情を得られるケアではない．そこは自ら他者にケアを与えることによりケアが得られる場である．人間はそこでケアには相互性・互恵性・互酬性があることを経験する．そして同時にそれらを通してケアには主体性が必要であることも経験する．ここに自らに他者への関心を抱くことによって，その生に価値的に関わることを要請する倫理的課題が派生するのである．このようにして，人間には複数の友だちや同僚，教師や上司との間で，重層的・多元的なケアの関係の生成がみられる．その重層性と多元性のなかで，互いにケア（顧慮）し，ケアされるなかで，多元的な人間的コミュニケーションの層を重ねていき，ひとつの有機体（組織，共同体）を構成していく．極言すれば，人間はケアという行為を通して初めて「人間」になる．そして，集団が集団のケアを考えることにより，共同的ケアとしての社会的ケア（社会保障，社会福祉，公衆衛生）を構成し，やがてそれは「世界」そのものを持続的にケアする人類の責務（サステナブル・ケア）へと展開していくことを見通すことになるのである．

II. ケアに関わる倫理学の構成

　一般に倫理学は，規範倫理学と非規範倫理学に大別される．規範倫理学は，要約すれば行為の正当性，すなわち「なにが正しい行為か」を問うものであり，その正当性を判断する基準となる理論を倫理理論という．これに対して，非規範倫理学とは，倫理の成り立ちや法や宗教との関係，また過去や現在における倫理のあり方を研究するものであり，さらにメタ倫理学と記述倫理学に分類される．

　倫理理論の分類には，諸説あるが，一般には図10-2-1のように細分化される．さまざまな判断を下す際に「なにに重きをおくか」によって，帰結主義（功利主義），義務論，徳倫理の3つが主要なアプローチとされる．

1. 帰結主義・功利主義

　帰結主義（consequentialism）あるいは功利主義（utilitarianism）は，人間の行為による結果がBentham J.のいう「最大多数の最大幸福」をもたらすものであることを重視する立場である．功利主義は最終的に「最大多数の最大幸福」を究極の目標とし，そのための行為を「善」，すなわち正しい行為とみなす．この立場には，Mill J. S.のような快楽の質を問う立場もあり，

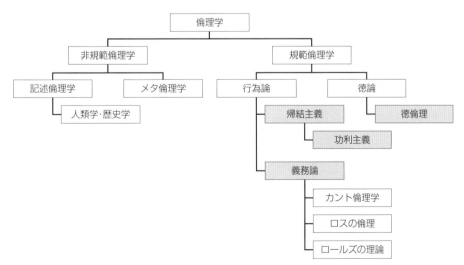

〔奈良雅俊著，赤林　朗編：入門・医療倫理Ⅰ，32，勁草書房，東京，2005〕
図10-2-1　倫理学の見取図

必ずしも行為の帰結を快楽の量的拡大のみに求める立場に限定されない．倫理学における帰結主義は，Anscombe G. E. M. によって提唱され，Singer P. らに継承されている．

2．義務論

義務論（deontology）は，Kant I. の倫理学を代表とする学説である．Kant は認識とは感性的直観から得られた現象を理性の働き（悟性・理論理性）によってカテゴリー（分量・性質・関係・様相）に関連づけ，整理していくことであるとする．すなわち認識は，現象を理性によって再構成する作業を経て可能となる（対象は主観によって構成される）．Kant はこれを「認識は経験と共にはじまる」と表現した．したがって，Kant によれば理性が有効に働くのは，感性の直観が及ぶ範囲（時間と空間）に限られる．この対象を認識し自然法則を生みだす「純粋理性」に対し，人間の意志を規定する道徳的作用をもつ理性を「実践理性」という．Kant は実践理性によって打ち立てられる普遍妥当な法則を道徳法則とよんで，自ら打ち立てた普遍妥当な道徳法則に自ら従うとき，意志の自律と自由が可能となるとする．その際 Kant は，単なる意志の主観的な原理を格率とよび，それを客観的に普遍妥当な法則にまで高める道徳的命令を定言命法とよんだ．Kant のいう「汝の意志の格率が，常に同時に普遍的立法の原理として妥当しうるようにのみ行為せよ」（Kant『実践理性批判』）という定言命法的認識を絶対的基準とする．定言命法に従い意志の自律と自由を獲得した主体を人格という．また Kant は，個人の人格を手段としてではなく，目的そのものとして尊重する人々の共同体を「目的の王国」とよんだ．

この Kant の理論に即するならば，保健医療に関わる倫理的基準は，人の生命を侵してはならない，患者の自律性を尊重する，虚偽を語ってはならず真実のみを語るなどの義務が課せられる．これは個人の意思の内面的基準のみならず，保健医療の世界の普遍的法則として実践されなければならないことになる．なお，現代における義務論は，Ross D. によって継承された．

3．徳倫理（virtue ethics）

徳倫理は，遠くアリストテレスの『ニコマコス倫理学』やさらにはプラトンの一連の著作に起源をもつものであり，徳（virtue）を備えていることが優れた人間の特性であり，それこそが人間の本質であると考える．義務論や帰結主義では人間の行う行為の正当性やその効用が問題とされるが，徳倫理では，その行為を行う者の人格そのものを問う．そして，その人格が他に秀でて優れていると認められるとき徳があるとみなされ，その徳を有する人（有徳者）が行った行為に合致する場合にその行為は正当であるとされる．したがって，なにが正当であり，なにが正当でないかはその行為を行った者の徳に帰属するのであって，Kant の倫理学のように普遍的妥当性を問うものではない．現代においては，Hursthouse R. によって，その復権が提起され，MacIntyre A. らに継承されている．

4. 自由意思論（正義論）

　リベラリズムからの倫理学・政治哲学の代表といえる Rawls J. の立場で，義務論と功利主義の統合的な展開形態といえる．Rawls の思想は，社会自由主義とよばれることもあり，各人は基本的自由に対する平等の権利をもつべきであるとする．その基本的自由は，他の人々の同様な自由と両立しうる限りにおいて，最大限広範囲にわたる自由でなければならない．これを「第一原理」とする．そして「第二原理」として社会的・経済的不平等は次の 2 条件を満たすものでなければならない．①それらの不平等が最も不遇な立場にある人の利益を最大にすることが不可欠である（功利主義を前提とした格差原理）．②社会的不平等とは公正な機会の均等という条件の下で，すべての人に開かれている職務や地位に付随するものでしかない（機会均等原理）．のちに，Rawls の思想はいくつかの批判を受けるが，リベラリズム倫理学の中心的主張として，社会保障原理の倫理的根拠として参照された．

III. ケア倫理学

　こうした人間の生き方に関する規範に関する複数の原理的基礎に関して，行為としてのケアを基準としてそのなかから倫理学の一般法則としての「ケア」を析出する立場がある．
　看護学の領域で先駆的にケアを文化性との関連で理論化を図ったのが，Leininger M. M. の cultural care（文化的ケア）の概念である．それによれば，
　①ケアには生物物理的，文化的，心理的，社会的，そして環境的な要因がある．そして文化という概念はケアを知り，理解するための最も大きな概念である，
　②ケアリングがなければ治療行為はありえないが，治療行為がなくてもケアリングはありうる，
　③ケアにはそれぞれの民族や集団に固有の独自の文化的様態がある，
の 3 点を基本的認識として挙げる．この理論を敷衍して考えると，ケアとは社会的動物としての人間の基本的な文化的生態の様式であり，その様態にはそれを行う人間集団の地域性や歴史性が反映されていると考えることができる．
　ところが，近代的ケアのひとつの特色は，こうしたケアの本来的な多様性が画一化されてきた点にある．いいかえれば，特定の社会における文化的優越性によるケアの画一化が起こったとみることができる．具体的には，20 世紀の帝国主義の時代以降，世界のさまざまで豊かな個性をもった文化が画一的な文化様態（具体的には 19 世紀から 20 世紀なかばまではヨーロッパモデル，20 世紀なかばからアメリカモデル）に移行した．そして，社会におけるケアのあり方

（ケアシステム）もそれに伴い，特定のいくつかのモデルへ集約されつつある．保健医療のケア，社会的ケア，教育におけるケアのいずれもが生産性と効率の基準から考えられるようになっている．いうまでもなく種々の臨床的ケアの多様性によって示される反証も枚挙にいとまがない．

　こうした状況に一石を投じたのが，哲学者 Myaroff M. や倫理学者 Gilligan C., 看護哲学者 Roach M. S., 教育哲学者 Noddings N. である．彼らは，論点はそれぞれ異なるものの，ケアの行為そのものが人間性と不可分な倫理的本質であり，人間性の表れであるとする点で共通している．

1. Roach のケア論が指し示すもの

　Roach は，ケアこそが深い人間性に根ざした行為であり，かつ他者を成長させるものである．ケアをする能力は養成されなくてはならないとする．

　「人間の発達は，ケアを受けるということばかりでなく，ケアをなしうることにもまた依存しているのである．人間の発達と成熟は，ケアをするという人間的な能力の展開を通じて，他者のために自己を活かすことを通じて，そして問題となっているなに事かに関与することを通じて達成される．このケアをするという能力は，ちょうど知的な鋭敏さに関する能力がそれだけでは知に長けた人間を作り出すとは限らないのと同様に，人間の発達を自動的に保証するわけではない．ケアの能力は養成されねばならないのであり，その養成は，この能力が他者によって呼び起こされることによってはじめて可能になる」．

　すなわち，新しい世代がケアリングへと向かう人間となるためには，彼らがケアを受けながら育っていかなくてはならないと説く．これを基にして考えられることは，ケアとは人間になるための必要不可欠な経験であって，ケアとは臨床的人間形成の過程であるという点である．

2. Myaroff, Noddings のケア論

　哲学者 Myaroff や教育哲学者 Noddings のケアの視点は，すべてのモノや現象へのケアの必要性を説く．特に Noddings の環境や大切なもの，親しい人などへの限りないケアが人を発達させるとする思想は教育学にも大きな影響を与えつつある．

　Myaroff は，哲学的立場からケアの概念を検討し，『ケアの本質（On caring）』において，ケアする対象を人間にとどめず，さまざまな対象に拡大し，「ケアすること」と「自分の居場所を見いだす」こととは，不可分な課題としている．Myaroff によれば，ケアは人間存在にとって不可欠であり，人間をして人間たらしめる行為である．そして，常にケアの主体（ケアする人）と客体（ケアされる人）とは互いの人間形成を促す存在であり，ゆえにケア関係は常に相対的であり互換的である．

　さらに Noddings は，ケアの特性において「専心 engrossment」の価値に着目した．目の前の

ことについて心を集中させて，そこに自己を投入することは，親しい対象へのケア的関係の重要性を意味するものである．Noddings によれば，ケアとは主体間の共感的受容を基盤とし，ケアする者とされる者の相互性に由来する行為である．しかしながら，この場合，Noddings のいう "engrossment" は，単に「他者の気持ちを理解する，尊重する」という程度の共感性に終始するものではない．"engrossment" は経済用語としては「独占」や「買い占め」を意味する．すなわち，感情を分かち合うといった両立的関係に立つのではなく，他者にまったく心を奪われる，あるいは奪うことをその本義とみるところから考えていく必要がある．Noddings は「ケア」をまず相手に対する全面的な没頭や独占を前提とする行為としてとらえる．しばしばこれを「専心」と訳すのはその意味においてであると考えなければならない．

　では，ケアする主体においてケアされる客体に没頭するということはなにをもたらすのか．それは端的にいえば，ケアの対象とする他者の課題を自らの課題とすることである．しかしながら，本質的に「他者」とは異なる主体である「自己」が「他者」の課題を自在のものとすることはできない．そこで必要になることは，本質的に共有不可能な他者の課題を engross するためには，他者の reality（現実）を自らの possibility（可能性）に置換することである．Noddings は，他者の現実を可能な限り彼ないし彼女が感じているようにおもんぱかること，そしてそれを自分においても起こりうること（possibility）として自らに引き受けることが，人間をケアする視点からみた場合の最も本質的な要素であるととらえる．

　そして，Noddings においては，この相互の現実と可能性の置換を片務的な関係でみることをしない．ケアの主体の側に起こることは，ケアの客体の側にも必然的に起こりうる．そこで，Noddings が重視する概念は reciprocity である．通商用語では「互恵主義」と訳されるいわば相互に入れ替え可能な相互性（相互置換性）が，ケアの基底的な関係性ととらえるところに Noddings のケア論の核心があるといってもよい．

　主体的行為としてのケアは，同時に客体的行為すなわちケアの受け手としての行為のあり方に直接影響を与えるとともに，ケアの主体それ自体へも反響する．その反響は同時に次のケアの行為に影響を及ぼす．それらは自己であると同時に他者であり，目の前の他者は同時に自己自身でもあるという関係性が生起するのである．

IV. 在宅ケアにおける倫理的基準

　前述のようなケア全般における倫理的構成の下で，実践的な倫理的課題として在宅ケアに求められる倫理的基準について検討する．

1. 古典的医療倫理

　医療の領域での古典的な倫理基準として広く知られてきたものが「ヒポクラテスの誓い」である．ヨーロッパ社会のみならず，20世紀の先進諸国においても，伝統的に医師が守るべき心得として誓願され続けている倫理規範である．「医神アポロン，アスクレピオス，ヒギエイア，パナケイアおよびすべての男神と女神に誓う．私の能力と判断にしたがってこの誓いと約束を守ることを」の前文に始まり，医療技術の伝達への責務，患者への与益無危害，安楽死と人工妊娠中絶の否定，患者の無差別平等の扱い，患者の生活に関する守秘義務などから構成されている．ヒポクラテスの誓いは，与益無危害をはじめ，無差別平等や守秘義務など，善行原則，無危害原則や医師のパターナリズムなどの原型を提示しており，今日の保健医療に関する倫理規範をすでに含んでいる点で今日的意義を有している．ただし，「中絶」「安楽死」の問題，また医師の徒弟制や医療の秘儀性などの後進性もみられ，これのみで医の倫理となし得たのは20世紀後半までである．

　医療倫理が新たな段階に入るのは，第二次世界大戦後のことである．ナチの人体実験の反省にたって，世界医師会は1948年に第2回世界医師会総会で「ジュネーブ宣言」を採択した．「ジュネーブ宣言」は，「人類への貢献」「良心と尊厳に基づく自らの職務の実践」「患者の健康を第一の関心事項とする」「患者の秘密の尊重」「医療専門職の名誉と高貴なる伝統の堅持」「無差別平等」「人命の最大限尊重」「自由と人権のためのみの医学的知識の使用」などを内容とするヒポクラテスの誓いにおいて示された精神を現代化したものである．

　次いで世界医師会は，1964年に第18回総会において「ヘルシンキ宣言」を採択した．これは医学研究者が自らを規制するために採択された人体実験に対する倫理規範であり，正式名称は，「ヒトを対象とする医学研究の倫理的原則」である．「ヘルシンキ宣言」は，1947年のナチスの医学的犯罪としての人体実験を裁く基準として出された「ニュルンベルク綱領」の影響によって規定された医学研究の倫理に関する規定であり，そのなかで，人体実験の被験者には，実験の目的・方法・利益・危険性・不快などについて十分知らせる必要があり，そのうえで医師は被験者から自由意志による同意を，できれば書面で得なければならないという「インフォームドコンセント（informed consent）」の思想が明示された．

　さらに1981年に世界医師会は「患者の権利宣言」を採択した．正式には「患者の権利に関する世界医師会リスボン宣言」とされ，医療従事者が知っておくべき患者の権利として，ポルトガルのリスボンで開催された世界医師会総会で採択されたもので，リスボン宣言ともよばれる．「良質の医療を受ける権利」「選択の自由」「自己決定権」「意識喪失患者の代理人の権利」「法的無能力者の代理人の権利」「患者の意思に反する処置・治療」「情報に関する権利」「秘密保持に関する権利」「健康教育を受ける権利」「尊厳性への権利」「宗教的支援を受ける権利」の11項目からなる．このリスボン宣言の前提には1973年にアメリカ病院協会で採択された「患者の権利章典」があり，12項目からなる内容は，リスボン宣言の骨格をなすとともに，きわめて具体的な患者の権利が明示されている．その第1項は「1. 患者は，思いやりのある人格を尊

重したケアを受ける権利がある」とされ，ケアは思いやりと人格尊重の観点からなされるべきことがうたわれている．

2. 医療倫理の4原則

これらの議論を経て，1979年の『ベルモント・レポート』では臨床的研究の倫理的基準として以下の3原則が提起され，医療倫理の公理的基準の原則化が図られた．

①人格尊重（respect for person）；インフォームドコンセント

②恩恵（beneficence）；リスク・便益の評価

③正義（justice）；被験者の選択

さらに，20世紀後半以降の医療倫理学において，保健医療のケアの提供において公理的基準として論じられているのが，Beauchamp T. L. と Childress J. F. によって提起された「医療倫理の4原則」である．すなわち，自律的な意思をもつ患者の自己決定を尊重する「自律尊重原則（respect for autonomy）」，患者に危害を及ぼす結果となることを極力回避する「無危害原則（non maleficence）」，コストやリスクと利益とのバランスを考えたうえで患者に最大の利益をもたらすことを図る「善行原則（beneficence）」，利益とリスクやコストを公平に，すなわち同じ条件の患者には同じ方法で扱うという「正義原則（justice）」からなる．

自律尊重原則とは，具体的には患者が治療上で求められる自己決定を下すために必要な情報を開示し，自律的な自己決定を促すことである．この原則を構成する実践的基準は，①科学的事実の伝達，②プライバシーの尊重，③秘守義務，④インフォームドコンセントなどからなる．

無危害原則とは，「利益をあたえるべき患者に知っていて危害を引き起こすのを避ける」という規範あるいは，「故意に害悪や危害を及ぼすべきではない」ことであると定義される．無危害原則には，危害を加えないだけでなく，危害を及ぼすことが懸念されるリスクを負わせない責務も含む．すなわち，現に存在する危害は可能な限り排除するとともに，得られる効果が与えられる危害を上回る場合にのみ例外的に危害を加えることが許されることがある．一方で，危害がないとして与えられた介入に危害があるとわかった場合にはただちに介入を中止しなければならない．無危害原則を構成する具体的条件としては，①不殺傷，②苦痛や苦悩の除去，③現有能力の温存，④不快の回避，⑤他者の生において現に満たしているものを剝奪しないこと，などがある．

善行原則とは，患者の利益の最大化のために行為すべきであるという道徳的要請である．この原則では，その行為が患者・被験者の最善の利益をもたらすものであることと同時に，少なくともそれを行うものが最善の利益をもたらす善行であると確信していることが必要である．ただし，現時点では最善の利益ではないかも知れないが，他の条件に比して有利であるとともに，将来の同種の患者のための診断や治療の発展に寄与することが明らかである場合には，その行為の選択は許される場合がある．そしてなによりも行為によってもたらされる利益や恩恵の意味を当事者が望んでいることが不可欠である．この原則を構成する項目としては，①他人

の権利の保護・擁護，②他人に危害が及ぶことの防止，③他人に危害をもたらすと考えられる条件の除去，④心身に障害をもつ者への支援，⑤危機に瀕した人への援助などが挙げられる.

　正義原則とは，「社会的な利益と負担やリスクは公正・公平に配分されなければならない」という原理に依拠する. それは根拠のない差別や格差を否定し，要求が競合する場合には適正なバランスを確立しなければならない. 実質的な正義の原則とは，2人以上の個人が平等な扱いに値するためになにが等しくなければならないかを特定する（状態が同等の者は同等に扱うこと）原則（相対的正義），限られた医療資源の配分においては，相対的な必要度によって配分されることと需要者の選択権とのバランスが図られなければならない（利益・負担の公平な配分の原則（配分的正義），そして，万が一，行為によって被害を受けた人に対しては正当な補償がなされなければならない原則（補償的正義）からなる.

3. 4原則への批判的展開と在宅ケアの倫理性

　しかしながら，医療技術やケアの水準向上によって，保健医療の世界ではこの4原則を墨守することが，新たな患者の利益のあり方と矛盾する場面に遭遇することが多くなってきた. 医療技術の進歩によってもたらされた逆説としての尊厳死問題や臓器移植問題（特に生体間移植問題），医療資源の適正配分問題など今日の保健医療の展開の下では，現実的には4原則に矛盾せざるをえないことが患者の利益を考えるうえで不可避である状況が生じてきている.

　病院や施設といった全制的環境のなかでのケアは，保健医療の社会学などで指摘されるところの患者役割行動を前提として，通常の人間的な生活において生じる多くの欲求やそれに基づく行動を規制し，疾病や傷害の回復にその生活の目的をおいて提供される. そのなかでは，個々の人間のニーズに最大限対応する実践的構えがとられたとしても，その病院や施設の制度的あるいは物理的環境に制約された規格化した生活の下でのケアにならざるを得ない. たとえば食事の時間，治療の間の行動などはいかにニーズに応じたとしてもそこに限界はある. 在宅ケアの思想と実践は，こうした規格化され，機械化され，画一化された病院などの医療施設におけるケアに対して，日常性を基盤とする住み慣れた家での生活とケアの融合という観点においては，それ自体がある種の倫理的アンチテーゼとしての意義を有している. すなわち，在宅での日常性に満ちた生活の継続とそこでの必要なケアの十分な保障は，いかに施設におけるケアの実践者が努力してもその自律性に到達しえない「異界でのケア」としての施設ケアから，人間としての自律性が真に尊重される場でのケアへと転換する倫理性に満ちた行為でもある.

　しかしながら，それは同時にケアを必要とする人の日常性に介在することであり，その人の私的領域に介入することを意味する. 病院や施設以上に私事性に満ちた世界のなかで，支援者としてのケア提供者はいかに被支援者の私的領域を保障しつつ，共約可能な世界を有しながら，個別のニーズを満たし，かつ自立を促すという行為の可能性を追求するかという別の倫理的課題を負うことになる.

　前述の「1.古典的医療倫理」で概観したところの古典的な医療倫理のなかで主張されてきた

1 人ひとりの人間の個別的人間主体の尊重とそのための権利の保障が，ケアの実践の場としてはさまざまな制約のある家庭（home）において，どこまで実現可能なのか，そしてそのために在宅ケアの実践者はなにをどのように具体化しようとしているのか，これが個々の生が展開される地域や家庭におけるケアの倫理的課題として常に念頭におかれなければならないことである．

【第 10 章文献】
 1) Foucault M：Historie de la Sexualite. 2, Gallimard, Paris, 1984（田村　俶訳：性の歴史Ⅱ，137，新潮社，1986）．
 2) Foucault M：Historie de la Sexualite. 2, Paris：Gallimard, 1984（田村　俶訳：性の歴史Ⅱ，139-140，新潮社，1986）．
 3) Heidegger M：Sein und Zeit, Tubingen. s199, Max Niemeyer Verlag, 1927（桑木　務訳：存在と時間中，140，岩波文庫，1960）．

【第 10 章参考文献】
　TL ビーチャム，JF チルドレス（永安幸正，立木教夫訳）：生命医学倫理．成文堂，東京（1997）．
　赤林　朗編：入門・医療倫理Ⅰ．勁草書房，東京（2005）．
　赤林　朗編：入門・医療倫理Ⅱ．勁草書房，東京（2007）．
　浜渦辰二，高脇美保子編：シリーズ生命倫理学第 14 巻　看護倫理，丸善出版，東京（2012）．

（瀧澤利行）

第11章

在宅ケアとは

在宅ケアの過去・現在・未来

【座談会参加者】

加瀬裕子（早稲田大学人間科学学術院）

亀井智子（聖路加国際大学看護学部）

下田信明（杏林大学保健学部）

谷　和久（社会福祉法人町田市福祉サービス協会特別養護老人ホームコモンズ）

辻彼南雄（一般社団法人ライフケアシステム，水道橋東口クリニック）

本章は座談会を収録したものである.

1. はじめに

【亀井】日本在宅ケア学会創立20周年に合わせ，学際的な実践学である『在宅ケア学』のテキストを刊行し，在宅ケアに関連する各専門職の教育や実践，また今後の研究に役立てるという目的で本企画が進められました.

　今日では在宅ケアの利用者は広がり，そのニーズは多様で幅広くなっています. これらの現状を背景に，各専門職の関わりや相互の連携も多様なものへと変化しています. しかしながら，在宅ケア学という学問はまだそれぞれの専門職種のなかで，教育や研究が行われているような現状で，学際的な教育や研究はこれからではないかと思います.

　多職種でアプローチしていくという在宅ケアの基本的な考え方や，実践をどのように"科学"していくべきかを模索するとともに，それぞれの専門性による適切なアセスメントや計画・実践・評価という一連のプロセスを踏まえた，保健，医療，福祉，介護にわたる総合的なケアの理論が今後必要になると考えていました.

　本書の第1巻は，在宅ケア学の基本的な考え方を著すべきもので，最終章にこの座談会を収載して，在宅ケア学のこれまでの動向を踏まえ，今後の在宅ケア学の発展に結びつけたいと考えています.

　日本在宅ケア学会は1996年に，東京医科歯科大学（当時）の島内節先生，川村佐和子先生，髙﨑絹子先生ほかの並々ならぬご尽力をもって設立されました. それから20年が非常に速いスピードで進み，その間に介護保険法の成立など，法的な動きがあり，また，何といっても少子・超高齢社会への急速な進行が相まって，急性期以外の医療は"在宅"にシフトしてきており，在宅ケアを提供する機関と専門職間の連携や地域においての包括ケアが不可欠になっています. そしてその流れはさらに加速しているといえます.

つきましては，先生方の在宅ケアに対するこれまでの取り組みや，未来に向けてのお考えを聞かせていただければと思います．

2．日本在宅ケア学会設立の背景

【亀井】日本在宅ケア学会の設立の経緯としては，1992 年に制定された「看護師等の人材確保の促進に関する法律」により，看護基礎教育の年限延長と充実，大学教育化が推奨され，それまで，11 大学ほどしか看護系大学はなかったものが，急速に増え，2014 年 4 月では 234 大学と，20 年余りで 20 倍となりました．短大を大学に，専門学校から短大にというように，看護基礎教育の水準を上げていきました．当時，東京医科歯科大学に勤務されていた島内先生，川村先生，高﨑先生という，長年在宅ケアを看護職として実践・研究されていた先生方が，在宅ケアに関係する学会がないということから，地域看護学会をつくるか，在宅ケアに特化した学会をつくるかの議論の末，在宅ケア学会が必要だとの考えから設立されました．日本地域看護学会は，その翌年に設立されました．

【辻】そのときに名称を「在宅看護学会」ではなく，「在宅ケア学会」にしたのはどのような経緯があったのですか．

【亀井】それも発起人の先生方の影響です．島内先生や川村先生は難病のケアシステムを開発し研究されており，国内外の在宅ケアの事情に非常に精通されていました．東京都で ALS（amyotrophic lateral sclerosis：筋萎縮性側索硬化症）などの難病の方への在宅生活を支える仕組みをつくるということをすでに長い間実践されており，すでに先進諸外国では多職種による「home care」や「home health care」が制度化され，サービスも定着している．また，医療と生活のケアを多職種で行うのが在宅ケアと島内先生が常々おっしゃっていたことから，どの職種にも共通する「ケア」を冠に付し，さらに全国規模にしたほうが学会誌発刊や，学術登録の点からもよいというお考えから「日本在宅ケア学会」と命名されました．

【辻】長年看護を研究されていた方が提唱されてつくられたのは，非常に見識が高かったと思います．

【亀井】そうですね．設立総会には 158 人の在宅ケアに関連する専門職が集まって，会場はたいへんな熱気であったことを記憶しています．そのとき，私は島内先生と同じ大学の研究室で助手をしていました．また，翌年の 1997 年に第 1 回学術集会が高﨑絹子学術集会長の下で行われ，メインテーマは「在宅ケアにおける学際的アプローチの必要性/在宅ケアにおけるケアマネジメント・ケアプラン」というものでした．

3．看護の立場から

【加瀬】1992 年の老人保健法改正によって，看護師は訪問看護ステーションを開設できるようになった．看護師が自営できるというのは大きかったのではないでしょうか．

【亀井】そうですね．私が最初に現場に出たのは1986年で，保健所の保健師として勤務しました．赤ちゃんからお年寄りまで，地域の方々への健診と保健指導，家庭訪問や自主グループづくり，感染症対策などを行いました．その後修士課程を終えて，病院の看護師として勤務し，訪問看護にも出ました．このときは，まだ訪問看護は制度化されていませんでしたが，私が勤務した病院では，すでに保健師が3人勤務し，病院をベースにした訪問看護が行われていました．すでに明治時代には"派出看護"という，看護師が病院や家庭に訪問して看護を行うというものがあって，学部生時代に聖路加国際病院が戦前から行ってきた公衆衛生看護の展開について講義で聴いて関心をもっていました．公衆衛生的視点や在宅での看護は長い歴史があり，制度があるなしということよりも，現場に患者さんや妊産婦さんがいるかどうか，ニーズがあるかないかというところで訪問看護は先進的に始まっていたのです．もちろん1992年に訪問看護ステーションが制度化されたことで，報酬がつくようになったことは看護の自律のためにはありがたいのですが，開拓精神というか，ないところにつくっていくことができるというところが在宅ケアのなかでの看護のおもしろいところかなと思っています．

　私が最初に現場に出た当時は在宅酸素療法が健康保険の適用になったばかりで，在宅の呼吸不全の患者さんを訪問するようになり，自宅に暮らしながら，医療機器と共に暮らしていく人への看護，特に，急性増悪の予防としての看護に非常に興味をもって取り組んできました．

　もちろん，訪問看護ステーションは制度化されて発展していますが，経営が困難なステーションもでており，ひとつの訪問看護ステーションの規模を大きくしたり，事務的な仕事を複数のステーションが共同で効率化するなどの方法が考えられています．しかし，高齢者の増加や，慢性疾患を抱えた子どもさんのニーズに見合い，また慢性疾患を抱える高齢者への増悪予防のための訪問看護が十分に行えるほどは，なかなか数が伸びていないですね．

4．社会福祉の立場から

【加瀬】私は，主に1980年代に在宅の高齢者ケアに携わっていました．その当時，自宅を担保に介護を提供するという制度があり，そのマネジメントを担当していました．現在では，福祉の分野で生活保護制度にも応用されるようになりました．生活保護制度と関連させることは，本来の趣旨ではなかったのですが，ストック資産をフロー化して介護費用に使うことが可能であることがわかると，次第に，諸制度と組み合わさっていったのです．

　私が行っていた業務に話を戻します．高齢者の自宅を担保に，在宅ケアを提供したわけですから，本当に元気なときからお葬式まで生活支援を行いました．途中で寝たきりになった人もいましたが，介護が必要であるかないかに関係なく，とにかく，家族がいなくて，だれも世話する人がいないという人を対象にしていたのです．そのためにいろいろなことが起こり，老人病院の入退院から在宅ケアのコーディネートまで行ってきました．

　当時，私がみた高齢者ケアの現場でいちばん悲惨だったのは，何といっても老人病院でした．10何人が1部屋に寝て，カーテンもなく，世話をする人はベッドの下に簡易ベッドを置いた付

き添い婦さんたちという状態でした．診療報酬点数をかさ上げするために，患者さんの両手両足をベッドにくくりつけ，不要な点滴を打つというような病院もありました．

　付き添い婦を家政婦紹介所から派遣してよいという制度があり，1か月に30万円ぐらいかかるのですが，その経費は3か月経つと行政が償還するのです．そのために私たちは，90万円はもっていてくださいと高齢者の方々にお願いしていました．90万円あれば，病院に入って，そのお金を回しながら病院に住むことができるのです．病院に住むという，とんでもない状況だったのです．それは家族機能が落ちているにもかかわらず，在宅ケア制度がなかったために病院で介護せざるを得なかったからです．自然発生的に起こったことだと思います．

　家族がいないから病院に入れる．病院に入れれば，その費用を何とか行政で補填しないとやっていけないということで，かなりゆがんだ，病院を生活の場にする，施設にしてしまうというようなことが70年代，80年代に起こっていました．それを変えようとしたのが老人保健法だと思います．

　しかし，そこから病院ではなく在宅へという流れが起こってくるわけですが，在宅の「宅」が実は日本はあまり充実していません．都会では一般の人は2DKぐらいの家に住んでいて，ひとり寝つかれると困るわけです．施設も充実していないことから，病院に行く．そのような事情があったと思います．またそのころから施設も社会化していきます．

5．介護の立場から

【谷】私もこの世界に入ったのは1986年で，老人保健法が施行され，まさに真っただ中という時期で，住民参加型の第三セクターにいて，在宅ケアのコーディネーターをしていました．当時は在宅ケアではなく在宅福祉といういい方をしていました．

　対象者は，原則高齢者でしたが，在宅で日常生活に困っている方で，ほかにサービスがない場合には，年齢を問わず，柔軟に対応していました．たとえば，中年の末期がん等への支援などです．早い段階で訪問看護指導を始めて，私も違和感なく，看護師と訪問することを日常的に行っていました．在宅ケアでは医療ニーズが多く，福祉とはまったく違う看護師の視点が重要でした．私は，ソーシャルワークとまではいかないのですが，いまのケアマネジャーとは違い，ほとんど地域に在宅ケアのサービスがないことから，住民ボランティアと地域の社会資源をどのように活用すれば，在宅で暮らせるのかを常に考えていました．

　介護の手も，当時は行政のヘルパーが非常に少なく，市全体でも最初6人ぐらいしかいませんでした．そのほかは家政婦紹介所から紹介される人たちがヘルパーとして派遣されていました．ヘルパーの仕事のほとんどが家事中心なので，逆にボランティアの方が介護を行わざるを得ませんでした．

【加瀬】訪問看護ではなく，指導ですよね．看護師が訪問して，家族に介護方法を指導する．家族がいないときはボランティアが行うことになるため，家族といっしょに指導を受けるといった具合でしたね．

第11章　在宅ケアとは　　225

【谷】加瀬先生がお話しされたように，在宅ケア自体が本当に貧しい状態だったので，早め早めの入院，いわゆる，社会的入院になってしまうのです．老人病院は本当に地獄のような状態でした．大部屋に押し込められ，ベッドとベッドの間は30 cmぐらいしかないため，車いすに移ってもらうという介護の発想はなく，すべてベッドのうえで生活するほかありませんでした．身体拘束は普通に行われていましたし，つなぎ服の着用など，人権が守られていないのが暗黙の了解でした．ただ逆に，そのような病院に行かないように，いかに在宅で支えていけるかというところに力を注いでいました．その後，私も在宅介護支援センターの相談員になり，そこで本格的にいろいろな職種の方と訪問できるようになりました．

　当時の支援センターは孤軍奮闘でした．役所と談判し，生活保護や障害のケースワーカーの人たちとも激しい議論のやり取りを行い，何とか利用者の視点でサービスを行おうとしていました．その結果，行政が変わっていき，看護師，保健師，理学療法士や作業療法士など，いろいろな方といっしょに同行訪問ができました．退院される方や病院，医師とのコミュニケーションも取りやすくなり，その意味では在宅介護支援センターというのはかなり画期的な仕組みだったと思います．それまでは"措置"で，たとえばヘルパーが訪問するというような最終的な決裁は行政のほうで行っていたのが，すべて現場が行えるようになりました．

【加瀬】そうですね．24時間ケアが必要なALSの人など，何人もの人が訪問介護に関わり，現場の意見を追認する形で各自治体が費用を負担していた時期があります．介護保険ができて，全国一律になったことで，そのような自治体の自由さはなくなりましたね．そのために，一部の専門家の間には介護保険に対する違和感というものが存在していました．

【谷】そこは後退したというわけではないですが，介護保険という"枠"ができてしまって，行政も積極的にはならなくなってしまったという部分が後々出てきたかなと思います．在宅でひとり暮らしの難病の方とか，認知症の方というのは，在宅介護支援センターが，掘り起こしてご本人が医療を望む，明らかにこれは施設じゃないと厳しいだろうという方でも，チームで関わることができました．本人が家で暮らしたいということを尊重して，医師も看護師も，関わっているチーム全員が「じゃあやってみようか」ということになるわけです．

　これはひとりでやると，何かあったときに責任がとれないとか，悪いほう，悪いほうを考えてしまうのですね．チームで関わることによって，太い束になって，ひとりの方に対して在宅で支えられるということが実践できたと思います．逆にいまのケアマネジャーはなかなかチームアプローチができない状況にあるなと思います．もちろん，カンファレンスを開くのですが，ほとんど同行訪問という形が少ないです．いま，地域包括支援センターが全国各地にできていて，最初が地域包括支援センターからの紹介だったり，看護師からだったりしますね．そこからケアマネジャーのほうにとなるのですけれども，ケアマネジャーのほうにきたときにはある程度状態が把握されて，方向性もみえているわけです．しかし，そこでなかなかチームとしてのアセスメントをすることができない．地域包括支援センターも，3職種いますが，3職種で訪問することはまずない．量的にとても無理ですし，家での環境整備のときには，行政によっては住宅改造相談の専門家がいる場合もあります．そういう人たちの関わりは非常に薄いですか

ら，すぐなにかサービスを導入してというところで，果たして在宅のご本人の気持ちというか，意思がどうなのか，尊重されにくいのかなという気はします.

あと，ほかの職種の方が，医師であったり，看護師であったりが訪問して，電話で連絡を取り合っている．いまは結構いいものがあって，メールでやり取りなどができるのですけど，実際にいっしょに訪問して，そこでご本人と話し合って，どうしよう，こうしようというのが少ない．コミュニケーションが少ないので，スタッフの育成面，それぞれの職種の育成面でも，ほかの職種の人たちとの知識の共有化がしにくくなっているかなというふうに実感しています.

6．リハビリテーションの立場から

【下田】私は 1988 年から作業療法士として病院に勤め始めたのですが，その病院では 1989 年から在宅サービス委員会を立ち上げて，在宅サービスを推進していこうという流れがありました．そこで OT（occupational therapist；作業療法士）として関わって，非常に印象に残った症例がいくつかあります.

50 歳ぐらいの脳卒中の重度麻痺の方で，70 歳ぐらいのお母さんとの 2 人住まいの方がいました．そのお母さんは実の母親ではありませんでした.

発症 1 年半ぐらいで私の勤務する病院にリハ目的で入院してきたのですが，リハビリをしても機能や ADL（activities of daily living；日常生活動作）は変化しませんでした.

お母さんはしょっちゅう見舞いにくるので，愛情があるのはよくわかるのですが，「いまの私では家でみるのはとても無理です」といっていました．しかし，この人を何とか家に帰せないかと思い，ソーシャルワーカー，主治医，看護師らと方策を考えました.

そのひとつとして，病院の近くに 60 歳代の身体障害 3 級の奥さんが福祉機器をいっぱい使って 70 歳代の身障 1 級のご主人をみているというご家庭があったので，その家の介護の様子を見学してもらったのです．そのご家庭に本人とお母さんと私と 3 人で行って，「こんなふうに生活している人もいるのですよ」とみせたのです．そうしたら，そのお母さんが「私でもできるかもしれない」と思い始めたのです．それではと，住宅改造の提案をしてみました．一軒家で，余裕もあるスペースだったことから，いろいろな改造を行い，結果的に退院することができました．そのような経験がいくつかあって，やはり家で過ごせる人は家で過ごすことが，非常によいことなのだと感じたのが，在宅ケアをおもしろいと思ったひとつです.

病院ではどんなに元気そうでも，結局寝間着で，リハ室にくるときはジャージぐらいにはなりますが，家にいるときと表情が違うのです．家にいるときはやっぱりジャージでも，表情が明るく，その差をみたのが非常に印象深かったです.

7 年間病院に勤務しましたが，その後に大学の教員になり，そこでは，市町村の保健師や歯科衛生士といっしょに，患者の所に行ってリハ的な指導をするということを行っていました．そのとき，ある 80 歳ぐらいの患者と塗り絵をしたのですが，家族は，そういうことができるとは知らなかったと驚かれたのです．私は，残された能力でなにか活動的なことができないかと

思い，訪問すると，塗り絵やオセロ，トランプのばば抜きなどをいっしょにします．これらはその人の知的能力をみるのにかなり役に立ちますし，それらは，意外とできるのです．それを家族に教えると，家族もその気になってくれるという経験があります．

　研究に関しては，在宅ケア学会誌等への事例報告や，看護の先生方といっしょに退院計画の研究をお手伝いさせてもらったりしてきましたが，私は，在宅に関しては，臨床中心の経験を主としています．

【亀井】OT さんが対象者の機能低下を予防している支援のなかで，ウエイトが高いものは何ですか．

【下田】いま認知症予防がさかんです．いわゆる認知訓練といえば大げさですが，それこそ，塗り絵ではないですが，遊びのようなものを通して行うものは，OT は強いと思います．それは，音楽を使うとかいうことも含めて，認知症予防には有効であるように思います．先ほど介護予防でも，どの職種しかできないというのはなかなかむずかしいという話がでましたが，そのような認知機能低下予防のような点を OT は意識していると思います．

【亀井】高齢者になると，OT の方に自宅でのアセスメントを行ってもらい，在宅生活のしにくさの問題や，自宅の環境改善といった支援があるとよいと思いますが．

【下田】いま，日本作業療法士協会は「5・5運動」といって，5割を地域に配置したいと考えています．いまほとんど病院勤務で，そう簡単にはいきませんが，地域ではもっと活躍できると思います．病院などは，もっと PT（physical therapist；理学療法士）に任せてという動きをしており，いま，OT 協会挙げて，生活行為向上プログラム，いわゆる筋力とか身体機能ではなくて，生活機能・行為を重視するということを推進しています．

【亀井】地域で OT さんが活躍するためには，どこに所属をすればよいのですか．PT さんは，訪問看護ステーションに勤務していますが，まだまだ少ないですね．

【下田】ひとつは，医療・保健・福祉・教育でいうと，保健・福祉・教育に5割という言い方をします．しかしそう簡単ではないと思います．訪問リハビリステーション自体はどうなりそうですか．

【亀井】訪問看護ステーションに3職種，看護師と PT，OT が常勤できるようにすることが必要ですね．

【谷】現在，OT が在籍する訪問看護ステーションは少ないですね．

【下田】そうですね．

【亀井】そうなので，5・5 にしてほしいですね．

7．医療の立場から

【辻】私は大学を 1983 年に卒業し大学病院に残りました．老年医学という分野の研修を受けて，ひとり前になった年齢のころに在宅医療を始め，民間の診療所レベルの在宅医療と非常勤講師として医学部教育には関わってきましたが，基本的には診療所の医療を現場からみてきました．

なぜ在宅医療を始めたかというと，1つは高齢化の問題です．今後増え続ける高齢者をどこで診ていくのかと考えると，在宅医療しか選択肢がないのではないかと，危機感がありました．

治らない病気が増えていっているということでした．高齢者医療＝慢性医療，慢性疾患の実感ですね．それを医師として感じてきた，つまり，退院していく人はいますが，治って退院ではないわけです．病院医療では問題を解決していないのです．

もう1つは，病院でのターミナルケアへの疑問です．セントクリストファーホスピスの紹介などイギリスのホスピス運動が日本に入り始めたのも1980年ごろです．

高齢者の慢性疾患を病院で治せない現実への若い医者としての実感，治さないで退院させて申しわけないとの思いがありました．そして，病院でのターミナル，延命医療への疑問です．

大学病院を辞めてから，しばらく診療所でやってきました．よく見聞きする死亡の場所の変遷のグラフというものがあります．1951年は9割が在宅で亡くなっていたのに，現在は10％以下になっています．逆に，病院死が1950年は10％しかなかったのに，1990年には90％になっている．きれいに交差するグラフを頻繁にみるようになりました．1976年あたりで交差します．戦後，国民皆保険制度で，1990年ごろまでは医療は病院に行けの時代だったのです．日本の医療は病院にしか向いてなかった．2010年に『病院の世紀の理論』という本を猪飼周平さんという一橋大学の社会学者が出しています．社会学者の分析なのですが，20世紀は病院全盛期でした．振り返ってみると，確かにそうだと思います．医師は病院一辺倒でしたし，病院経営のほうにも走っていったわけです．

医療政策の歴史をみると，厚労省や公衆衛生学者はさきを見越して，1980年ぐらいから老人保健法をつくり，徐々に準備してきていると思うのですが，現場にいる開業医や医学部教育はまったくそのようなことは考えていなかった．病院一辺倒できたと思います．1990年代から，少しおかしいと感じ，私たちは在宅医療を先駆的に診療所で行い始めた．あとから思うと，1992年に第2次医療法改正があって，これが画期的だったのは医療の場という第3条の条文に「居宅」という言葉が入った．その前は，病院と診療所と助産所と老人保健施設のみと書いてあります．つまり，居宅で医療を行うのは違法だったのです．

【加瀬】法律に入ってなかったのですね．

【辻】そのころ，すでに在宅医療はしていましたが，在宅医療に熱心な医師が集まって「おれたち，いままで違法だったんだ」と笑って話したものです．だから，それまでの往診というのは本来は病院でやるものを特例で見逃してやるという感じでした．居宅の医療を医療法で認めてくれたのは1992年で，つい最近のことなのです．

【亀井】往診というのは患者の求めがあって，求めに応じて往診するということですね．いまの訪問診療は計画的な訪問ですので，少し違いますね．

【辻】その後，健康保険法で保険点数化するにしても，居宅で行うものをつけるわけにいかないから，非常に大きかった．

【亀井】1986年に在宅医療の推進が始まり，訪問診療に関する各種在宅療養管理指導料が新設されましたね．

第 11 章　在宅ケアとは　　229

【辻】しかし，まだ，往診は特例で．本来は病院ですべきだが，特例でやることもあるでしょうということで，往診は緊急避難的な医療という考え方でした．元から，医療には在宅で診ていこうという発想がなかったのです．だから，皆さんのお話を聞いていて，医学，医師はまったく蚊帳の外というか，私たちが行ってきたことは特例中の特例で，そのころまだ医療の場は世の中にはまったく向いていなかったと思います．

　その印象的なエピソードですが，在宅医療を若いころに仲間と議論したとき，在宅で医療は必要かどうか．在宅は医療じゃないだろう．在宅は家族がケアするのだから介護だと，いわれたことがあります．医学雑誌に執筆の依頼があっても，題名が「在宅介護」だったことが何回かありました．そのころは在宅医療がなかったのです．それはおかしいと思い始めたのが90年代で，1996年に在宅ケア学会ができ，1997年に在宅医学会が1年遅れでできた．最初に在宅ケアの研究に従事してきた人たちが教育に関係してつくったというのを聞いて，なるほどと思いました．でも，医師はまだそれほど在宅医療に気づいていなかった．

　大きく変わったのは，2000年の介護保険法です．そして，2012年，驚きましたが，厚労省が新生在宅医療元年ということをいい始めた．2012年の介護保険の改正のときに，地域包括ケアシステムに医療と介護の連携ということを打ち出しました．つまり，今度の介護保険の影響で逆に医療も介護保険のケアシステムの枠組みのなかでの新生在宅医療となったのです．介護保険包括ケアシステムのなかの医療は重要な位置を占めるという評価の仕方で．在宅ケアの土俵にやっと乗ったのが2012，2013年なのです．つい最近の在宅医療フォーラムの会に日本医師会の代表がきて，これからは在宅医療だと話されていました．医療の世界が時代の流れにやっと追いついたというのが現状だと思います．

　日本の政策の歴史も，老人福祉法が先にあり，次に老人保健法ができ，そして医療法改正が後なのです．日本はそのような順番なのだということの認識をして，私も本日お話をうかがえてよかったと思っています．

　在宅医療元年になりました．医師会も医学会もやっと在宅ケアの土俵に乗ったという現状です．今後は，それこそ包括ケアシステム，その基盤になる「生活を支えるとはなにか」ということを医師に教えてください．

8．最後の場所の選択

【加瀬】私はもしかしたら流れがまた在宅から施設にいくのではないかと思っています．どうしてかというと，せっかく在宅介護になってきたのですが，いま，介護保険も全部投入しても，ひとり暮らしの人は在宅では暮らせないのです．やはり家族が前提なのですね．だから，私など，自分自身についていえば，有料老人ホームを早くからセットしておかなければだめだなと思っています．90歳になったときに，家をどのようにするかとか，施設をどのように選ぶかとか，そのような決断はなかなかできないですよね．そうすると，最後，自分がいる場所を設定しておかなければいけないと多くの人は考えるのではないかなと思います．エンディングノー

トなどが流行っていますが，その手前があります．

　結局，最後のところで介護が必要になると，子どもの人生を乗っ取ってしまうということになってしまうわけです．そのような現実を私たち自身がみていると，そうはならないように準備しようと思うのです．昔は有料老人ホームというと，豪華なマンション，食事つきみたいなものだったのですが，そこからだんだん変わって，いろいろなバラエティが出てきました．ターミナルケアが可能な有料老人ホームもあります．そういうところに，自分の最終の場所を確保しておかないと安心できないかもしれません．団塊の世代が高齢者の仲間入りをし，圧倒的に高齢者が多くなっていくことから，介護保険の破綻が起こるのではないかと考えるからです．

【辻】医療の立場からすると，病院以外は居宅なのですよ．だから，違和感はありません．お話のように，老人ホームは居宅なのです．そこでの医療は在宅医療なのです．グループホームも在宅医療です．しかし，福祉のなかでは施設ケアになるのですね．

【谷】私がいまいる特養では，診療所の先生が施設の嘱託医になっているので，その感覚というのはわかります．特養に入所する前は，在宅でかかりつけ医がいて，施設の嘱託医の先生は，その往診を引き継ぐという継続性もあるのです．ですから私はあまり感覚的に違いを感じていません．

【辻】医師のほうは，自宅の訪問診療をしている人もいれば，いわゆる施設の訪問診療だけをしている人，両方やっている人もいるので，どちらにしても常時医師のいる病院ではないので違和感はありません．

【谷】施設ケアというのも，介護保険前から比べると変わってきていて，現在，特養もユニットケア施設が増えて，ほとんど住まい化してきています．施設ケアが在宅ケア化してきていて，介護保険3施設でもそのような流れになっていますし，グループホームもそうです．最近は施設ケアと在宅ケアの中間に新たなタイプが生まれています．小規模多機能型の施設とか，あとはいま非常に増えているのはサービス付高齢者専用住宅，いわゆるサ高住ですね．

　自宅以外に居住できる場所はどんどん増えて，多種類になってきていますし，加瀬先生がお話になったように，早め早めに，住まいを選ぶ．早めに引っ越すという人は以前より増えてきていると思います．

【亀井】まわりをみてもサ高住はいま増えていて，入居する方も多い気がします．

【加瀬】福祉や介護の範ちゅうではないので，市町村の介護保険課や高齢者福祉課もサ高住の実態は把握していませんね．そこでなにが行われているのか．高齢者専用住宅（高専賃）だったころはさらにわからなかったのですが，そこでも特養のようなケアが行われていました．それがサ高住ということで制度化されたのでよくなったとはいいますが，実態はよくわからない．

【辻】施設でもなく，自宅でもない．

【谷】そうですね．そこは今後いろいろ問題が出てくると思います．

【辻】管理責任者がいない．管理しなくてもよいのです．施設には施設長さんがいるわけで，病院には病院長さんがいますが，自宅とほぼ同じということで管理者がいないのです．サービス

提供責任者はいますが.

【谷】建物の管理会社と,ヘルパーや訪問看護しているサービス会社が同じ会社だったりするわけです.

【辻】基本的には同じグループ企業です.

【加瀬】本当にそういうところでターミナルケアが正しく行われるのかどうか,という不安はありますね.この間,特養での救命救急の研究をしていますが,明らかに施設でのターミナルケアは危ういですよ.徐々に亡くなっていく自然な高齢者の死と,急に緊急事態でそのような状態になっているのかという区別がついてないのです.対応が正しく行われていないことが原因で,職員にも心の傷をつくってしまう.

【谷】実際には,急に亡くなられたという方もいますし,徐々に低下して亡くなっていく方もいます.特養でも胃ろうは当たり前という時代になってきたのですが,私の施設では認知症の高齢者の方へのケアができなくなってしまうという理由もあり,胃ろうを選択される場合は退所していただくことになると話しています.それは入所のときからご家族に話をしていて,胃ろうが必要な状況になったとき,延命を考えていくのか,最後まで,平穏死という,ケアのみで看取られるのか,そのどちらを選択されるのか考えてもらったり,私の施設でできることはこういうことで,医療的にもこういうことですと説明をしています.それを考えてもらっていくなかで,施設ではいま,医療的な行為はなくて看取りたいというご家族は増えてきています.施設で看取る場合,たとえば「ちょっと危うくなっていますよ」と連絡を入れると,嘱託医が夜中でも来てくれます.看取りだけでなく突然死もあります.しかし,訪問したころにはもう冷たくなっているというようなことが高齢者専用住宅などで起きた場合には,いったいどのような扱いになるのかわからないですね.そこまでに,訪問看護ステーションとか往診とかがかなり入っていればよいのですが.

【亀井】部屋にはモニタリング用のカメラやナースコールがついていて,人の動きがないとか,何時間以上応答がないなど,そのようなときに警報を鳴らすシステムを取り入れているところが多いですね.見守りシステムにも,いろいろな種類がありますが,部屋の中をみられるカメラをつけているものもあります.

【辻】その分野は広がっていますね.たとえば,エアコンでも人の動きに合わせて風の方向や風量を変える技術というのがありますね.つまり,覗かれているのは嫌だけれど,動いているかどうかの感知や温熱など,寝ているのかそうでないのかなどをモニターする.プライバシーの侵害ではなく,生体反応のみで把握することが可能な時代になりました.

【亀井】スマートホームですね.種類が4種類ぐらいあります.

【加瀬】テレビで,スマート管理をしている会社の実例をみました.職員は全員が首からセンサを下げて,それだけでどの部屋にいるのか,動きが全部わかるようです.お休み時間になにをしていたか,どの部屋に行っていたか,全部コンピュータに記録されているとのことです.そして行動分析をして業務評価する.

　特養の入所者にセンサを首に下げて行動分析をして,だれがだれと話しているとか,この人

は孤立しているとか，この人はトイレにちゃんと行っていないとか．使い方によっては恐ろしいですね．

【辻】徘徊で安全が守られないケースなどにはよいと思いますが．

【亀井】認知症の独居の人にスマートホームの技術をどのようにして使うかという研究を行っていますが，同意を得て，赤外線センサを家の中に5か所設置すると，トイレの使用回数や玄関の開閉回数がわかり，外出パターンや昼夜逆転とか，夜中に動いているということがわかります．赤外線センサでは寝ているか，起きているかはわからないのですが，寝室にいたということはわかるため，認知症で独居の方にはプライバシーの問題よりもメリットのほうが大きいと思います．

【加瀬】動いているかどうかがわかるのですね．

【辻】1時間じっと動かない場合は様子をみに行くとか，訪問するとか．24時間動かないと，これは危ないですね．

【亀井】どこが責任をもって支援を行うかのその方法を研究しており，地域包括支援センターの職員の方の参画が必要です．地域包括支援センターが対象としている認知症の軽度から中等度の方で独居で，外出もできる方は，職員と面談している時以外はどこでどのように生活しているのか，まったくわからないと話されていたのですが，自宅にセンサを入れたことによって，家の中で無事に暮らしているというのがわかり，さらに生活リズムの乱れの有無がわかるので，それだけでも有効だと話されていました．

【加瀬】地域でお互いに見守るという方式と比較すると，かなりの経費がかかりますね．

【亀井】自治体が補助して，ペンダントを高齢者に配り，常時身につけて見守りを行うことはすでに始まっており，外で倒れたとしても，GPSでどこでだれが倒れたかというのもわかります．遠くに暮らす家族が希望することもありますね．

9．在宅ケアの定義

【下田】いまの話を聞いていて，在宅ケアとは，自宅以外，特養などすべてが入るものだといままで思っていました．第6巻のなかで「施設やグループホーム，小規模多機能など多様な『自宅』での看取りを実現する重要性と実例」があります．よく地域リハというのですが，その場合，特養などでも，病院以外，先ほど加瀬先生が話されたものなどはすべて地域リハだと思っていましたが，ここでいう在宅ケアとは自宅だけをいうのですか．

【加瀬】福祉といえば，最初は施設福祉しかなかったのです．

【辻】病院も同じ歴史ですよ．病院医療しかなかった．

【下田】特養に入所すると住民票を特養に移しますよね．だから，特養も自宅，地域リハ，在宅リハだと思ったのです．

【辻】それが正しいと思いますが，いまいったように，法律や福祉というのは微妙で，医療サイドとしては違和感はないのですが，福祉的な歴史からすれば，福祉と在宅は，もし"日本施設

ケア学会"なるものが存在した場合，どこで住み分けるのかという問題がありますね．

【辻】この間，在宅医療の大きなフォーラムで，全国在宅療養支援診療所連絡会事務局長の太田秀樹先生が，生活の場はすべて在宅と話していました．地域での生活の場，病院以外を全部合わせて在宅とする．だから生活の場でのケアを在宅ケアと定義づければよいと思います．

【亀井】病院以外が"在宅"ですね．

【辻】病院は生活の場ではありませんから．

【下田】建築の先生が，「自宅ではない在宅」と話されていましたね．

【加瀬】1990年の福祉8法改正が，「在宅福祉サービスの推進」を目的としたとされていますが，老人福祉法の市町村の責務のなかに「居宅における介護等」という言葉が書き込まれました．老人福祉法に書き込んだため，ほかの障害者福祉法など，関連した8法すべてが改正されたのです．非常に遅いのですよ．在宅福祉そのものが，先ほどの話とも関連するのですが，第2次医療法改正と福祉関連8法の改正とは連動しているかもしれませんね．

【下田】厚労省は在宅ケアの定義をしていないのですか．

【加瀬】してないですね．「老人ホームへの入所等」と「居宅における介護等」というのは老人福祉法の文言ですね．

【下田】その居宅というのはいわゆる自宅のことですね．

【加瀬】そうです．イメージはそれでした．施設との対峙概念ですから．

【辻】その中間ができ始めてきているわけですね．施設でもなく，自宅でもなく，「在宅」．それがこれから重要だというのは確かにそのとおりですね．

【下田】私の女性の知り合いのお母さんがこの前，100歳くらいで亡くなられたのですが，80〜95歳くらいまでの間は，実家から呼び寄せて自宅でお世話をしていました．最後の6年ほどが施設でした．施設に入る前に自宅でお世話できた時間が大事で，先ほど先生が話されていたように，いろいろな選択肢があることが大事ですね．一気に施設に行くのではなく．

【加瀬】認知症の人であっても，家族の顔がわかる間はいいと思いますが，家族の顔もわからないとなれば，むしろ日常のパーソナルケアのほうに焦点が移ったわけですから，施設でもよいのではないかと思うのです．

【下田】そのような選択ができる．それ全体を在宅ケアというわけですね．

10. ICTの活用

【谷】在宅ケアならば在宅ケアのチームで支援するのですが，入所などで移ってしまうと，また違うチームになってしまって，ケアに継続性があまりありません．地域でいろいろなことを情報共有できるような仕組みがあれば，生活の場所が移ったとしても，情報がなくて困ることはなくなると思うのですが．

【亀井】それを医療で実施しているのがオーストラリアですが，医療情報を電子化して，ご本人は診療カードをもっていけば，どこの医療機関に受診しても前の記録や検査結果もみることが

できる．背番号制にしないとできませんがね．

【加瀬】カナダもそうですね．

【亀井】医療情報が多機関で共有できる．介護保険のアセスメントやあらゆるケアプランなどが1か所にまとめてあって，関連する職種が情報を使用できる．どのような施設の職員でも，初めて訪問診療に来られた医師でも利用者の検査データや処方されている薬などの情報がわかるというシステムが重要です．いろいろなところで情報共有は行われようとしていますし，いま，遠隔医療はたいへんな勢いで各地に普及しています．周産期医療などは，どこで受診しても，前回の情報があるわけですから，里帰り出産でも非常に安心です．

【谷】そうですね．いま，在宅の，ケアマネジャーがもっている情報やいろいろなサービスを使用したときの記録などは共有しにくいのです．グループホームや施設に入ると，また最初から情報収集を始めなければなりません．ご家族に聞こうにも，ご家族が高齢だったり，認知症になっていたりで，わからないことも多いのです．

【加瀬】それはそうですよ．90歳の利用者だとしたら，家族も高齢者なわけですから，薬すらも飲ませられないことがあります．

【谷】担当していたケアマネジャーに基本情報は聞けても，細かい情報は「個人情報ですので」といわれて，なかなか教えてもらえない．なにか在宅ケアと施設ケアの継続性がもたせられるような情報のあり方が今後ますます重要になると思います．

【亀井】最初の話に戻りますが，慢性疾患で在宅医療を受ける方が非常に多く，糖尿病にしろ，呼吸器疾患や神経難病などもそうですが，その方々へもう少し訪問看護や訪問診療を入れられるようにしてほしいのです．たとえば在宅酸素療法でいうと，介護保険制度になってから，呼吸器の疾患のために労作時の息切れが強かったとしても，ゆっくりと歩行は可能で身の回りのことが自立していれば，要介護2とか，3になってしまう．労作時は息が苦しくても，安静に座っていれば会話や食事などの自立度は問題ないし，酸素を吸入して動けると，軽い要介護度になり，介護保険制度がスタートする前までよりも訪問看護の頻度は減っています．在宅酸素療法を受けるのは，平均年齢75歳ぐらいの方で，血圧を測ったり，酸素飽和度を測ったり，ごはんを食べたかどうかなどを療養日誌につけていますが，そこから急に悪くなる―急性増悪というのですが，そのことをご本人は気づいていないこともあります．非常に悪くなると死亡につながることも多いため，予防的な在宅ケアは必要だと思っていますし，その予防的な看護をしようとすると，アセスメントを頻回にして，心身の状態が変化していないかを判断しなければいけないのですが，それが現状ではなかなかできないのです．これに対して，在宅の患者さんにテレナーシングシステムを導入して，ご本人に毎日血圧や息苦しさなどの療養日誌に記録しているものと同じ項目を端末から送信してもらい，それを看護師がモニタリングとトリアージ（病状の判断と対応の優先性の判断）して，悪くなりかけているというところを早くキャッチし，増悪の発症を予防していく．実際にテレナーシングを毎日使っていただくと，従来どおりの月1回の受診でも，急性増悪の発症を有意に減らせるエビデンスが得られています．

　これを取り入れていきたいと思うのですが，システムの開発の資金も少なくテレナースの法

的整備もない．冒頭の開拓精神に戻りますが，増悪の予防に有効で生活の質の維持ができて，医療費の抑制にもなる．ICT（information and communication technology；情報通信技術）の使い方もいろいろあると思いますが，テレナーシングによって慢性疾患で療養する方が安定して長く自宅で暮らせるようになるとよいと思います．

11. 介護保険制度の課題

【谷】介護保険が始まったときに，市町村で上乗せ，横出しのサービスがもっとできるような可能性もあると信じていて，たいへんこれはよいことだと思いました．1990年にゴールドプランが実施され，福祉や保健のさまざまな職種が地域の保健福祉計画をつくるといった変革が起こりました．2000年に介護保険がスタートしましたが，地域包括支援センターが，各地域のサービスの必要性をアセスメントし，必要な人に上乗せのサービスを行っていけるのが理想です．いまの介護保険の限度額というのはスタンダードであって，それで不足の方には必要性があれば自治体が出すということが介護保険のなかでも認められているので，もっとサービスをつくって取り入れていけばいいのではないかと思います．それは地域で自治体を動かしていかなければ無理だとは思いますが，可能であれば，多様な問題を抱えている方たちに限度額以上のサービスをもっと利用できるようにしたほうがよいと思います，全然使っていない方はそれはそれでよいと思うのですが，なにかそこがどうも一律になっています．

【亀井】柔軟さがほしいですね．

【谷】そうですね．自治体の壁になっているのかなと思いますね．なにか上乗せをしたというような例はありませんか．

【亀井】難病などはそうではないでしょうか．ALSの例では，東京都だけかもしれませんが，難病医療費等助成制度を利用すると，1日複数回の訪問看護が利用できますね．在宅人工呼吸器のための非常用電源の整備費用も補助する仕組みがあります．

【谷】医療費の負担も変わるみたいですね．そういった声を上げていかないとだめですね．

【加瀬】みんなに平たく薄くサービスを行っているという問題がありますね．本当に介護予防のデイサービスに効果があるのかどうか，要介護度の軽い方たちにサービスを行うことの意味というのが本当に検証されているのかという問題はあります．もう少し専門家のアセスメントを信じて，先ほど谷さんがいわれましたが，そのようなチームのアセスメントに沿って支援に強弱をつけるという，フレキシブルな運用の仕方が重要ですね．全部一律では在宅ケアの自立性を損なっているような気がします．

【谷】いま，制度的にはないのですが，たとえば介護保険をもう少し手厚くするという必要性があります．ケアマネジャーが申請すると，行政側のチーム，多職種の集団，PTやOTなどが訪問し，生活環境も含めてアセスメントして，必要な部分には限度額を超えてサービスを行えるようにするというようなことを認める仕組みができるともっともっと変わってくると思うのです．

12. 在宅ケアの未来

【下田】ここ 30 年をみたとき，全体としては，よい方向にはきたわけですか．また，これからの 50 年をみたときは，よくなくなる可能性もあるのですか．

【亀井】これからは高齢者の割合が，いままでの比とは違ってもっと増加して，1.3 人の現役世代で高齢者を支えなくてはなりませんから．

【加瀬】元気な高齢者がいるわけですから，そのような意味ではもう少し地域のネットワークの意識化のようなものが必要ですね．いま所沢市で，介入研究していますが，元気な高齢者は，認知症について勉強はしますが，それがなんの行動にも結びついていないのです．認知症サポーターがあれほど組織化できたのに，実際には力になっていないといえます．重いことを求めるのではなく，もっと，軽い行動から行う．少しずつ体験することで動ける人を増やしていく．私たち，"インターディペンデンス"といっています．高齢者になる前はインディペンデント（自立）なわけです．しかし，高齢者になればディペンデント（依存）にもなり得る．一生のなかで自立と援助を求めることが交代していくのです．

　障害者は援助を求める人で，私たちは援助をする人，そういう考え方がいままで在宅ケアにはありましたが，もっと地域のなかで，自分自身が助けられる可能性を込めて人を助けるというふうに考え方を変えていかなければ，この閉塞した社会のなかで行き詰まってしまうのではないかと思うのです．よく認知症の人の見守りネットワークといいますが，認知症になってから実施してもしょうがないですね．高齢者を介護する家族をよんで，家族に介護方法を教えようとしても，家族は忙しくて講習に行けないというのと同じです．友だち同士のネットワークがあって，「あの人，最近みないけど」というようなことができる社会になっていなければだめなのではないかと思います．

　昔はそのような社会でしたが，それは地域というものがあったからこそ存在したのです．いま，テーマ型の地域ネットワークをつくるということを考えており，介入研究しています．

【谷】いま私どもの法人で行っていることは，以前在宅ケアの担い手だったボランティアたちが，いま，高齢期にかかってきているので，その人たちが参加できる活動をしています．その人たちが求めているものがいろいろ多様化してきて，その人たちの楽しみ，介護予防というようなちょっとネガティブな考え方ではなく，みんなでいようという元気元気塾，サークル活動をやっています．ダンス教室や老いを語る会とか，エンディングノートもそうですし，自分の遺影をプロのカメラマンに撮ってもらうなど明るく前向きな活動をしています．自分たちの最後の老いをどのように豊かに生きようかと一生懸命取り組んでいます．

　助け合いのグループもあり，どこどこの町に住んでいる人たちという枠をあまりはめずに，地域全体で自然な関係づくりを大切にして，なにか困ったときには連絡を取り合ったり，または事務所に連絡があったりというような関係がつくれるように進めています．

　そのパワーをまた次の世代の方たちに伝えていくことができれば素晴らしいと思っています．

【加瀬】その年代の人たちはパワーがあり，ネガティブなことばっかりではないですね．

【辻】高齢者が増えるからどうしようと悩むより，高齢者が増えるのだから，高齢者をうまく結集させれば大きなパワーになりますね．ただ，いままではそれをつなぐ人がなかったので，新しい線をつくるしかないと思います．人が人を助けるしかないわけですから．従来の家族，従来の親子，子どもが親をみるという線が細くなってきているわけで，それを取り戻そうというのは少しむずかしいと思います．あと，専門職がただ提供するというのも経済の限界があるし，いまの見込みでは人材もそれほど増えるとは思えません．高齢者を助けるなり支えるなりの新たな線をみつけるしかありません．家族ならば，たとえば孫との関係づくりを広げるとか．

【亀井】世代間交流による支え合いですね．

【辻】私たちは専門職ですが，専門職ではない人も育ててなにかしなければ，私たちだけでは絶対間に合いませんね．私たちは私たちで増やして，質を高め，専門性を超えてさらに柔軟に対応すべきだと思います．たとえば日本在宅ケア学会にも工学系の方がもっともっと発表したりするなど，ケアの既成概念を取り払わないと乗り越えられないのではないでしょうか．

【谷】地域の人たちが専門家の人たちをよんで，老いの部分を考えたり，平穏死とか，看取りの部分の話をしてもらったりなど，地域でも勉強会が前より増えているように思います．在宅ケアのことを考えている専門家の人たちがもっともっと地域に出ていって活動をすべきではないでしょうか．

【辻】もっと仲間を増やすような核になっていければと思います．開業医の世界，医療の世界は非常に変わっており，いままで地域の医療機関というのはライバルだったのです．皆，医師会には入っていますが，あれは情報や権益を得るための同業者組合であって，実はライバルだと思っていた．患者さんの取り合いが基本的にあったわけです．ところが，最近，そうもいっていられなくなってきたのです．開業医同士が連携しなければやっていけなくなり始めている．病院と開業医の間にも同じようなことが起こり始めています．病院も早く退院させなければいけないため，開業医との接触が増えつつある．開業医同士も，特に在宅ケアを中心にして，再編成が医療の世界でも起こりつつあります．

特養と在宅療養支援診療所との連携など，いまは制度の壁が多くあるのですが，崩すものは崩さなければならないと思います．開業医は単なる経営的な問題だけではなくて，特養のなかにも入っていきたいと思っています．施設嘱託医の先生方も，入居者すべてを施設で看取れといわれても，と思っているのではないでしょうか．そのようなとき，地域の在宅ケアをやっている者がお手伝いをすれば，お互いウィン，ウィンになれる．ちょっとした発想の転換をすべきだと思います．施設と在宅を分ける時代は終わり，入院中から在宅ケアのプランを立てなければいけないというのは常識になってきています．

13. おわりに

【辻】今日の出席者の皆さんとは普段からお話をさせていただいており，それほど新鮮な話にはならないかなと思いましたが，それぞれの職種の思いと歴史をうかがうと，このような機会を

もっと増やすべきではないかと思いました．多職種でグループワークの機会がもっと増えればよいのではないかと思いますね．日本在宅ケア学会の今後としては，多職種間の対話でなにか生まれるものがあるのではないでしょうか．多職種・学際的な学会という意味ではなにをやってもよいのではないか，施設にも少し絡んでもよいというぐらいの自由な学会，学問にすればよいのではないか．在宅ケアの定義も，広く解釈できるぐらいのほうがよいかもしれません．

　訪問看護の制度として安定化しましたが，窮屈になりましたね．ケアの受け手を中心にした柔軟性というのが在宅ケアには必要だと考えます．在宅でどのような治療・看護・リハビリテーションをするかというのも，その人の家でオーダーメイドなわけですね．それが特徴ですから，柔軟性というのがいちばん求められる共通なものではないでしょうか．

【加瀬】個別性ですね．

【辻】個別性といえば個別性なのですが，さらに柔軟性が重要視されるとよいのです．施設とか病院は，できる限りケアを画一的にして効率をよくするようにできている組織のため仕方ない．個別性よりも統一性を重視するのはしょうがないと思います．工場のようなものです．それはそれで必要なのです．しかし在宅ケアは，診療報酬や介護報酬に縛られず，ケアの原点に立ち返ることを言い続けるのが大事だと思います．

【谷】以前よりも，職種同士の間の溝は埋まってきていると思います．

【辻】随分狭まってきました．医師のほうも異職種との話し合いに少し慣れてきたというか，まだ慣れてきたぐらいですが，介護保険ができて13年にもなり，いまはもう介護保険に反対している医師はいないでしょう．

【加瀬】訪問医になって，自宅を訪問すれば家族から「困っている」といわれることは，便秘のことや病気のことだけではありません．先ほど先生が生活を支える医療と話されていましたが，大切なことだと思います．

【辻】気づき始めたのです．生活を支える医療とは何なのだろうかと．そこはこれからの課題でしょうね．在宅ケアの医師や医療職の役割だと思います．今年になって大学の医学部のなかに在宅医療に関する講座が，でき始めています．やっと教育分野でも在宅医療元年になりつつあると思います．

【亀井】医学部に在宅医療の講座ができ始めましたね．

【辻】今年，在宅医療学拠点というのが東大医学部にできています．それはやはり，学生とか研修医とかを在宅に放てば，彼らが生活を支える医学・医療というものに気づいて，それをつくっていくと思いますので，教育も変わりつつあるというところでしょうか．

【加瀬】では希望をもってがんばりましょう．私たちは開拓者ですね．

【亀井】いろいろと興味深いお話をいただいて，第1巻をまとめるには十分なものだと思います．柔軟性やその人らしさ，必要なだけのケアが届けられるように，これから20年，30年先を見据えて在宅ケア学会として活動できればよいと思います．

　ありがとうございました．

巻末付録

在宅ケアサービスを提供する
専門職種，専門用語
——各専門職の役割，ケア
サービスの場と内容——

1. 専門職種の役割

医師

地域の生活者を支える地域医療においては，在宅生活における日ごろの健康管理を実施する「かかりつけ医」の存在が大きい．この「かかりつけ医」である医師の役割は，在宅生活を営む者に対して医療および保健指導を実施することで病状を把握し，必要に応じて在宅でも適切な医療処置が行えるよう本人や家族に指導を行う．専門医の診察が必要な場合は専門医に紹介後，専門医および地域の多職種と協働して地域での生活を支えることとなる．また，介護保険を申請する際や訪問看護，通所リハビリテーション等の医療サービスを利用する際には，必要に応じて被保険者の疾病・障害の状況について意見を行うことで，医学的観点から在宅生活を営むうえでの留意事項や必要な医療サービス提供に向けた医学的視座の提供を行う．

歯科医師

在宅生活における歯科医師の役割としては，在宅患者を訪問して歯科診療を行うことが挙げられる．近年では訪問診療車に診療所と遜色ない設備を擁し，在宅においても十分な歯科診療を提供できる歯科診療所も存在している．また，歯科医師は歯科診療で完結するのではなく，診療を介して明らかとなった口腔の状態や嚥下・咀嚼等の状態について他職種と情報共有していくことが求められている．特に，歯科医療は食や会話といった人間の日常生活において根幹をなす領域に関わる分野であり，在宅生活者の生活に対する意欲や QOL（quality of life；生活の質）に直結するだけに，歯科医師をはじめとする歯科医療関係者からの口腔ケアに関する情報提供やコンサルテーションは栄養管理やリハビリテーション，介護といった領域においても有益な情報になる．

看護師

傷病者に対する療養上の世話または診療の補助を行う専門職が看護師であり，在宅ケアにおける健康管理や医療的ケアに関する療養上の世話の役割において，看護師が支える部分は大きい．在宅生活においては看護師が利用者宅を訪問する訪問看護として，在宅療養者に対して医療と生活を支える視点からアセスメントを行い療養上の世話を行う．また，疾病の予防，再発の防止のための健康管理や，医師の指示の下に必要な医療処置を行うこととなる．訪問先へはひとりで行くケースが多いことから，訪問看護を担当する看護師には高度な判断力，洞察力，柔軟な対応力，豊富な看護知識と技術が求められる．また，院内の看護師による療養上の世話において得られた情報が退院後の医療と生活に影響を与える部分が大きいため，退院に即しては院内の看護師が得た情報が退院調整を経て訪問看護を担う看護師にも伝わるよう連携を図っていくことが求められる．専門看護師や認定看護師など高度看護実践を担う看護師も活躍している．

保健師

保健師とはヘルスプロモーションの理念に基づき，地域や職域，家族を単位とした健康問題

を把握し，その解決のための保健指導，また社会資源の開発，事業の施策化を図ることができる看護職である．在宅で生活を営む要介護者に対しては介護保険制度などの社会資源を活用しつつ関わり，地域包括支援センターにおいては，社会福祉士やケアマネジャーと協力して，地域の高齢者の介護予防のためのケアプランを作成するなど介護予防事業を行うこととなる．またそうした実践を介して明らかとなった在宅生活者の生活実態や介護サービスの利用状況，地域の特性などを把握し，個人支援や介護保険運営に反映させていくための事業に結びつけていくことが求められる．

社会福祉士

社会福祉士の在宅ケアにおける大きな役割のひとつとして，相談援助を介した利用者の生活課題の明確化が挙げられる．在宅ケアを必要とする者の生活課題は，さまざまな要因が重層的に関連しているため，一般的に単独のサービスや支援で完結させることはむずかしく，身体的側面，心理的側面，そして家族や住居，近隣関係等の社会的側面に応じて，さまざまな地域資源を組み合わせながら支えていくことになる．そのため，人と環境との相互作用に着目し，生活全体像から生活課題を抽出する視点を有する社会福祉士には，相談援助を介して利用者の複雑な生活課題を明らかにすることで適切な支援に結びつけていくことが求められる．また，在宅ケアにおいて多数の専門職が必要とされるなか，個々の専門領域がチームとして機能し，グループダイナミックスを発揮できるようにケアに関わる専門職種間の連携がスムーズに図れるよう促すことで，個別の生活課題に立脚してコーディネートすることも社会福祉士の役割として求められる．

介護福祉士

介護福祉士の役割は，ただ利用者の生活を支えるための介護を実施するというだけではなく，利用者の実生活に即して多方面から生活像をとらえたうえで分析し，対応に結びつけていくという点において在宅ケアを支える重要な役割といえる．介護福祉士が行う介護サービスは利用者に最も近いところで展開されるものであり，また利用者と接触する機会も他の専門職に比して多くなる．そのため，介護福祉士は利用者の心身の状態変化，意欲の機微などについて詳細の情報を手に入れやすい．介護福祉士にはそうした情報を反映させつつ日々の介護作業に取り組むとともに，その情報を他の専門職に水平展開することによって，より利用者の現状に即した支援を促すことが求められる．また，介護作業は時に利用者の生活や生命に関する部分を介護者に委ねられるという側面をもつことから，介護福祉士には利用者と円滑なコミュニケーションを図ることで信頼関係を構築し，安心できる環境で在宅ケアを推進していくことが求められる．

理学療法士

理学療法士は疾病や加齢に伴う身体機能の低下，あるいは機能不全がある者に対し，運動やマッサージ・温熱・その他の物理的手段を加えることで，機能障害の回復・改善を図る専門職である．また，在宅ケアにおいては利用者の身体機能だけでなく，住環境や介護者の状況といった個別性を踏まえたうえで家族や他の専門職と連携して在宅生活を確立していくた

めの生活機能全般の向上を図っていくことが求められる．具体的には，利用者個々の機能に応じた訓練プログラムの作成，能力の維持・改善についての指導，補装具に関する指導や住宅改修についての助言に加え，そうした情報について紙面等を用いて利用者やその家族について説明・指導を行うこととなる．

作業療法士

作業療法士とは，疾病や加齢に伴う身体および精神機能の低下，あるいは機能不全がある者に対し，主として応用的動作能力または社会的適応能力の回復を図るため，手芸・工作・その他の作業を実施する専門職である．在宅ケアにおいては，家族機能や日常生活動作についてアセスメントし，日常生活全般について介護方法や対応手法等の提案を行うとともに，自助具（スプーンホルダーやペンホルダー等）の作成を行い，それらを用いた調理の練習やタイピングの練習等を介して生活の自立度の向上や生きがいの形成に努めることとなる．また，そうした活動を行いやすくするように，日常生活動作や行動パターンに応じ家屋内の簡単な改造，家具の配置，移動などの動線の工夫等を図ることも求められる．

薬剤師

在宅ケアにおいて薬剤師は医師または歯科医師の指示により医療保険あるいは介護保険の適応で，患者を訪問して薬物を届け，薬剤管理指導等を行うこととなる．その際，薬剤師は薬効だけではなく，薬物の使用量，使用回数，塗布範囲，使用順序，交換時期，複数の外用薬を混合したときの安定性に関する情報など服薬上の留意点等についても利用者および家族にわかりやすく伝える必要がある．また，利用者の身体的状況に併せて薬物の形状，剤型の変更，服薬の状況等を医師へフィードバックするとともに，住環境，介護環境等を衛生的に保つための消毒薬の提供や，薬物に関わる医療廃棄物処理等の業務も求められる．

栄養士・管理栄養士

栄養士とは，栄養アセスメントを行い栄養状態を把握するとともに，身体的状況や病状等に合せて必要エネルギー量を算出し，食事計画の作成や栄養の指導に従事する者のことである．在宅ケアにおける栄養士・管理栄養士の役割としては，療養食が必要な場合は医師の指示に基づき，生活条件，嗜好等を勘案したうえで具体的な献立を作成すると同時に，対象者に適した食形態の検討や，利用者や家族に対して在宅での栄養管理や調理方法について指導・助言を行っていくことが挙げられる．また，食事は人の生活における根幹的要素でありQOLと密接に関わることから，リハビリテーションや在宅医療に関わる専門職と連携し，在宅での食生活を安全かつ快適に継続できるように働きかけることが求められる．

歯科衛生士

歯科衛生士とは，歯科医師の指示の下，歯科診療補助や歯科疾患の予防処置，歯ブラシの使い方に対する指導など歯科保健指導に携わる者である．在宅ケアにおいては，居宅療養管理指導として歯科衛生士が居宅を訪問し，口腔ケアや義歯清掃，摂食に関する実地指導を歯科医師と連携しつつ行うことが求められる．消化器官の入口である口腔の正常な状態を保つことは，咀嚼・嚥下・発音・呼吸という機能を保持増進し，QOLを高めるうえで重要な役割を

果たすこととなる．特に，障害や加齢に伴う身体機能の低下により自身で口腔ケアがむずかしい場合，歯科疾患だけでなく細菌の誤嚥による誤嚥性肺炎のリスクが高くなることから，歯科衛生士の訪問による口腔ケア等の意義は大きい．

言語聴覚士

言語聴覚士とは，失語症・麻痺性構音障害などの言語障害，および摂食・嚥下障害の改善・訓練に携わり，在宅生活者が自分らしい生活を構築できるよう支援する専門職である．在宅ケアにおいては，言語聴覚士の訪問により個人訓練を行うとともに，仲間づくりなどを促すことで対人コミュニケーションに関する助言・訓練を行うこととなる．また，個人を対象とした訓練を行うだけでなく，在宅生活において関わりをもつ家族や関係者に対して，言語障害をもつ生活者への接し方について情報提供等を行うことで在宅生活を継続していくためのコミュニケーションに関する環境整備にも努めることが求められている．

臨床心理士

臨床心理士は，臨床心理学の知識や技術を用いて心理的な問題を取り扱う「心の専門家」であり，利用者の抱える恐怖・不安・悲しみ等の感情に対して，ストレスコントロール等を行う専門職である．具体的には，利用者と接することでどのような心理的状態にあるのかということをアセスメントし，適切な心理療法を検討したうえで治療を行うこととなる．在宅生活を行う者には，高いストレス状態にある者や，痛みや死に対する恐怖を抱えながら生活している者も少なからず存在している．在宅ケアに携わる臨床心理士は訪問診療時等に医師や看護師と同行することにより，在宅生活者が抱える心の問題についてアセスメントを行い，適切な治療を行うことが求められる．また，心理的な問題を解決するために地域や利用者周辺の集団に働きかけることが必要な場合はそうした集団にも介入することで，心の問題を含む生活環境を周囲の人たちが支え，変えていくことができるように支援を行う．心理的にバランスを崩した状態では，他の専門職が提供する支援を適切に受けることがむずかしくなることもあるため，臨床心理士は他の専門職と連携しつつ利用者の心理的ストレスを軽減し，不安を緩和することで在宅ケア全体が円滑に機能するように働きかけることが求められる．現在のところ，国家資格ではない．

介護支援専門員

在宅ケアにおいて，利用者が在宅生活を継続していくために必要な支援を調整していく専門職が介護支援専門員である．介護支援専門員は在宅で介護等の支援を必要とする利用者に対して多角的な視点からその生活課題を明らかにし（アセスメント），在宅ケアを継続していくために求められる支援がその効果を最大限に発揮できるように「利用者の自立」を柱にした支援計画に位置づける（プランニング）．また，計画に位置づけた支援が計画どおり機能しているか，支援を導入することでどのような影響が利用者にもたらされたのかということを評価（モニタリング）し，必要があれば再度アセスメントを行い計画を立て直すことを繰り返すこととなる．介護支援専門員はこうした過程において，利用者に関する多くの情報を収集し，シームレスな支援が展開できるように，綿密に他専門職と連携を行うとともに，日ごろ

の実践を介して明らかとなった支援の不備・不足等については，改善・修正および新たな社会資源の開発を視野に入れて市町村やサービス提供機関に対して働きかけていくことが求められる．

医療ソーシャルワーカー

保健医療機関において，社会福祉の立場から入院患者やその家族の抱える経済的・心理的・社会的問題の解決・調整を支援し，退院の促進，地域生活の実現等を図る専門職が医療ソーシャルワーカーである．入院患者が退院後スムーズに地域における在宅生活に移行できるよう，入院時から患者に対して退院後の生活についての要望や不安な点，在宅ケアにおいて期待できる資源の有無についてヒアリングを行う．また，在宅ケアに関するサービス等の説明，手続きの支援に加え，退院後の生活再建のための環境整備として，患者家族との調整や住宅改修の検討，社会復帰のための就職等に関する相談支援を行うこととなる．退院後の生活を見据え，医療スタッフや介護スタッフ，福祉事務所職員らと連携し，情報共有を図っていくことが求められる．

精神保健福祉士

精神保健福祉士は精神保健福祉士法によって定められる国家資格であり，精神障害者の保健および福祉に関する専門的知識と技術を用いて相談援助，指導，訓練等を行っていく専門職である．精神障害者は障害と疾病を併せ持つことが多く，在宅生活を送るうえで治療の継続が大きな意味をもつ．また，一時的に治療が奏功しても精神障害者の在宅生活を支える社会資源の不足，社会資源へのアクセシビリティが不十分ということから，在宅生活における困難を抱えた精神障害者が再入院することもある．そのため，精神障害者の在宅ケアを支援するうえで精神保健福祉士には，適切な医療を継続的に受けること，地域社会において社会復帰していくことを両輪の関係ととらえ，医療と地域社会とのつなぎ役を担うことが求められている．具体的には，精神障害者に対する直接的な相談支援のほか，関係者間の連携調整として行う環境調整やコーディネート，社会参加のための場づくり等の資源開発，差別や偏見に対する権利擁護等がその役割として期待されている．

福祉住環境コーディネーター

福祉住環境コーディネーターとは，住みやすく安全で快適な住環境を提供できるよう，関連職種と調整を行うことで多角的に住環境に関する情報収集を行うとともに，利用者からの改修や改築の相談支援，住宅改修費の助成を受ける際の理由書作成を行うことが主な役割となる．身体機能が低下した者にとって，住宅における敷居や戸枠における段差，浴室や玄関の構造は日常的な移動や動作を妨げるだけでなく転倒事故のリスクも高め，さらなる状態悪化を招く可能性がある．特に高齢者の場合，居住する住宅が建築後かなりの年数を経ているものもあり，バリアフリー化等も不十分であることが多いため，健康で安全な在宅生活を継続するための住宅状況の改善・提案を行っていく福祉住環境コーディネーターの在宅ケアにおける役割は大きい．

2．ケアサービスの種類

訪問診療

訪問診療とは病歴や病状に加え経済的な事情等も踏まえ利用者やその家族と相談のうえ診療計画を立て，訪問スケジュールを組んだうえで実施される定期的・計画的な居宅訪問による医療サービスのことである．定期的な診療を行うかかりつけ医として利用者の在宅生活における医療的なニーズの把握，診療業務を行うと同時に，病態の急変に対しての緊急時対応や入院の判断等を行うこととなる．在宅ケアにおいて体調の急変に迅速に対応できる体制を訪問診療を介して整備しておくことは，安心して在宅療養を行ううえで必要不可欠であり，利用者の在宅生活継続に大きく寄与する役割を担う．

訪問歯科診療

通院困難な在宅生活者に対し，歯の治療，口腔内の清潔保持，誤嚥性肺炎や感染症の誘発リスクを軽減するだけでなく，口腔ケアを介してさまざまな疾病に対する予兆，生活リズム等についてもアセスメントを行う．また，食べることの心身にもたらす影響を考慮し，利用者の在宅環境，心身の状態に合わせた口腔ケアに関する方法の提案や管理指導を行うことを目的として実施される．生活機能の低下が軽度である早い時期においてはリハビリテーションを兼ねて，栄養改善，運動器の機能向上，口腔機能向上を目指した歯磨きや口腔ケアの習慣づけにも働きかけていくことが求められる．

訪問看護

訪問看護とは，障害，疾病，加齢等によって自立した生活がむずかしく，療養上の世話が必要な在宅療養者に対して，在宅療養生活を可能にするための長期療養体制を整えることを目的としている．主には利用者の状態に関する情報収集を訪問時に行いつつ，医学的知見から療養上の課題を明確にすることが求められる．また，診療上の補助としてバイタルサインの確認，状態観察，薬剤管理を行うとともに，緊急時の対応を含め医療処置に関する対応を医師の指示の下行うことになる．そのため，訪問看護を利用する場合，必ず主治医がその必要性を認めたことを示す文書である指示書を交付することとなっている．訪問時においては，居宅で支援を展開することを踏まえ，利用者や利用者家族の心の状態にも気を配りながら，和やかな雰囲気で療養上の世話や診療の補助を行う必要があることから，豊かなコミュニケーション能力が求められるとともに，医療的知見から得た情報は生活支援全体においても重要な情報であることから，他職種へフィードバックし，共有していくことが期待されている．

訪問介護

要介護状態になったとしても在宅で生活を続けたいと願う者のために，可能な限りその居宅において自身の有する能力に応じて自立した日常生活が送れるように，「入浴」「排泄」「食事介護」「家事支援」など生活全般にわたる支援を介護員が居宅を訪問して行うことである．訪問介護の目的は，QOL の向上だけでなくその者が望む生活像の実現（自己実現）を目指して

取り組まれるものであり，そうした目的を達するために訪問介護員には，生活者の生活習慣や文化，これまでに培ってきた価値観を尊重しつつ，「自ら生活を立て直そうとする力」や「潜在能力」「生活における楽しみ」に着目することで，生活の自立性を伸ばすことができる支援を展開していくことが求められる．また，状態が悪化することを防ぐ視点として，予防の見地から生活者の状態変化を敏感に察知し，変化の兆しがみられる場合においては，他職種へ連絡・相談を行うことが求められており，特に医療との連携を密接に行い，生活者の健康状態が悪化しないように見守ることが重要となってくる．

訪問薬剤管理指導

訪問薬剤管理指導は，不必要な薬の使用を避け，利用者にとって最も少ない使用薬物で最大の効果を得ることを目的に行われる支援である．具体的には，利用者にいちばん適した薬が選択され，その薬が正しく保管されているのか，また，確実に服用されているのかということを管理・指導するとともに，副作用の予防と早期発見に努めることとなる．特に高齢者は多数の薬物を併用していることが多く，多剤併用によって引き起こされる相互作用や副作用のリスクが高まることが懸念されており，加齢に伴う薬に対する理解力の低下や嚥下障害による服用上の問題とも併せて，適切な管理・指導が行われることが求められている．訪問薬剤管理指導においては，どの場所に薬が保管されているのか，薬の飲み残しはないか，生活面における変化はみられないかということを日常生活場面において観察することにより情報収集し，どの程度のことまで利用者ひとりでできるのか介護者の協力の有無等の情報と擦り合わせることで，適切に服薬できる体制保持に努める必要がある．

ケアマネジメント

ケアマネジメントとは利用者が求める在宅ケアが実現されるよう，利用者のニーズを分析・把握したうえで必要な社会資源の調整を実施することを指す．ケアマネジメントではまず，利用者や家族とのコミュニケーションを基盤とした信頼関係を構築することで，利用者に関わる情報を的確に把握し，なにがニーズ（生活課題）であるのかを析出するアセスメントを行う．その結果を踏まえ事業体や専門職による支援方法を利用者と共に検討し，それらがチームで支援を展開できるように，在宅ケアの基本方針である「介護サービス計画（ケアプラン）」をプランニングし，実際に支援が行われた際には支援の過不足や利用者の変化について情報収集・分析を行うモニタリングを実施することで継続的な支援を行っていく．ケアマネジメントはサービス調整を介して利用者の自立した生活を志向するものであり，自立を阻害してしまうような過剰な支援投入とならないように，ケアマネジメント実践においては利用者の残存能力や意欲を十分に踏まえて社会資源を調整していくことが求められる．

訪問入浴介護

訪問入浴介護とは，寝たきり等の理由で自宅の浴槽では入浴することが困難な在宅の要介護者に対して，浴槽を自宅に持ち込み（入浴車の場合もある），入浴の介護を行うサービスである．豊かな湯につかるという文化は日本人社会に広く普及しており，生活基盤のひとつでもある入浴の機会を保障することはQOLにも密接に関連していると考えられる．介護職員2人

と看護師1人で行うことが一般的であり，身体の清潔保持と精神の安定を目的に実施される．入浴の前後には血圧や発熱の有無等についてのチェックに加え，利用者の全身状態を観察できる機会ととらえ，本人が自覚していない病態の変化を含め，健康状態の異常について確認を行うことが求められる．血圧が高い場合等においては安全にサービスが提供できるかどうかを主治医に照会することもあり，主治医が利用者の状態が安定していると判断した場合については，介護職員のみで訪問する場合もある．

訪問リハビリテーション

病状が安定期にあり，計画的な医学的管理の下におけるリハビリテーションを要すると主治医などが認めた在宅生活者について，病院・診療所または介護老人保健施設の理学療法士または作業療法士が居宅を訪問して心身の機能の維持回復を図り，日常生活の自立を助けるために必要なリハビリテーションを行う支援である．訪問リハビリテーションにおいては，廃用症候群の予防と改善，基本動作能力の維持・回復だけでなく，ADL（activity of daily living；日常生活動作能力）やIADL（instrumental activity of daily living；手段的日常生活動作能力）といった実際の生活の場における実用的な動作につなげていくことを視野に入れたリハビリテーションとして，居宅内における段差や生活用具を用いて訓練を行うなどして生活に近い形で支援を行っていくことも有効と考えられる．

通所リハビリテーション

通所リハビリテーション（一般にデイケアとよばれる）は，要介護状態になった場合においても可能な限り有する能力に応じて自立した日常生活を営むことができるように，通所リハビリ計画に基づいて理学療法・作業療法およびその他の必要なリハビリテーションを通所という形で行うことにより機能の維持回復に努めることである．事業者は病院，診療所，介護老人保健施設に限られており，通所介護とは異なり医療的な観点からのケアが中心となる．訪問リハビリテーションに比べ多くの職種（医療関係者）が共同してリハビリテーションに関わることが可能になることから，さまざまなリハビリテーションの技法や医療的ケアの機能を複合的に提供できる．また，多くの利用者が集うという特性を生かし，集団リハビリテーションに取り組むことで，利用者相互にリハビリテーションの動機づけを強化することができるといった特徴がある．

短期入所生活介護

短期入所生活介護とは，「老人福祉法」に規定される施設などに短期間（数日〜1週間程度）入所（ショートステイ）することにより，利用者に対して入浴・排せつ・食事等の介護，日常生活上の世話，機能訓練，リハビリテーション等を実施する支援である．在宅介護中の冠婚葬祭や旅行，疾病時，介護者の介護疲れを防ぐ必要がある際（レスパイト・ケア）等に利用することで，在宅ケアの継続を支援していくこととなる．利用者の在宅での生活スタイルや生活パターンを尊重し，自宅での自立した生活が無理なく継続できるように，短期入所を終えたあとの生活を視野に入れつつ支援すると同時に，短期間とはいえ施設内での人間関係にも配慮を行っていくことが求められる．

短期入所療養介護

病状が安定期にあり，ショートステイを必要としている在宅生活者に対して介護老人保健施設や介護療養型医療施設等に短期間入所し，その施設で看護および医学的管理下における介護，機能訓練，その他必要な医療や日常生活上の世話を提供する支援が短期入所療養介護である．短期入所療養介護は，入所中に医療上の課題の解決や病状の把握を行い，在宅復帰後の介護に生かしていくことも期待されている．そのため，サービス利用前後においてはサービス担当者と利用者，介護支援専門員等が情報交換を行い，在宅生活と一体化させた支援として位置づけていくことが必要となる．

療養通所介護

療養通所介護は，常に看護師による観察を必要とする難病，認知症，脳血管疾患後遺症等の重度要介護者またはがん末期患者を対象にした支援であり，利用者が可能な限り在宅で自立した日常生活を送ることができるよう，孤立感の解消や心身機能の維持回復だけでなく，家族介護者の負担軽減などを目的として実施される．医療機関や訪問看護サービス等と連携して提供される通所型のサービスであり，利用者は施設に通うことで入浴，排せつ，食事等の介護や生活機能向上のための機能訓練や口腔機能向上サービスなどが日帰りで提供されることとなる．

小規模多機能型居宅介護

在宅生活者の心身の状況やおかれている環境等に応じ，居宅への訪問または一定のサービス拠点への「通所」を中心としつつ，「短期間宿泊」を組み合わせることで入浴，排せつ，食事の介護その他の日常生活上の世話および機能訓練を提供する支援である．こうした小規模多機能型居宅介護が提供される拠点は1か所であり，必要に応じて異なる支援内容を1か所の拠点から一体的・連続的に受けることができるため利用者にとって利便性がよく，利用できる地域が居住地に限定されている場合が多いことから，各地域における利用者のコミュニティの役割も果たしていることが考えられる．

認知症対応型通所介護

認知症対応型通所介護とは，在宅生活者であって，脳血管疾患，アルツハイマー病その他の要因に基づく脳の器質的な変化により認知機能が低下した状態の「認知症」である者が，デイサービス事業を行う施設または老人デイサービスセンターに通所することによって当該施設において入浴，排せつ，食事等の介護その他の日常生活上の世話および機能訓練を受けることができるサービスである．社会参加や外出の機会が減少しがちな認知症者である利用者が通所することにより，社会的孤立感を解消し，心身の機能の維持並びに利用者の家族の身体的および精神的負担の軽減を図る目的で実施される．認知症対応型通所介護は対象者を認知症の者に限定することで，認知症の特性に配慮した支援を提供することができる．

3．ケア施設

地域包括支援センター

　総合的な介護予防システムの確立，ケアマネジメントの見直しといった趣旨を踏まえ，地域における在宅ケアの総合相談窓口として設置された機関が地域包括支援センターである．具体的には「地域高齢者の実態把握」「虐待対応を含む権利擁護事業」「予防を目的とした介護予防ケアマネジメント」「介護支援専門員の実践をサポートする包括的・継続的ケアマネジメント」を実施することとなる．また，こうした実践を効果的に実施するためには，地域の保健・医療・福祉サービスやインフォーマルサポート等の社会的資源が有機的に連携することができる環境整備を行うことが重要であり，地域包括支援センターは関係機関や地域における諸団体とネットワークを構築し，協働できる共通的基盤を形成していく．協働においては正確で迅速な情報の共有が必要不可欠であり，実現していくためには使用言語の統一，情報共有方法の合意，情報提供書式の共通化などに取り組むことが地域包括支援センターには求められる．

認知症対応型グループホーム

　認知症対応型共同生活介護（認知症対応型グループホーム）とは，要介護者であって認知症である者（ただし，認知症の原因となる疾患が急性の状態にある者を除く）が，家庭的な環境と地域住民との交流の下で9人以下という少人数で共同生活（入所）を行いつつ，その共同生活を営むべき住居において，入浴，排せつ，食事等の介護その他の日常生活上の世話および機能訓練を受けるサービスである．それぞれの居室では，生活状況を見守れる空間を確保しつつ，プライバシーが守られるための配慮がなされている必要がある．また，利用者が使い慣れた家具や調度品を居室に配置し，できる限り住み慣れた居宅に近い形の居室にするなど，安心して生活できる空間づくりに努めることが期待されている．

【巻末付録参考文献】
　介護支援専門員テキスト編集委員会：第1巻　介護保険制度と介護支援，六訂　介護支援専門員基本テキスト．一般財団法人長寿社会開発センター，東京（2012）．

（増田和高）

索　引

【A-Z】

ADL（activities of daily living）　96
Biestek F.P.　48
Donabedian A.　198
DPC（Diagnosis Procedure Combination）　119
Erikson E.H.　4
ICD-10　119
ICD（International Statistical Classification of Diseases and Related Health Problems）　119
ICF（International Classification of Functioning, Disability and Health）　120
ICIDH（International Classification of Impairments, Disabilities and Handicaps）　119, 120
informed consent　214
IPS（individual placement and support）　170
NPO　74
OASIS-OBQI（the outcome assessment information set-the outcome based quality improvement）　198
Orem D.E.　34
people-centered care　20, 43
shared decision-making　21
SOAP　65
SpO$_2$　130
WHO（World Health Organization）　13, 43, 119
WHO ヘルスプロモーション　22

【あ】

アイデンティティの確立　4
アウトカム　197
アウトリーチチーム　169
アクシデント　54
アセスメント　6, 65
アセスメント指標　198
アメリカ疾病対策センター　60
アルマ・アタ宣言　9, 13
医学モデル　71
育成医療費　37
医師　84, 241
意思決定支援　100
医療安全　149
医療依存度　35
医療施設　84
医療ショート　7
医療ソーシャルワーカー　130, 245
医療法　9, 25
医療倫理の4原則　215
インシデント　54
インフォーマル　74
インフォームドコンセント　214
インフォームドディシジョンモデル　48
衛生材料　146
栄養士　84, 243
エンパワメント　22
オタワ憲章　22
オレンジプラン　11, 38

【か】

介護士　84
介護支援専門員　6, 90, 244
介護職員等喀痰吸引等指導料　148
介護福祉士　242
介護負担　103
介護保険制度　7
介護保険法　14, 88
介護療養型医療施設　84
介護老人福祉施設　84
介護老人保健施設　84
学際的チーム　23
学童期　32
家族支援　144
学校　84
活動　121
家庭環境　111
家庭奉仕員制度設置要綱　12
体のだるさ　36
がん　35
環境因子　121
環境要因　57
看護師　84, 241
看護者の倫理綱領　25
患者の権利に関する WMA リスボン宣言　25
感染管理　58
がん対策基本法　137
がん対策推進基本計画　36
カンファレンス記録　64
管理栄養士　243
緩和ケアチーム　141
キーパーソン　78
帰結主義　209
機能障害　119
基本的信頼　4
基本的不信　4
基本要素　66
義務論　210
虐待防止センター　166
客観的情報　65
救護法　8
急性憎悪期　98
共助　90
共同生活介護施設　84
業務日誌　64
居宅サービス計画　6
居宅サービス事業所　84

居宅療養管理指導 7
記録 63
勤勉感 4
空気感染 59
グリーフケア 103
クリニカルパス 197
クリニック 84
グループホーム 84
ケアサービス計画書 64
ケアサービス報告書 64
ケアの経過記録 64
ケアの質 198
ケアの質改善 197
ケアの質評価 197
ケアの評価 197
ケアプラン 91
ケアマネジメント 91, 247
ケアマネジメントの機能 91
ケアマネジャー 91
経済的虐待 162
経皮的動脈血酸素飽和度 130
軽費老人ホーム 12
健康関連領域 121
健康習慣 34
健康寿命 164
健康保険・国民健康保険 14
健康保険法 15
言語聴覚士 244
権利擁護 161
権利擁護制度 171
公営住宅法施行令 169
後期高齢者医療制度 14
公衆衛生訪問婦協会 9
公助 90
更生医療費 37
公的介護保険制度 3, 84
公的年金制度 74
行動 66
行動様式 34
功利主義 209
高齢者虐待の定義 162
高齢者虐待の防止, 高齢者の養護者に対する支援等に関する法律 161
高齢者の医療の確保に関する法律 13
高齢者の居住の安定確保に関する法律 10

高齢者保健福祉推進10ヵ年戦略 13
高齢人口割合 3
コーディネーター 130
ゴールドプラン 10, 13
ゴールドプラン21 10
呼吸困難 36
国際障害分類 119, 120
国際生活機能分類 120
国民皆年金 9
国民皆保険 3, 9
国民皆保険制度 12
国民健康保険法 8, 9
国民年金法 9, 12
国連子どもの権利条約 10
国連児童憲章 9, 11
国連児童の権利に関する宣言 9
国連障害者権利条約 11
国連障害者の権利に関する決議 9
国連世界人権宣言 9
個人因子 121
個別職業支援 170
コミュニティ 98
コミュニティワーカー 77
孤立 4
根本原因分析法 56

【さ】

災害対策基本法 187
罪責感 4
在宅医療における指導管理料 9
在宅介護支援センター 10
在宅患者訪問看護指導料 10
在宅緩和ケアの基本原則 144
在宅ケアサービス 7
在宅ケアの成立要件 83
在宅ケアの定義 5
在宅ケアの理念 5
在宅ケア連携ノート 176
在宅経管栄養指導管理料 10
在宅生活 130
在宅福祉事業 12
在宅療養移行 146
在宅療養支援診療所 11
在宅療養指導管理料 146
作業療法士 84, 243
シームレス 141

シェアードディシジョンモデル 48
シェアードディシジョンメイキング 21
歯科医師 241
歯科衛生士 243
事故 54
自己コントロール機能 34
事故対策 56
自己導尿指導管理料 10
思春期 32
自助 90
システム要因 57
システム理論 111
自然環境 111
慈善看護婦会 9
自宅死 39
疾病, 傷害及び死因の統計分類 119
疾病及び関連保健問題の国際統計分類 119
疾病構造 3
児童館 84
児童虐待防止法 15
児童福祉法 9, 11, 13, 87
社会環境 111
社会参加 121
社会事業法 8, 9
社会資源 74, 86
社会資源の開発 76
社会資源のネットワーク化 77
社会制度 74
社会的不利 119
社会福祉・医療事業団法 14
社会福祉8法 14
社会福祉協議会 77
社会福祉士 84, 242
社会福祉士及び介護福祉士法 10, 13
社会福祉事業法 9, 14, 15
社会福祉法 88
社会福祉六法 87
自由意思論 211
集学的チーム 23
宗教的環境 111
住宅改修 7
終末期 39, 100
就労支援 164

索　引　253

主観的情報　65
宿泊型自立訓練　7
主治医の意見書・指示書　64
主体的意思決定　47
主体的意思決定支援の原則　51
恤救規則　8, 9
ジュネーブ宣言　214
巡回看護　8
巡回産婆　9
巡回産婆業務　8
障害児　7
障害者基本法　10, 11, 12, 17
障害者虐待防止法　11
障害者雇用促進法　170
障害者支援費制度　10
障害者自立支援法　11, 15, 17, 88
障害者総合支援法　11, 15, 170
障害者の権利宣言　170
障害程度区分　16
小規模多機能型居宅介護　249
症状コントロール　101
小児慢性特定疾患治療研究費　37
消費者運動　198
ショートステイ　7, 164
食欲不振　36
助産師　84
自律感　4
自立訓練　7
自立支援医療費　37
自立支援員　169
死を迎える準備　102
人口ピラミッド　3
新ゴールドプラン　10
心身機能　121
心身社会的ニーズ　197
心身障害者対策基本法　9, 12
身体構造　121
身体障害者　7
身体障害者福祉法　9, 11, 13, 88
身体的虐待　162
診断群分類　119
親密性　4
心理の虐待　162
診療報酬　10
診療報酬点数表　151
ステージⅠ～Ⅵ　187, 188, 189, 190, 191, 192

ストレス・コーピング　34
ストレングス　170
ストレングスモデル　69, 71
スモン　37
生活機能に影響する健康状態　121
生活者　31
生活保護制度　74
生活保護法　9, 11, 87
生産年齢人口割合　3
精神衛生法　9
精神科デイケア　170
精神科訪問看護　173
成人期　32, 33
精神疾患を有する者　168
精神障害者　7, 168
精神障害者退院促進支援モデル事業　169
精神的サポート　101
精神薄弱者福祉法　9, 11, 13
精神保健福祉法　168
精神保健福祉士　175, 245
精神保健福祉施策の改革ビジョン　169
生態学　111
生態学的・システム的視点　111
性的虐待　162
青年期　32, 33
成年後見制度　25, 52, 171
世界人権宣言　5
世界保健機関　13, 43, 119
接触感染　59
絶望　4
セルフケア　96
セルフケア能力　34
セルフケア理論　34

【た】

退院・入院サマリー　64
退院支援　146
退院支援指導加算　147
退院支援部署　146
退院時共同指導料1　147
退院時共同指導料1特別管理加算　147
退院調整　130
胎児期　32
多職種　93

短期入所生活介護　7, 248
短期入所療養介護　7, 249
地域移行　130
地域移行支援加算　173
地域移行推進員　169
地域環境　111
地域体制整備コーディネーター　169
地域包括ケアシステム　17, 84, 87
地域包括支援センター　11, 15, 250
地域保健法　10
地域連携パス　24
チームアプローチ　6, 93
知的障害者　7
知的障害者福祉法　11, 88
痴呆患者指導管理料　10
中途障害者　154
通所介護　7
通所施設　84
通所リハビリテーション　7, 248
デイサービス　7, 84
デイサービス事業　9
データ　66
同行援護　7
統合失調症　171
統合性　4
疼痛　36
疼痛コントロール　101
特定施設入居者生活介護　7
特定疾患治療研究事業　37
特別訪問看護指示加算　147
特別訪問看護指示書　147
特別養護老人ホーム　12, 84
徳倫理　210
トリガーリスト　56

【な】

難病　36
難病対策要綱　36
日常生活自立支援事業　52, 171
日常生活動作　96
日本国憲法　8, 21, 47, 87
日本在宅ケア学会科学者の行動規範　26
日本在宅ケア学会研究倫理ガイドライン　26

日本在宅ケア学会倫理綱領　26
乳幼児期　32, 33
ニュルンベルク綱領　24, 214
任意後見　26
認知症　38
認知症施策推進5か年計画　11, 38
認知症対応型グループホーム　250
認知症対応型通所介護　249
ネグレクト　162
寝たきり老人訪問指導管理料　13
寝たきり老人訪問診察料　13
寝たきり老人訪問理学療法指導管理料　10
年少人口割合　3
脳圧亢進状態の緩和　135
能力障害　119

【は】

パーキンソン病　39
パーソン・センタード・アプローチ　72
パートナーシップ　93
派出看護　9
派出看護婦　8, 9
パターナリズムモデル　48
発達課題　4
発達障害者支援法　10, 15
発達段階　4
バリアプリコーション　61
ハローワーク　164
反応　66
ピープル・センタード・ケア　20, 43
皮膚悪性腫瘍　135
ヒポクラテスの誓い　214
飛沫感染　59
ヒヤリ・ハット　54
ヒューマンファクター　57
標準予防策　60
病理モデル　71

不安　36
フェイスシート　64
フェーズ　187
フォーカスチャーティング　66
複合型施設　84
福祉施設　84
福祉住環境コーディネーター　245
福祉用具貸与・特定福祉用具販売　7
プラン　65
平均寿命　3
ベストフレンドアプローチ　25
ヘルシンキ宣言　25, 214
保育園　84
包括型地域生活支援　171
包括支援センター　84
防護的予防策　61
法定後見制度　26
方面委員制度　8
訪問栄養指導　10
訪問栄養食事指導　7
訪問介護　7, 246
訪問看護　7, 246
訪問看護基本療養費（Ⅲ）　147
訪問歯科診療　246
訪問診療　7, 156, 246
訪問入浴介護　7, 247
訪問薬剤管理指導　7, 10, 247
訪問リハビリテーション　7, 248
ホームヘルパー制度　12
保健師　84, 241
保健所法　8, 9, 10, 11
母子及び寡婦福祉法　9, 14, 88
母子福祉法　9, 12
母子保健法　9, 12
母子保護法　8, 9

【ま】

マクロレベルの働きかけ　111
ミクロ・メゾ・マクロの次元　111
ミクロレベルの働きかけ　111

看取り加算　10
民生委員　77
民生委員法　9, 11
メゾレベルの働きかけ　111
モニタリング　75
モルヒネ注射剤　135

【や】

薬剤師　84, 243
役割の拡散　4
養護老人ホーム　12
養護老人ホームと特別養護老人ホームに関する基準　9
抑うつ　36

【ら】

ライフサイクル　32
理学療法士　84, 242
リカバリ　172
リスクマネジメント　149
療育施設　84
療養通所介護　249
療養病床　84
臨終時のケア　103
臨床心理士　244
レスパイトケア　164
劣等感　4
連携　93
老人介護支援センター　12
老人診療報酬　9
老人福祉施設　12
老人福祉センター　12
老人福祉法　9, 12, 88
老人訪問看護ステーション　14
老人訪問看護制度　10, 14
老人保健施設　10, 84
老人保健法　9, 10, 13, 14
老年期　32, 33

在宅ケア学
第1巻　在宅ケア学の基本的考え方

2015 年 7 月 30 日　　第 1 版第 1 刷

定　　価	本体 3,000 円＋税
編　　集	日本在宅ケア学会
発 行 者	吉岡正行
発 行 所	株式会社ワールドプランニング
	〒 162-0825　東京都新宿区神楽坂 4-1-1　オザワビル
	Tel：03-5206-7431　Fax：03-5206-7757
	E-mail：world@med.email.ne.jp
	http://www.worldpl.com
振替口座	00150-7-535934
表紙デザイン	寄國　聡
印 刷 所	三報社印刷株式会社

©2015, The Japan Academy of Home Care
ISBN 978-4-86351-094-4